잡초가 명약이다

잡초가 명약이다

초판 1쇄 인쇄   2019년 9월 16일
초판 1쇄 발행   2019년 9월 20일

지은이   권혁조
펴낸이   양동현
펴낸곳   아카데미북
　　　　　출판등록 제13-493호
　　　　　주소 136-034, 서울 성북구 동소문로13가길 27
　　　　　전화 02) 927-2345 팩스 02) 927-3199

ISBN 978-89-5681-190-1 / 13510

＊잘못 만들어진 책은 구입한 곳에서 바꾸어 드립니다.

www.iacademybook.com

이 도서의 국립중앙도서관 출판시도서목록(CIP)은
e-CIP홈페이지(http://www.nl.go.kr/ecip)와 국가자료공동목록시스템(http://www.nl.go.kr/kolisnet)에서
이용하실 수 있습니다. CIP제어번호 : CIP2019035778

잡초가 명약이다

권혁조 지음

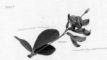

아카데미북

시작하는 글

흔하디 흔한 풀이 약이다.

의학의 뿌리인 약초학은 한방의학처럼 오행론에 기초한 진단의학을 논리적으로 설명하지 않지만, 진단술이 부족한 민간에서 두루 사용하여 놀라운 효과를 본 사례가 다양하다.

병에 따라서 환자를 다루는 기술은 때로는 발 아래 자라는 잡초 한 포기가 불로초 이상의 가치를 발휘하기도 하고, 죽어 가는 사람도 살린다는 산삼이 도라지 한 뿌리만도 못할 때가 있다. 자연의 섭리 속에 질병의 근원과 치료약을 찾는 사람들은 약성과 희소성의 가치를 동일시하는 산삼만을 영약이라고 하지 않고, 한결같이 자연에 있는 그 자체를 치료라고 생각하고 있다. 이름난 학자, 유명 병의원 의사도 훌륭하지만 시골에서 일생을 약초꾼으로 살아온 무명의 노인에게 배울 것이 있다. 배움에는 학력이 높고 낮음에 관계없이 진리만이 존재할 뿐이다.

사람들이 모여 사는 도시에는 향락과 즐거움이 큰 만큼 병마도 함께 있다. 자연에는 사람들의 병을 치료하는 약이 있다. 때로는 흔하디 흔한 풀이 병원에서 고치지 못하는 병을 치료한다.

약초 요법은 세상에서 가장 오래된 치료법인 동시에 부작용이 거의 없는 치료술이다. 사람의 몸을 치료하는 방법은 많지만 모든 치료법은 약초를 기본으로 창안된 것이고, 약초는 모든 의약학의 시금석이다. 편작·화타·허준·히포크라테스 등 동서양 고금의 위대한 의사들은 약초를 잘 다루어 해박한 지식을 가진 사람들이었다. 자연은 겸손한 사람에게 선지식을 선물한다.

약초는 깊은 산속이나 계곡에만 있는 것이 아니다. 우리들이 살고 있는 도심의 한복판, 길 옆 어느 곳에서나 자생력을 키우며 자라고 있고, 개울가·산·들·논두렁·밭두렁에 흔하게 자라고 있다.

앞뒷마당의 주변에서 자주 접하는 민들레·쑥·쇠비름·냉이·닭의장풀·제비꽃 등 흔한 풀이 사람을 살리는 명약이다. 단지 우리들이 사용법에 미숙하고 흔하다는 이유로 무관심하고 또한 천대해 왔기에 그 효험에 대해 알지 못했을 뿐이다.

동물은 병이 생기면 산속의 풀과 나무의 잎사귀를 뜯어먹거나 피부를 문질러 스스로의 생명을 지키려고 노력한다. 개나 고양이는 상한 음식을 먹고 탈이 나면 괭이밥을 뜯어 먹고 토하거나 설사로 배설한다. 꿩과 노루는 상처가 나면 소나무나 잣나무의 송진에 상처를 문지른다.

자연에는 팔다리가 부러진 사람의 뼈를 잇는 접골목·속단·홍화·산골 등이 있고, 중풍에 효과 있는 사향·천마·해방풍·참가시나무 등이 있다. 또한 산후풍으로 온몸이 쑤시고 아플 때에 사용한 생강나무·잔대·만삼 등이 있고, 각종 암과 당뇨에 좋은 꾸지뽕나무·땅빈대·왕고들빼기·벌나무·짚신나물 등 다양한 식물이 있다.

요즘 각처에서 약초를 원료로 한 식품들이 선보이고 있고, 암이나 당뇨 같은 만성질환을 민들레·꾸지뽕나무·땅빈대·벌나무와 같은 토종 약초를 이용하여 좋아진 사례가 알려지는 등 사람들의 입소문을 타고 약초가 새로운 치료법으로 대두되고 있다. 앞으로 현대의술 또한 우수한 응급의학과 바이러스성 질환 및 치과 보조물, 항체를 이용한 예방의학 등 전통의술과 상호보완 속에 통합 체제를 갖춘다면 질병 치료의 새로운 대안을 제시할 것이다.

어린 시절, 필자는 강원도 홍천군 묘막골에서 살았다. 집 앞 언덕에 커다란 옻나무가 있었는데 늦가을이면 아랫마을 노인들이 옻닭을 만들어 먹기 위해 껍질을 벗겨 가는 것을 보면서 그것이 위장병과 몸이 찬 사람들에게 특별한 약으로 사용하는 것을 알게 되었다. 또한 이웃의 약초꾼 할머니와 산에 올라 잔대와 더덕, 삽주를 캤고, 그것을 끓여서 엿을 만들어 만성 위장병과 산후풍을 치료하는 것을 보고 자연스럽게 전통의술을 배우게 되었다. 외가 또한 홍천군 내면 시골에서 당귀, 강활, 다래 등을 수집하는 약초상을 하고 있었기에 방학 때마다 산삼이나 만병초 등 수많은 약초를 접할 수 있었다.

'알면 약초, 모르면 잡초'라는 말만큼 오늘날 인간과 자연의 관계를 명료하게 드러내는 표현도 없다. 우리 강산에는 거의 모든 병을 고칠 수 있는 약이 있다. 자연에서 일생을 일구는 진리에 주목한다면 질병으로 좌절하는 일도 줄어들 것이다. 이 땅에 지천으로 널려 있는 풀

한 포기, 나무 한 그루가 사람을 살리는 명약임을 기억하자.

  30여 년간 약초를 연구해 오면서 많은 사람들을 만났다. 선대로부터 전수 받은 경옥고 처방을 궁금해 하는 분들도 있었고, 만성화된 질환 때문에 답답한 마음을 안고 오는 무작정 찾아오는 사람도 있었다. 십수년간 해결하지 못했던 불편함이 의외로 단순하게 좋아지는 경우도 여러 번 보았다. 그러한 경험을 바탕으로, 쾌차를 바라는 분들의 심정을 생각하며 이 책을 쓰게 되었다.

  우리 고유의 약초학이 동서양의학을 통합시킨 종합적이고 전일적인 한국의학으로 거듭 발전해 나가기를 기대하며, 또한 질병으로 고통받는 분들께 조금이라도 도움이 되길 바라는 마음 간절하다.

2019년, 강원도 인제에서
권혁조

목 차

시작하는 글 ·· 4

1장 약초와 전통의술

1. 우리 전통의술의 특징 ······················ 14
2. 전통의술의 약초와 효능 및 적용 ············ 17
3. 현대인에게 도움이 되는 전통의술 ··········· 23
4. 국민 보약 경옥고 ························ 26
5. 잊혀져 가는 명약 ························ 32
6. 현대인에게 도움이 되는 건강 단식 ··········· 52

2장 간을 살리는 약초

1. 간을 지키는 생활습관 ······················ 56
2. 간을 살리는 전통의술 ······················ 59
3. 간을 보호하는 전통식품 ···················· 62

신장질환을 개선하고 간에 좋은 개머루 ──────── 66

신경을 안정시키고 간에 좋은 광나무 ──────── 70

암세포 증식을 억제하고 간에 좋은 꿀풀 ──────── 74

봄에 먹는 인삼, 간에 좋은 봄나물 냉이 ──────── 78

위장 기능을 좋게 하고 간에 좋은 민들레 ──────── 82

알코올성 간질환에 좋은 벌나무 ──────── 86

만성피로를 풀어 주어 간에 좋은 사철쑥(인진쑥) ──────── 90

간 청소부, 천연 간 영양제 엉겅퀴 ──────── 94

기침, 천식, 간에 좋은 오미자 ──────── 97

많이 먹어도 해가 없고 간에 좋은 질경이 ──────── 101

술로 인한 온갖 질환과 간에 좋은 헛개나무 ──────── 105

3장 암의 예방과 치료에 도움이 되는 약초

1. 암을 이기는 생활습관 ──────── 110

2. 암을 이기는 식이요법 ──────── 113

3. 암을 이기는 전통의술 ──────── 122

4. 암을 이기는 전통식품 ──────── 127

대표적인 항암식품 마늘 ──────── 131

암과 피부질환에 좋은 가래나무 ──────── 135

암과 관절염에 좋은 겨우살이 ──────── 139

염증을 없애 주고 암에 좋은 까마중 ──────── 144

당뇨병과 암에 좋은 꾸지뽕나무 ································· 148

온갖 염증성 질환과 암에 좋은 느릅나무 ······················ 156

상처 외용제로 쓰고 암에 좋은 땅빈대(비단풀) ················ 161

위장질환과 암에 좋은 번행초 ································· 165

피부질환과 암에 좋은 뱀딸기 ································· 169

뇌종양, 두통, 불면증에 좋은 산국 ···························· 172

암과 온갖 질병에 좋은 옻나무 ································· 177

부인병과 암에 좋은 지치 ····································· 184

자양강장 효과가 크고 암에 좋은 짚신나물 ··················· 189

 ## 4장 다양한 질병을 낫게 하는 흔한 약초들

늘푸른 정기를 지닌 소나무 ··································· 198

기운을 보해 주는 전설의 약 산삼 ···························· 206

통풍과 류머티즘을 치료하는 개다래 ························· 214

골다공증에 좋은 고로쇠나무 ································· 220

당뇨병과 고혈압에 좋은 고욤나무 ··························· 225

갑상선질환, 임파선염에 좋은 단풍마 ························· 230

신경통과 관절염에 좋은 땅두릅(독활) ······················ 234

관절 통증을 없애 주는 마가목 ······························· 238

치질에 특히 좋은 마타리 ····································· 246

폐 건강을 좋게 하여 기침과 기관지염을 낫게 하는 만삼 ·········· 251

만삼과 쓰임새가 비슷한 더덕 ································· 257

기침과 가래를 삭여 주는 배암차즈기(곰보배추) ·············· 260

신장질환에 좋은 뽕나무 ································· 264

모든 소화기장애에 좋은 산사나무 ·························· 268

두뇌 건강에 좋아 수험생에게 꼭 필요한 석창포 ················· 274

아토피피부염, 여드름에 좋은 쇠비름 ························ 279

신장 기능을 강화해 주는 싸리나무 ························ 284

관절염과 신경통에 좋은 오갈피나무 ······················· 288

오가피 사촌 가시오가피 ······························· 293

최고의 화상 치료제 오이풀 ····························· 297

일체의 부인과 질환을 낫게 하는 왕고들빼기 ·················· 302

해독 작용이 뛰어난 잔대 ····························· 308

기침과 가래의 특효약 진달래 ·························· 314

결석과 신장질환에 좋은 참가시나무 ······················· 318

기운을 보충하고 부인과 질환에 좋은 참당귀 ·················· 322

뇌신경질환, 중풍에 좋은 천마 ························· 330

수은중독, 중금속, 미세먼지 해독에 효과 좋은 청미래덩굴 ·········· 337

신장질환에 좋은 하수오 ····························· 342

관절질환에 좋고 천연 방부제로 쓰이는 할미꽃 ················ 347

중풍 예방과 치료 효과가 뛰어난 해방풍 ··················· 352

참고문헌 ··· 358

일러두기

1. 이 책에 나오는 처방은 전통 의서와 저자의 임상 경험을 바탕으로 하였지 만, 개인의 체질에 따라 효과가 다르고 더러 부작용이 있을 수 있으므로 전문가와 상의하기 바랍니다.

2. 본문에서 약재를 달여 마시는 방법을 설명할 때, 약재에 대해 특별히 '생' 또는 '생것'이라고 표기하지 않은 경우에는 말린 것을 의미합니다.

3. 약재 복용법 중에서 달여 마시는 경우, 따로 언급하지 않았거나 '여러 날' 이라고 표기한 경우는 대개 15일을 의미합니다.

1장

약초와 전통의술

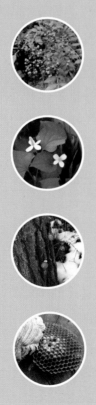

1. 우리 전통의술의 특징

10여 년 전 사스·신종플루 등 면역력의 부재로 인한 신종 질병이 유행하면서 전세계적으로 전통의학과 대체의학에 대한 관심이 높아지고 있다. 우리나라에서도 침·뜸·기공·한약·식이요법·약초요법 등의 분야에 사람들의 관심이 집중되고 있다.

우리나라에는 수천 년을 이어 온 전통의술이 있다. 간에 탈이 나서 황달이 생기면 간유·신유·폐유·중완 등의 혈자리에 뜸을 뜨면서 민들레와 인진쑥을 끓여 먹었고, 감기몸살에는 대파 뿌리와 생강을 한데 넣고 삶아서 그 물을 먹고 땀을 내어 치료했다. 또한 음식을 먹고 체해서 괴로울 때에는 손끝을 바늘로 찔러 치료하는 등 다양한 치료법이 있었다.

민간에서 질병 치료에 이용했던 전통의술은 우리 민족 고유의 철학이 담겨 있으며, 역사의 굴곡 속에서도 본연의 모습을 지켜 왔다. 고난 속에 피어난 꽃이 더욱 화사하고 아름답듯이, 수난을 묵묵히 견디어 왔기에 전통의술이라는 우리만의 독특한 향기를 낼 수 있는 것이다. 일부에서는 전통의술을 이름 없고 쓸모 없는 잡초로 폄하하지만, 세상에 쓰임새 없는 존재는 없다. 우리들이 그것을 모르기 때문에 찾지 못했을 뿐이다.

전통의술은 감정과 질병의 상관성을 본다

한의학에서는 사람의 오장육부의 기운이 약한가 과한가를 파악하여 치료 방법을 제시하기도 한다. 장부의 허실에 따라서 사람의 감정에도 차이가 있다. 예를 들어, 심장이 튼튼하면 기쁨이 많고 심장이 약하면 슬픔이 많다. 또한 간이 실해서 열이 많으면 화를 잘 내고 남을 자주 의심하는 경향이 있으며, 반대로 간이 허약하면 작은 일에 원망과 눈물이 많아지는 성향이 있다.

이처럼 감정 표현만으로도 장부의 실함과 허함을 가름할 수 있는데, 이는 단순한 예를 든 것이며, 사람의 외모·성향·감정 상태 등이 복잡하고 다양하기에 모든 것을 종합적으로 분석해야 한다.

사람의 외모를 보면, 키가 크면서 어깨가 넓고 다부지게 생긴 체구에 머리가 큰 사람은 양의 기질이 강해서 간이 실하여 화를 잘 내고 기운이 항상 머리로 올라와 중년기에 심장질환과 고혈압을 앓는 경우가 많다. 반대로, 머리가 작고 몸이 왜소하며 키가 작은 사람은 신장염과 같은 배설기계 질환으로 고통 받는데, 이는 음기가 강하여 성욕이 강하기 때문이다.

이처럼 환자의 증상을 오래 관찰하다 보면 나름의 독특한 능력이 생기는데, 현자(賢者)는 음성만 듣고도 진단이 가능해진다. 사람의 외모가 다르듯 오장육부의 기운이 다르고 선천적으로 타고난 기질에 차이가 있기 때문에, 음양오행의 상생, 상극, 역상생 등의 원리를 잘 이해하고 이것을 인체에 적절하게 적용하여 이해하면 병의 시초가 어느 곳인지 원 발인이 무엇인지 파악할 수 있다. 또한 그에 부합되는 약을 찾는 것이 의술자 나름의 경험 학문이며, 같은 병에 동일한 약을 쓰더라도 사람이 다르기에 약재 사용량에 따라서 치병률에 차이가 있다.

의서에 기록된 처방은 질병의 근본적인 진단술에 부합하는 최상의 처방이 아닌 예문이므로, 사람에 따라서 치병율에는 다소간 차이가 있다. 정해 놓은 답보다는 예문을 통해서 관찰하고 연구하면서 치료 방법을 찾는 것이 필요하다. 환자를 보고 증상에 부합된 시술 방법을 찾는 것은 글로는 표현할 수 없는, 개인의 타고난 몫이다. 진정한 자연 의술은 경험과 통찰력에 의해서 얻어진다.

2. 전통의술의 약초와 효능 및 적용

약초요법은 병을 치료하기 위한 최초의 의술로, 민간에서 식약요법을 시초로 만들어졌다. 예를 들어 흔히 걸리는 감기는 파·마늘·생강과 같은 식재료를 이용했고, 좀더 복잡한 질병은 산과 들에 자라는 오미자·도라지·족도리풀 등 각종 약초를 이용해서 체계적인 치료 방법을 찾아냈다. 서양에서도 여러 식품과 식물을 질병 치료에 이용했다. 이것이 동서양 모두를 근대의학으로 발전시킨 계기가 되었다.

감기는 가장 흔하게 걸리는 질병

흔히 걸리고 치료가 잘된다고 감기를 방치하면 큰 병의 원인이 되기도 한다. 감기를 제때 치료하지 않으면 폐렴·인후염·천식·위장병·암 등 만성질환의 원인이 된다.

감기는 육체노동이나 운동 등으로 인한 과로와 몸을 차게 한 것이 원인이므로, 평상시에 몸을 따뜻하게 하면서 휴식하고 영양소를 골고루 섭취하면 회복된다. 또한 비타민이 많은 녹황색 채소류를 섭취하여 면역력을 길러 주는 것 또한 좋은 예방법이다. 민간에서는 감기로 온몸이 춥고 떨릴 때 대파 뿌리 10여 개와 마늘, 생강을 한데 넣고 삶아서 꿀을 타서 마시고 땀을 내어 몸속의 한기를 몸 밖으로 배출시켜 치료했다. 또한 기침이 동반되면 오미자와 족도리풀로 차로 달여 마셨다. 붉게 익은 생오미자를 꿀이나 흑설탕에 재워 두었다가 기침이 날 때마다 따뜻한 물에 희석해서 마시기도 했다. 여름더위와 피로가 겹쳐 기력이 쇠해졌을 때에는 오미자·인삼·맥문동을 한데 넣고 끓여서 꿀을 타 수시로 마시면서 여름더위와 감기를 이겨냈다.

갓난아이가 감기로 열이 나고 놀라면서 잠을 못 잘 때는 파뿌리 두어 개를 잘게 다져서 들기름을 붓고 진하게 졸여서 조금씩 먹이거나, 손바닥 쪽에서 봤을 때 엄지손가락을 제외한 4개의 손가락 중간마디 사봉혈을 바늘이나 침으로 찔러 피를 내 주면 곧 호전된다. 이때 많이 놀란 아기는 엷은 황색의 점액성 물질이 나온다. 또한 열이 심하면 '이첨(귀를 앞으로 포개면 귀 위쪽으로 접히는 뾰족한 부분)'이라는 혈자리에 침을 놓아 피를 내면 곧 열이 내린다.

기침 감기에 자주 사용하는 한방약인 길감탕은 도라지와 감초를 함께 사용한다. 이때 기침으로 얼굴이 붉어지는 증상이 있으면 귤껍질을 더해 쓰고, 술독에는 칡뿌리를, 변비가 겹쳤으면 장군풀 뿌리를 더해 쓴다. 또한 폐결핵에는 맥문동·숙지황·현삼·참당귀(승검초)·백작약(산작약) 뿌리·백합을 증상에 맞추어서 사용한다.

한방약 사백산은 뽕나무와 구기자의 뿌리껍질, 감초로 구성된 처방으로 폐의 열로 인한 기침을 치료하는 데 쓰인다. 기침과 천식에 인삼·오미자·맥문동·귤껍질을 더해 쓰기도 한다.

약초는 천연 항생제

약초에는 천연 항생제가 풍부하게 들어 있다. 후추·울금·초피·

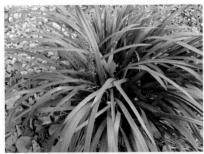
호흡기 질환에 효과 있는 맥문동

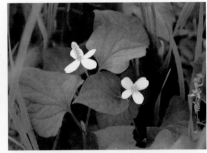
비린내를 없애는 효과가 있는 어성초

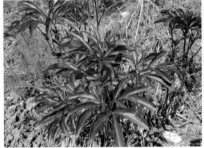
함박꽃으로 불리는 작약

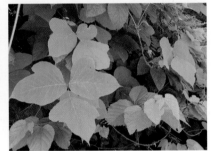
술독을 풀어 주는 칡. 뿌리를 주로 쓴다

생강 등의 향신료는 살균·살충·항생 효과가 뛰어나 추어탕 등 각종 생선 요리에 넣어 먹는다.

어성초는 생선의 비린내를 없애 주고 생선의 독을 해독하며 방부 및 항생 효과가 크므로 생선으로 인한 중독을 예방하기 위해 생선 요리에 곁들여 먹었다. 어성초의 항생 효과는 항생제인 설파민의 4만 배이상이라서, 민간에서 발효액을 만들어 암 치료제로 많이 사용해 왔다. 어성초는 천연 항생제로서의 개발 가치가 높은 약초 자원으로, 특히 뛰어난 살균 효과는 피부병을 치료하는 제약 및 화장품 재료로 활용 가치가 크다. 근래에 어성초 비누와 화장품 등이 상품으로 개발되어 시판되고 있다.

자연에서 찾아낸 천연 항생제

　현대과학에서 발견해서 신약화한 현존하는 모든 인공 항생제는 내성을 가진 새로운 세균들이 발견되고 있다.

　대표적으로 말라리아 치료제인 클로로퀸에 대한 내성을 가진 플로스모다움이라는 세균이 늘어나고 있는 추세이다. DDT가 처음 개발되었을 때 강력한 살충 효과로 말라리아모기가 전멸될 것이라고 믿었지만 결과적으로 DDT의 내성을 가진 모기의 출현을 앞당기고 말았다. 그래서 자연 친화적인 방법으로 독성을 가진 식물을 이용하거나 모기의 발생지를 구제하기 위한 일환으로 담수지에 미꾸라지와 토종 물고기를 방류해서 모기의 유충을 잡아먹게 하고 있다.

　모기는 콜레라·말라리아·뇌염 등의 전염병을 옮겨 전 세계적으로 사람을 가장 많이 사망케 하는 해충이다. 근래에는 모기의 실내 유입을 막기 위해 방충식물을 키우는 가정이 늘고 있다. 녹나무에서 발견된 '캄파(Camphor)' 성분은 방충·방부 효과가 있어 피부궤양·옴·버짐 등의 피부질환에 사용된다. 또한 멀구슬나무의 가지와 잎사귀를 알코올로 추출하거나 술에 담갔다가 집안 구석구석 뿌려 주면 해충이 들어오는 것을 줄일 수 있다. 이 밖에 초피나무·산초나무·계수나무·마늘 등 독특한 방향성을 지닌 식물에는 해충을 구제하는 물질이 들어 있다. 화학성 농약이 대량 생산되기 전에는 미치광이풀로 천연살충제를 만들어 농작물의 해충 구제에 활용하기도 했다.

　모든 식물들은 열악한 자연환경과 해충의 피해로부터 살아남기 위해서 자가 면역물질을 만들어 스스로의 몸을 보호하고 있다. 이렇듯 생존을 위해 만들어지는 대부분의 물질은 살균·살충 작용이 있으며, 이 성분들은 인간의 면역력을 증진시켜 건강에 도움이 된다.

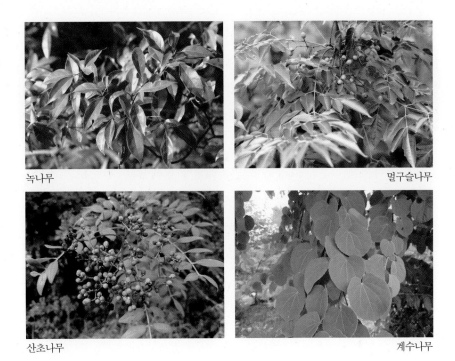

녹나무

멀구슬나무

산초나무

계수나무

성인병을 예방하는 야생초

현대인들이 앓고 있는 성인병의 원인은 식생활의 불균형에서 야기된 것이다. 동물성식품의 과다 섭취로 인해 포화지방산이 쌓여 콜레스테롤이 혈관에 침착되면 동맥경화와 심장질환, 암 등의 만성질환이 발생하게 된다.

각종 성인병은 식생활 개선과 꾸준한 운동만으로도 충분히 예방 가능한 질병으로, 자연에서 자라는 야생초만 잘 활용해도 많은 도움이 된다. 한 예로, 민들레와 쑥은 훌륭한 약초 자원이다.

흔히 집 주변에서 발견되는 민들레에는 수천여 종의 천연물질이 들어 있는 것으로 추측하고 있다. 민들레를 꾸준히 먹고 성인병은 물론 말기 암을 고친 사례가 있다. 전통적으로 민들레는 간염·간암·위염·신장염 등을 개선하는 효과가 있다고 알려져 있다.

민들레는 흔히 쌈채소와 김치로 이용하고, 그늘에서 말려 차로 우려내어 먹으며, 뿌리만 말려서 프라이팬에 볶으면 카페인 성분이 없는 인체에 유익한 커피가 된다. 간 기능 저하로 담즙 분비가 제대로 되지 않아서 생기는 소화불량에 민들레술을 담가 식후 반주로 먹거나 흑설탕에 재워 발효액을 만들어 먹으면 잘 낫는다.

우리나라 들판과 논두렁 밭두렁에 지천으로 나는 쑥 또한 명약이다. 『단군신화』에 쑥에 대한 최초의 기록이 있으며, 고대 로마인들은 아픈 다리를 치료하거나 예방하기 위해 쑥을 먹었다. 쑥은 소화를 촉진하고 생리통과 손발이 차가운 증상을 치료한다. 쑥에 들어 있는 '유파틸린(eupatilin)' 성분은 위장을 튼튼하게 해 주고 소화를 촉진하므로, 국내의 모 제약사에서 위염·위궤양 치료제로 개발해서 시판하고 있다.

쑥과 민들레를 통해 알 수 있듯이, 흔하다고 해서 약효가 적은 것은 결코 아니다. 민들레·쑥·땅빈대(비단풀)·고로쇠나무·왕고들빼기·쇠비름 등을 여러 날 먹고 말기 암과 같은 소모성질환이 호전된 사례가 있다. 교통사고로 식물인간이 된 환자에게 천마즙을 관을 통해 공급해 주고 회복시킨 사례도 있다.

3. 현대인에게 도움이 되는 전통의술

　현대과학은 질경이 씨앗에서 간을 튼튼하게 하는 성분을 분리해 냈고, 버드나무에서 해열 진통제로 사용하는 아스피린 성분을 발견했다. 또한 흔한 쑥에서 위장을 튼튼하게 하는 성분과 학질 치료제를 발견했고, 겨우살이에서 항암제인 '미슬토'를 찾아냈으며, 주목나무에서 '택솔'이라는 암 치료제를 발견하여 신약으로 개발하였다.

　우리나라는 사계절의 기후 변화가 뚜렷하고 절기마다 생기가 넘쳐나는 곳으로, 풀과 나무의 약성이 세계 어느 나라보다도 우수한 것으로 알려져 있다. 아스피린 성분은 유럽의 버드나무에서 발견되었는데, 북한 동의학연구소의 연구 결과를 보면, 우리나라 버드나무는 유럽의 것보다 30배 이상 함량이 높고, 주목의 택솔 성분 또한 유럽의 것에 비해 20~30배 이상 더 들어 있다고 한다.

복어의 맹독이 사람을 살리기도 한다

　풀과 나무를 비롯하여 자연계에 존재하는 모든 물질은 약으로 사용할 수 있다. 심지어 독성이 강한 수은이나 초오·부자 등 사람이 먹으면 사망에 이르는 독초 또한 법제 과정을 통해 훌륭한 치료제로 거듭

나기도 한다.

복어 한 마리의 알과 피에 들어 있는 테트로도톡신(tetrodo toxin, TTX)은 성인 20여 명을 사망에 이르게 할 정도로 독성이 강하다. 하지만 복어알을 생강으로 찌고 말리기를 여러 번 반복하면 각종 암 환자의 식약으로 사용할 수 있는데, 이것을 먹고 극심하던 통증이 멎고 증상이 호전된 사례가 있다. 몸이 차서 소화가 안 되고 추위를 많이 타는 사람에게는 녹용과 법제한 부자를 섞어서 훌륭한 보약으로 사용하기도 한다.

훈치료 – 수은도 약으로 사용

맹독성 수은은 다른 광물성 약재와 혼합하여 법제한 뒤 마른 쑥에 넣어 연기를 쐬어서 각종 피부 질환 치료제로 사용하는데, 이 치료법을 '훈치료'라고 부른다. 훈치료를 이용해서 한양방 모두에서 포기한 악성 피부질환자를 치병한 사례가 있다.

현재 50대 중반인 윤 모 씨는 20대 때 피부가 코끼리 등처럼 갈라지면서 진물이 흐르는 난치성 피부질환을 얻었다. 직장생활을 포기하고 치료해도 낫지 않자 미국으로 건너가 유명 병원에서 20여 년간 치료를 했다. 그곳에서도 호전되지 않아 우리나라 한양방 협진병원에서 치료받았으나 상태는 더욱 나빠졌다. 지푸라기라도 잡겠다는 마지막 심정으로 훈치료를 선택했고, 훈치료를 시작한 지 6개월 만에 깨끗하게 나았다. 훈치료는 중증 아토피피부염 · 만성축농증 · 비염 · 치질 등에 효과가 뛰어나며, 한약과 약초요법을 병행하면 더욱 좋다.

비염을 개선하는 방법

만성비염으로 부비강이 부어오르면서 콧속이 답답한 증상이 계속되면 콧속에 삼릉침을 놓아 부비강에서 피를 내어 혈행을 개선하면 좋아진다. 만성비염에 걸리면 코호흡에 장애가 생겨 뇌로 가는 산소를 방해하게 된다. 그렇게 되면 머리의 압력이 높아져서 만성두통 및 집중력 저하 증상이 함께 나타난다. 이때 부비강 속의 막혀 있는 혈액을 삼릉침으로 빼내면 부비강이 줄어지면서 산소의 유입이 일시적으로 원활해지는데 근치를 위해 염증이 생기지 않게 치료해야 한다.

오장육부 중 어느 장부에 이상이 있는지 살펴보아서 폐·대장·비장·위장 등의 기능을 강화시켜 주어야 한다. 이때에는 목련꽃봉오리·맥문동·느릅나무 뿌리껍질 등을 달여 음용수로 여러 날 먹거나 '가미보폐산' 같은 한약을 응용한다.

풍문·폐유·고황·곡지·중완 등의 혈자리에 침과 뜸을 병행하면서 쑥 연기를 이용한 훈치료를 함께 시술하고 식사 때마다 사리간장에 죽염을 첨가해서 짜게 섭취하면 치료 효과가 높아진다.

평소 잠자리에서 일어날 때 기지개를 활짝 펴고 10분 정도 코로 공기를 깊이 들이마시고 10초 정도 있다가 입으로 뱉는 심호흡을 하면 더욱 좋고, 반찬으로 도라지무침과 더덕무침, 무생채를 자주 먹으면 도움이 된다.

수험생들이 만성비염에 걸리면 집중력이 저하되어 성적이 떨어지는 주요 원인이 되므로 수험생들의 비염은 빠른 시일 내에 치료해 주어야 한다. 수험생들은 비염 치료를 하면서 머리를 맑게 해 주는 석창포와, 심신의 안정을 돕고 소변을 잘 나오게 해서 부기를 내려 주는 백복령과 함께 차로 마시면 더욱 이상적이다.

4. 국민 보약 경옥고

　문헌에 기록된, 인삼과 관련된 대표적인 처방 중에 '경옥고'라는 전통 약이 있다. '경옥고(瓊玉膏)'의 '경옥(瓊玉)'은 '아름다운(붉은) 구슬'이라는 뜻이다. 『의학입문(醫學入門)』 기록에 "경옥고는 몸의 정액과 진액을 보충하고, 골수를 보하며, 몸에 진기를 조절하여 수명을 늘려 주고 노인을 젊게 만든다"라고 할 만큼 백 가지 모자람을 보충해 주며 원천지기(源泉持氣) 작용이 뛰어난 것으로 기록되어 있다. 사람이 나이 들면 기혈이 손상되어 오장육부의 기능이 떨어져 진액이 고갈되는데 이때 남녀노소를 불문하고 최상의 보약으로 사용하고 있다.

　문헌에 기록된 전통 경옥고는 육체적·정신적으로 허약해진 사람들의 기력을 돋우고, 머리카락를 검게 하며, 빠진 이를 새로 나게 하고 백 가지 병을 예방하고 물리치며 장수하게 하는 귀한 약이다. 경옥고는 생지황·인삼·백복령·꿀을 한데 넣고 만드는 것으로 기록되어 있지만 경옥고를 대대로 만들어 온 사람들은 하수오·진삼·천마 등의 약재를 가미함으로써 효과 면에서 최상의 평가를 받고 있다.

　한 공영방송의 질병과 노화를 주제로 한 다큐멘터리에서, 경옥고가 동물실험에서 상당한 항암 효과를 보였다는 사실과, 실제로 경옥고를

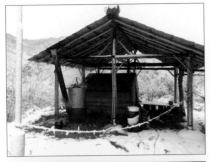

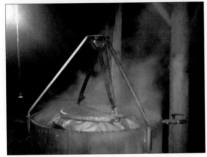

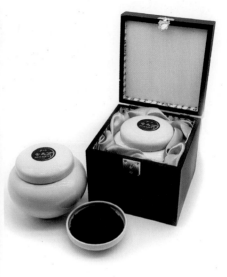

경옥고

복용한 사람들의 면역 증진 체험 사례를 방송한 적이 있다. 매년 전통 방법으로 경옥고를 만드는 스님의 경옥고를 먹고 난치병을 치병한 사례가 있는데, 이는 과학적으로 상당한 효과가 있는 것으로 확인되었다.

전통 경옥고를 만들 때 인삼 대신 산삼이나 산양삼을 사용하면 훨씬 좋다. 산양삼을 사용하면 비용이 많이 들긴 하지만, 『동의보감』에 기록된 인삼은 현재의 산양삼으로 추측된다.

『동의보감』「내경」1장의 본문에는 다음과 같이 적고 있다.

경옥고는 정(精)과 수(髓)를 늘려 주고 진기를 고르게 하며, 원기를 보하여 늙은이를 젊어지게 하고 모든 허손증(虛損症)을 보하며 온갖 병을 낫게 한다.

정신이 좋아지고 오장이 충실해지며, 흰머리가 다시 검어지고 빠진 이가 다시 나오며, 걸음걸이가 뛰는 말과 같이 빨라진다.

하루에 두어 번 먹으면 종일 배고프거나 목이 마르는 일이 없다. (중략) 1제를 5몫으로 나누어 쓰면 반신불수 환자 5명을 치료할 수 있고, 10몫으로 나누어 쓰면 노채(결핵) 환자 10명을 치료할 수 있다.

『동의보감』에서는 "27년을 먹으면 360세를 살고, 64년을 장기적으로 복용하게 되면 500세까지 살 수 있다"라고 하여 그만큼 약의 효과가 뛰어나고 좋음을 지적했다. 경옥고는 오래 먹어도 부작용이 없어서 심장·간장·폐장·위장이 약한 사람은 장복할수록 큰 효과를 보며, 손발이 저리고 시려서 찬 물에 손 넣기 어려운 사람은 소량으로도 큰 효과를 볼 수 있다고 하며, 중풍 초기의 사람에게도 특별한 치료 효과가 있다고 되어 있다.

전통 경옥고를 만드는 방법

모든 약은 정성으로 빚어야 사람의 몸을 보살피는 영묘함을 담는다. 전통 경옥고는 개와 닭소리가 들리지 않는 깊은 산에서 구리 가마와 뽕나무의 잿물 유약을 발라 구운 옹기를 사용하여 만든다. 불을 때는 장작은 반드시 뽕나무 장작만을 써야 한다.

먼저, 약재를 곱게 갈아서 꿀꿀과 생지황즙에 잘 버무린다. 이것을 옹기 항아리에 넣고 기름종이 여섯 겹으로 입구를 단단히 봉한 뒤에, 끈으로 매달거나 바닥에 디딤을 놓아서 화기가 직접 항아리에 닿지 않게 한 다음 그 사이에 물을 붓고 뽕나무 장작으로 3일 밤낮으로 불을 지피되, 물이 줄면 뜨거운 물을 보충하기를 반복한다. 그리고 항아리를 꺼내어 항아리 입구를 다시 밀납지나 비단천으로 기름종이 위에 덧대어 봉한 뒤에 하루 동안 맑은 시냇물이나 샘물에 담가 두었다가 꺼내어 구리 가마솥에 넣고 다시 하루를 끓여서 식힌 뒤에 보관 용기에 꺼내 담으면 전통 경옥고가 완성된다.

구리 가마를 사용하는 이유는, 구리가 다른 금속에 비해 열전도율이 매우 높고 융점이 낮아서 불이 아래에서 위로 올라와도 항아리 내부의 약물이 상중하부 모두 동일한 조건에서 숙성되기 때문이다. 철 가마나 다른 금속 가마는 열전도율의 차이로 내용물의 숙성이 고르지 않게 된다. 또한 뽕나무 장작은 다른 나무와 달리 불이 오래 가고 열의 최대 상승 온도가 다른 수종에 비해 높지 않으면서 화력이 변함 없이 지속적이며, 불에서 나오는 음양의 기운이 치우침이 없고 조화롭기 때문에 약성을 평하게 한다. 약의 성질이 평해야 모든 사람이 부작용 없이 쓸 수 있다. 참나무나 소나무 장작으로 경옥고를 달이면 화력이 일정치 않다. 화력이 강하면 약성이 뜨거워져서 열이 많은 사람에게는 맞지 않는다. 그러므로 반드시 뽕나무 장작만을 사용해야 한다.

그리고 뽕나무 잿물 유약을 발라서 만든 항아리를 중탕 용기로 사용하는 이유는, 4일 낮밤을 끓이는 작업을 반복하는 경옥고의 제조 공정상, 일반 유약(광명사 등 혼합 유약) 사용 시 제조 과정에서 납과 같은 중금속 등이 내용물에 침출되는 것을 방지하기 위해서다.

선조들이 문헌으로 기록을 남길 당시, 열전도율이나 온도, 구리의 융점($1,084.5℃$) 등의 과학적인 근거를 제시할 수는 없었겠지만 구리솥과 뽕나무 장작을 이용해서 경옥고를 만들어야 한다는 지론은 수백 번의 도전과 실패로 터득된 임상의 결과물이라고 할 수 있다.

이렇듯 산중에서 1년 이상 자연 숙성시켜서 수일간 지극 정성으로 완성한 경옥고는 옮겨 담기 전에 조금 꺼내어 천지의 신께 감사의 제를 올리고 1일 2~3회 한 숟가락씩 더운 술이나 따뜻한 물로 복용한다.

'약(藥)은 삼정(三情)'이라는 말이 있다. 약을 만드는 사람의 정성, 약을 달이는 사람의 정성, 약을 먹는 사람의 정성, 이 세 가지 정성이 잘 어우러질 때 모든 병이 치유되고 이로 인해서 오래도록 건강하게 살 수 있다고 했다.

정성이란 약을 만드는 데만 있는 것이 아니다. 가족을 위해서 만드는 음식에 쏟는 정성, 환자를 보살피는 정성, 부모님을 공양하는 정성, 사람의 관계를 회복시키는 정성 등 온갖 정성이 있다. 어찌 보면 삶의 매순간마다 상대를 배려하는 실천의 정성이 필요할 듯하다.

필자가 4대의 가업으로 산중에서 만들고 있는 경옥고는 조상들의 지혜와 정성으로 빚어 낸 산물이다. 현대는 매순간 변화하고 새로운 것들이 개발되고 있지만 120년의 유구한 세월에도 변함없이 옛것을 지키는 이유는 자연의 순환이 빚어 낸 전통 속에는 사람의 몸을 이롭게 해 주는 효과뿐만 아니라 그 안에 아름다운 성정과 철학이 담겨 있기 때문이다.

영혼이 떠나간 육신은 빈껍데기와 같은 것이다. 조상의 발자취를 기리면서 순수 자연 속에서 만들어 온 지혜는 많은 사람들의 건강과 함께 정서적 안정을 도모하게 해 준다.

철학이 없는 삶은 살아도 죽은 삶이다. 사욕 없는 순수한 철학은 오직 자연에서 만들어진다. 고난의 역사를 살아온 사람에게는 꽃보다 아름다운 향기가 있고, 전통의 역사를 지켜온 장인의 인고 속에는 고귀한 철학이 담겨 있다.

※ 명현 현상 _ 전통 경옥고를 먹으면 일시적으로 대변량이 늘어나면서 가스가 나오거나 심한 졸음이 오고 온몸이 나른한 명현 현상이 나타나기도 한다. 수개월간 경옥고를 복용하면 회춘해서 양기가 왕성해지고 남녀노소를 불문하고 면역력이 향상되고 허약 체질이 개선된다.

5. 잊혀져 가는 명약

　우리나라 산야에는 모든 병을 고칠 수 있는 동물·식물·광물 등 신비스러운 약용 자원이 있다. 산삼·사향노루 등 진귀한 것에서부터 흔한 돌멩이 속에 들어 있는 산골(부러진 뼈를 이어 주는 약재)에 이르기까지 우리가 생각하지 못한 다양한 모습으로 존재하고 있다.

　자연의 비밀을 찾아내는 일은 인간의 끝없는 관찰과 도전정신, 놀라운 직감 능력에 의해 가능하다. 아울러 우수한 약재를 발굴하고 보급하여 국민의 건강 증진을 도모하는 일은 주류와 비주류 구분 없이 전통을 사랑하고 병든 사람을 가족으로 여기는 순수함에서 출발해야 한다.

　전통적으로 '신비의 영약'으로 전해진 동물을 손꼽자면, 험악한 바위산에서 신선의 정기를 받으며 사는 사향노루, 곰, 신비의 뱀으로 알려진 홍사·백사·설상사를 들 수 있다. 사향노루나 곰 등의 약용 동물들은 석청·목청·불개미·뱀·약초 등 각종 약성 물질을 섭취하여 몸속의 특정 기관에 묘약을 만들어 놓은 것으로, 보통 사료를 먹여 키운 동물과는 비교되지 않을 정도로 약효가 좋다.

사향

사향노루는 6.25한국전쟁 이후 개체수가 급격히 감소하여 천연기념물 216호로 지정된 희귀동물이다. 현재는 민통선 일대에 극소수가 있고, 다 자란 동물의 몸집이 80~100㎝ 정도로 비교적 왜소하다. 온몸은 검거나 흑황색이고, 거친 털이 덮여 있으며, 눈·귀·배는 흑황색이거나 황색으로 청각과 후각이 발달하면서 겁이 많아서 사람들에게 발견되는 일은 드물다.

사향노루는 풀·나무·개구리·뱀 등을 주식으로 먹는데 배설물에서 고약하면서 화장품 비슷한 냄새가 난다. 교미 시기는 12월에서 이듬해 1월이고, 5~6월에 1~2마리의 새끼를 낳는 것으로 알려져 있다.

약으로 쓰이는 향낭인 사향은 반드시 오래도록 자란 수컷 사향에게만 있는데, 향낭을 달고 있는 사향노루는 고라니처럼 아래로 내려온 긴 윗니가 있다.

사향은 말 그대로 약재에서 풍기는 냄새가 강력해서 붙여진 이름이다. 예전에 우리나라 사향을 본 적이 있다. 향낭 한 개를 열었더니 향기가 어찌나 강한지 7층 건물 전체에 냄새가 번져서 건물에 살고 있는 사람들이 향내를 따라 찾아올 정도였다. 사향은 숫사향 음경에 생기는 주머니로, 노랗거나 하얀색의 긴 털이 나 있고 향낭 입구 주변에는 작은 노랗거나 하얀색의 짧은 털이 조밀하게 나 있다.

사향은 얇은 불투명의 비닐 같은 막으로 덮여 있고 막을 쪼개면 검거나 진갈색의 크고 작은 덩어리로 되어 있다. 사향은 약성과 품질을 4단계로 구분하는데, 숫사향의 음경 앞에 생기는 약주머니로, 오래도록 산 사향이 뱀·개구리·벌레 등을 많이 먹어서 그것이 커져서 절로 떨어진 생향이 가장 좋고, 다음이 제향, 그 다음이 심결향이다.

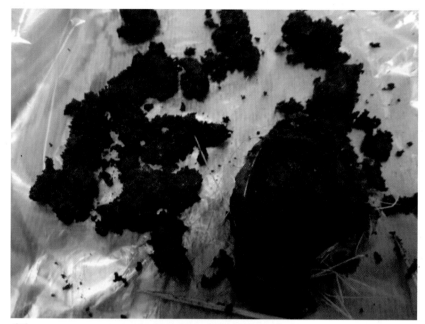

사향

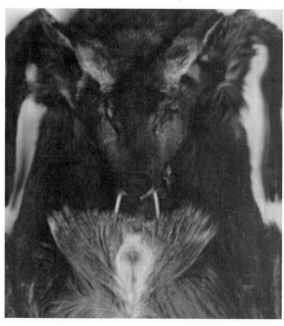

사향노루 표본

'생향'은 사향노루가 뱀과 벌레를 많이 먹어 겨울에 향이 가득한 채로 봄에 저절로 떨어진 것을 말하는데 구하기 매우 어렵다. '제향'은 사향노루를 산채로 잡아서 사향 주머니를 떼어 낸 것이고, 심결향이란 저절로 죽은 사향노루에게서 떼어 낸 것이다. 이 밖에 사향노루 주머니에 물만 차 있는 것이 있는데 이는 향기가 매우 강해서 먹는 약으로 쓰지 않고 최음제의 일종으로 사용했다. 그래서 예로부터 이름난 궁녀나 기녀들이 남성을 유혹하기 위해 몸에 지니고 다녔으며, 비싼 값에 거래가 이루어졌다고 한다.

　『동의보감』의 사향은 주로 몸속의 모든 막힌 구멍을 열어 주고, 약성이 살과 피부를 거쳐 전신의 뼛속까지 이르고, 오장육부의 모든 정체된 기운과 나쁜 기운을 제거하는 신비스러운 약성이 있다. 또한 나쁜 기운을 없애고 마음을 안정시키는 작용이 뛰어나며, 중풍으로 인한 사지마비 후유장애 등에 놀라운 효과를 발휘한다.

　추웠다 더웠다 하는 증상, 간질과 명치끝이 아픈 것, 눈에 군살과 예막이 생긴 것을 없애며, 여러 종류의 피부질환의 고름을 다 빨아내므로 비방에 미량씩 들어간다. 부인들의 잦은 난산과 유산, 어린이의 경기를 치료하는 데도 쓰이는데, 세계적으로 우리나라의 사향이 최고로 평가받으나 근래에는 구할 길이 없으므로 시베리아산을 약으로 사용한다.

　사향을 약으로 사용할 때는 잘게 쪼개어 체에 쳐서 구멍으로 간신히 빠져나갈 정도의 입자로 사용한다. 사향노루와 유사종인 사향쥐·사향곰·사향삵·사향고양이 등의 향사를 채취해서 화장품의 재료로 이용하고 있다. 제약회사에서 생산되는 우황청심환에 들어가는 사향 대용인 영묘향은 사향고양이의 것으로, 효과는 기대에 미치지 못한다.

문헌에 기록된 사향은 사향노루의 것으로, 중풍 같은 구급질환의 예방 및 치료약으로 청심원에 사용되어 왔고, 모든 간질병을 치료한다는 '용뇌안신환'에도 첨가된다.

설상사

오래 묵은 산삼을 먹은 쥐를 잡아먹은 탓에 한겨울의 눈밭을 돌아다닌다는 설상사가 있는데, 인산 김일훈 선생의 신약에는 이렇게 적고 있다.

대부분의 동물들은 추운 겨울 동안 긴 겨울잠을 잔다. 특히 뱀은 찬바람이 불면 슬금슬금 자취를 감추기 시작해서 겨우내 깊은 땅속에서 겨울잠을 자느라 사람의 눈에 거의 보이지 않는다.

그런데 여러분들은 간혹 '뱀은 겨울잠을 잔다'는 평범한 상식을 무색케 하는 이상한 뱀을 본 적이 있을 것이다. 대지를 꽁꽁 얼리는 대소한 강추위가 몰아치는 눈 덮인 산길에서 활개 치며 독주하는 뱀, 이른바 '설상사'이다.

좀 징그럽기는 하고 또 보편적으로 구할 수 있는 것은 아니로되 가끔 주위에서 불치병(※사실 불치병은 없다)으로 죽어 가는 사람을 살리는 기연을 제공하므로 그에 관해 얘기해 볼까 한다.

설상사라는 특별한 종류의 뱀이 따로 있는 것은 아니다. 다만 50년 내지 1백 년 이상 묵은 산삼이나 그 밖의 약초들을 먹은 쥐나 다람쥐 등을 잡아먹는 수가 있는데, 이 경우 뱀은 몸속의 열이 복받쳐 겨울잠에 들지 못하고 미친 듯 산야를 헤매게 된다.

필자는 생의 대부분을 묘향·백두·금강·지리·계룡산 등 산중에서 보낸 관계로 자연히 야생 약물에 관한 실험을 할 기회가 많았다. 그렇지만 설상사는 워낙 드문 까닭에 지금까지 직접 세 번 붙잡아서 세 사람의 난치병 환자의 목숨을 구하는 데 그쳤을 뿐이다.

한 번은 논산군에 살 때 소한 무렵 계룡산에서 설상사를 붙잡아 고량주에 담아 두었다가 탈항으로 40년 고생하다가 직장암으로 심화되어 죽게 된 사람에게 주어 고친 일이 있다. 술에 담은 지 1백 일 뒤에 먹이니 그는 곧 씻은 듯이 완쾌되었다. 또 나병 환자와 폐암으로 죽어 가는 사람을 각각 설상사를 이용하여 고쳐 준 적이 있다. 모두 다른 계열의 질병에 두루 불가사의한 약효를 내는 것으로 미루어 어떤 질병이든 치료가 가능할 것으로 생각된다.

비록 기회가 세 번뿐이어서 세 가지 난치병을 고쳐 준 데 그쳤으나 필자의 견해로는 설상사의 약효가 산삼의 그것을 능가하리라 본다. 왜냐하면 산삼은 약에 대한 충분한 지식 없이 쓸 경우 자칫 위험을 부르기 쉬우나 설상사는 그럴 염려가 없기 때문이다. 뛰어난 효능의 약성은 늘 맹독성을 수반하므로 약효가 나기 전에 독의 피해를 입는 수가 많다.

즉 뱀이 1백 년 이상 오래 묵은 산삼을 먹은 쥐를 잡아먹었을 경우, 삼의 약성은 새로운 약성으로 합성되어 되살아나지만 독성은 완전하게 제독되므로 오히려 효과적이라는 얘기다.

탈항과 탈음(부인의 음부가 빠지는 질환)에는 율모기와 독사 각 한 마리씩을 한데 넣고 달여 먹으면 잘 낫는데, 중증 탈항 증상은 세 번 정도 먹으면 치료된다. 또한 탈항과 치질에는 쑥에 유황을 조금 넣어서 긴 담배를 말아서 한쪽 끝을 항문에 넣고 불을 붙여서 항문 쪽으로 연기가 스며들게 하면 일체의 항문질환을 치료한다.

유황오리

유황은 몸속 통증과 염증을 없애 주고 혈관을 넓혀 주어 혈행을 고르게 하며 변을 통하게 하고 근육과 뼈를 튼튼하게 해 준다. 그러나 열독이 강해서 함부로 먹어서는 안 된다. 이 유황을 안전하게 흡수하는 방법이 유황오리를 먹는 것이다. 유황오리는 모든 암에 좋은 약용 동물로, 각종 약초를 첨가하여 중탕으로 이용하면 효과가 크다. 근래에는 각지에서 식용 유황오리를 유통하고 있는데 이는 전통적인 방법으로 사육한 약용 유황오리가 아닐 수도 있다. 따라서 제대로 된 약으로 쓰려면 전문인을 찾아서 의뢰하는 것이 좋다.

유황오리는 약 1년간 약재를 먹여 사육한다.

유황오리 사육법

1. 생부자 2kg을 얇게 썰어 흐르는 물에 3일간 담가 두었다가 꺼내어 말린다.
2. 초오 600g에 명태 2마리, 검은콩 100g을 한데 넣고 삶아서 독성을 제거한다.
3. 명태는 버리고 초오와 검은콩은 함께 말린다.
4. 말린 부자와 초오, 검은콩에 인삼·옻껍질·유황 각 600g을 한데 섞어서 가루를 내어 놓는다.
5. 보리밥을 짓는다.
6. 보리밥에 위의 약재 가루를 매일 조금씩 넣고 비벼서 중간 크기의 오리에게 1년 이상 먹여 사육한다. 약재 성분이 오리 몸속에 축적되어 질병을 치료하는 약이 된다.

암 등의 소모성질환에 유황오리를 이용한 식약을 만드는 방법은 다음과 같다.

유황오리를 이용한 식약 만드는 법

1. 털과 내장의 똥만 제거한 유황오리에 다슬기·마늘·지치·금은화(인동)·민들레·고로쇠나무 등을 넣고 중탕한다.
※ 약재를 넣을 때는 환자의 체질과 증상을 고려하여 취사선택해야 한다.
2. 이 유황오리에 마늘을 넣어 국을 끓여서 죽염 또는 사리간장으로 간을 맞추어 먹는다. 3마리 정도 먹으면 몸이 어느 정도 좋아지는 것을 느낄 수 있다.
3. 이후에 3~4마리를 더 만들어 먹는다.

필자의 조부께서는 옻닭과 옻오리를 자주 만들어 드셨다. 옻과 닭을 한데 넣고 오래 끓인 뒤 항상 닭대가리는 누렁이에게 주시며 "개도 옻이 오르나" 하시면서 "저놈은 병 없이 오래 살 거야" 하시면서 웃곤 하셨다. '계두일미(鷄頭一味)'라는 말은 누렁이에게 썩 잘 어울리는 말이 아니었나 싶다.

오리는 온갖 독을 해독하는 기능이 뛰어나서 웬만한 농약이나 중금속을 먹어도 죽지 않고 소화해 낸다. 오리의 뇌수에는 사람의 신진대사를 촉진하는 해독 물질이 다량 함유되어 있는 것으로 보이나 아직까지 과학적으로 증명할 수 있는 방법은 없다. 또한 오리의 뇌수에는 사람을 살리는 양생익수(養生益壽) 물질이 함축되어 있는 것으로 생각되며, 임상으로 그에 부합되는 결론을 얻었다.

약염소

흑염소에게 옻나무와 인삼, 삼지구엽초를 먹여 1년간 키우면 온갖 부인병과 당뇨병에 효과 있는 약염소가 된다. 약염소로 키우는 방법은 다음과 같다.

1. 중간 크기의 토종 흑염소에게 옻나무 껍질 20kg, 인삼 12kg을 함께 가루 내어 밀기울이나 쌀기울에 섞어 죽을 쑤어 1년에 걸쳐 먹인다. 이때 삼지구엽초 60kg을 조금씩 나누어 먹인다.

2. 약염소를 잡아서 털과 내장의 똥만 제거한다. 간은 생으로 먹거나 시루에 쪄서 먹고, 뼈는 삶아서 가루 내어 꿀로 알약을 빚어 먹는다.

3. 뼈를 삶은 국물에 고기와 약재를 첨가하여 중탕한다. 부인병에는 당귀 · 숙지황 · 오수유 · 홍화 · 천궁 등을 넣고, 당뇨병에는 산마 · 하수오 · 백개자 · 공사인 · 신곡 등을 넣는다.

※ 전문가에게 문의하는 것이 좋다.

뱀닭

뱀닭은 폐결핵 · 폐암 · 당뇨병에 특히 좋다. 뱀닭을 사육하는 방법은 다음과 같다.

1. 인삼 1.2kg, 옻껍질 1.8kg을 갈아서 보리밥에 비벼서 봄부터 가을까지 닭에게 먹인다.

2. 입추 무렵에 독사 30마리, 구렁이 1마리를 잡아서 배를 갈라 장독 뚜껑 3~4개 위에 펼쳐 놓으면 구더기가 생긴다.

3. 구더기를 닭에게 먹이는데 밤에는 구더기가 도망가지 못하게 항아리 뚜껑을 광목 자루(망사 자루)에 넣고 입구를 동여맸다가

낮에는 입구를 열어놓고 닭에게 먹인다. 이때 닭의 다리 한쪽을 항아리 뚜껑 옆에 묶어 놓고 닭이 주변을 벗어나지 못하게 한다.

4. 구더기를 잘 먹지 않는다면 하루 정도 굶긴 후에 구더기 주변에 보리쌀을 조금 뿌려 주면 보리쌀을 먹다가 구더기를 먹기 시작한다. 참고로, 약용 동물을 사육할 때 쌀겨는 잔류 농약이 남아 있으므로 사료로 주지 말아야 한다.

이렇게 사육한 뱀닭은 털이 빠지는 것이 있고 그렇지 않은 것이 있다. 처음에는 닭의 눈, 머리, 목 주변부터 털이 빠져 이내 몸 전체의 털이 빠지거나 눈과 목 주변만 털이 빠지는 닭이 있다.

폐결핵·폐암·당뇨병에 약으로 쓰려면 뱀닭에 마늘과 무를 넣고 국을 끓여 먹는다. 이때 나오는 뼈는 가루를 내어 말린 마늘 가루를 넣고 알약을 빚어서 먹는다. 보통 2~3마리 정도 먹으면 몸이 좋아지는 것을 느낄 수 있다. 약효를 더 좋게 하려면 별갑(초)·백하수오·뽕나무 뿌리껍질·지네(법제한 것)·꿀풀·살구씨·산마·복령 등을 한데 넣어 약을 만든다.

● 지네 법제하는 법 _ 프라이팬에 생강을 1cm 두께로 썰어서 촘촘하게 펴고 그 위에 지네를 올려놓고 뚜껑을 덮고 약 10분간 약한 불로 찐다. 이렇게 하면 생강 수증기와 연기가 고루 퍼져서 지네의 독성은 사라지고 약성만 함축된다. 생강을 버리고 지네만 꺼내어 쓰는데, 버리는 것 없이 사용해야 효과가 좋다.

약사슴

이른 봄부터 다음해 봄까지 1년간 사슴에게 삼지구엽초, 인삼, 옻나무의 순과 가지를 먹여 키우면 일체의 잔병이 없어지면서 훌륭한 약성을 지니게 된다. 특히 이렇게 사육한 사슴의 녹용은 보혈·보신 효과가 뛰어나다. 녹용대보탕 및 사향을 한데 넣은 사향공진단을 빚어 사용하면 효과가 크다. 근래에는 공진단에 사향 대신 침향을 넣고 있는데 이는 사향을 구하기 어려운 데서 기인한 변방이다.

사향공진단은 선천적으로 허약한 병약자의 체력을 강하게 만들어서 모든 병을 예방하는 효과가 있고, 간 기능이 허약한 사람에게 특히 좋다. 간이 허약하면 얼굴색이 어둡고 눈이 침침하면서 눈물이 자주 나오고, 근육과 뼈마디가 쑤시면서 어지러운 증상이 나타난다. 이 밖에도 공진단은 간장(肝腸)의 정수가 부족한 데서 생기는 정력 부족·발기력 감퇴·신허성요통과 같은 모든 증상에 사용한다.

녹용은 분골·상대·중대·하대·녹각으로 구분하는데, 분골의 약성이 가장 크다. 녹용을 이용한 대표적인 처방으로 녹용대보탕과 귀용탕이 있다. 귀용탕은 녹용과 당귀 두 가지로 구성된 처방으로, 허약한 어린이나 빈혈·안면창색과 같이 피가 부족한 증상에 사용한다.

녹용은 가급적이면 분골과 상대를 사용하는 것이 효과적이다. 공진단은 녹용·당귀·산수유·사향·인삼·숙지황·지골피 등을 가루 내어 녹두알 크기의 알약(또는 1개에 6g)을 빚어 금박을 입혀 만든다. 이때 공진단 반죽에 넣는 꿀은 대추의 씨앗을 꺼내 버리고 오랜 시간 끓여서 대추 살이 풀어지면 이때 토종꿀을 넣어 조청으로 만든 꿀을 사용한다.

사향공진단은 약성이 강하므로 3g 크기로 빚어서 아침저녁 식전에 먹는 방법도 있다.

구인산

맑은 날 오후에 깊은 산속 낙엽 깊은 산을 하루 종일 걷다 보면 산 지렁이를 적게는 3~4마리, 많게는 수십 마리까지 볼 수 있다. 이 지렁 이를 산채로 붙잡아서 독한 술에 담그어 각종 만성 질병과 암에 사용 한다. 산채로 잡아서 물 2L에 소금 40g을 풀고 지렁이를 넣었다 꺼내 면 배설물이 나온다. 지렁이를 꺼내어 깨끗하게 씻어서 뽕나무잿불로 굽고 말린다. 이때 도마뱀이 있으면 술에 담그거나 생강에 쪄서 말린 뒤 가루 내어 녹두알 크기로 알약을 빚는다. 도마뱀이 없으면 법제한 지렁이만 사용해도 되는데 처음에는 매 식후 10알을 먹고 어지럽거나 손발이 차가워지지 않으면 50알까지 서서히 늘린다. 구인산은 생강이 나 울금 달인 물로 먹으면 더욱 좋다.

도마뱀·지네·지렁이는 임파선암·갑상선암·후두암·식도암· 폐암에 특히 좋다. 술을 담글 때는 찹쌀이나 과일로 빚은 알코올 함량 60% 이상의 술 1L에 살아 있는 지렁이 20여 마리를 넣고 땅을 90cm 깊이로 파서 묻어 두었다가 1년 뒤 꺼내어 약으로 먹는데 1일 2회 식 후 소주잔으로 반 잔씩 먹는다.

지렁이술은 중풍·심장병에 좋고 자양강장 효과가 있다. 이와 같은 방법으로 살아 있는 지네와 도마뱀으로 술로 담가 뇌암·식도암· 폐 암·갑상선암·신경통·관절염·중풍 등의 약으로 먹는다. 지렁이는 일반 항생제보다 무려 6천 배 이상의 항생 효과가 있는 것으로 알려 져 있다. 참고로, 오래 자라 크기가 30cm 이상 되는 지네는 약효가 매 우 좋다.

말벌집(노봉방)

말벌은 '왕벌' 또는 '왕퉁이'라고 부른다. 우리나라 야생벌 중에서 독성이 가장 강한 벌로, 몸집은 토종벌보다 4~5배가량 크고, 독성 또한 꿀벌의 40~50배에 달하여, 말벌에 쏘여서 사망하는 사고가 가끔 발생한다.

말벌은 겨울이 되면 얼어 죽기 때문에 간직하지 않고 땅속 집에 알을 낳아 겨울을 나서 이듬해 봄에 부화한다.

말벌의 종류로는 장수말벌·황말벌·말벌 등이 있는데, 말벌집을 약명으로 '노봉방(露蜂房)'이라고 부르며 늦여름에 애벌레가 들어 있는 상태로 잡아서 삼베 자루에 넣고 수증기로 쪄서 벌과 애벌레를 모두 죽인 뒤 부수어서 말린 뒤 볶아서 약으로 쓰거나 술에 담가 사용한다. 말벌집은 폐에 이상이 생겨서 야기된 중풍, 간질, 천식, 기관지염, 신경통, 관절염, 당뇨병에 사용하며, 오래된 간질병을 치병한 사례가 있다.

말벌집은 성질이 평하고 맛이 달며 간과 폐에 작용한다. 근육과 뼈를 튼튼하게 하고, 종기를 비롯한 온갖 염증을 없애 주며, 중풍을 개선하고, 뱃속의 벌레를 죽이는 효과가 뛰어나다. 특히 중풍으로 인한 마비 증상·임파선염·유선염·잇몸염증에 좋고, 가래를 삭이고 기침을 멎게 하는 효과가 있다.

발바닥이 갈라지면서 잘 낫지 않는 무좀에는 말벌집과 무씨, 목초액을 한데 넣고 달인 물에 발을 담그면 잘 낫는다. 종기로 인한 상처가 아물지 않으면 말벌집을 곱게 가루 내어 식초에 개어 바르며, 대소변이 막혀서 잘 나오지 않을 때 말벌집을 볶아서 가루 내어 1일 2회 식후 4g씩 술에 타 먹는다.

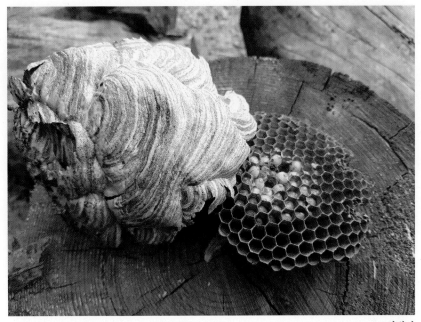

말벌집

약리 실험에서, 말벌집은 항암·혈액 응고·강심·일시적인 혈압 낮춤 등의 작용을 한다는 사실이 밝혀졌다. 민간에서는 유방암·식도암·위암·비인암·인두암·피부암·간암·폐암 등에 약으로 쓴다. 1일 4~10g을 달임약 또는 볶아서 가루약으로 먹는다.

『향약집성방』에 따르면, '말벌집의 맛은 쓰고 성질은 평하고 독이 있으며, 간질·폐병·치질·눈병 등을 치료하는데 불에 볶아서 약용하고 벌독과 종기로 인한 독을 푼다'고 한다.

말벌집을 음력 7월 초에 채취하여 그늘에서 말리는데, 생강·황금·단삼·모려·백작약 뿌리와 함께 쓰면 약효가 떨어진다.

근래에는 벌의 독성을 추출하여 증류수에 희석해서 만든 봉독 주사제를 경혈 자리에 주입하여 근육통·오십견·신경통 등의 치료제로 활용하고 있으며, 쑥·웅담·녹용·산삼 등도 증류 추출하여 근육주사제로 만들어 면역력을 증진하는 약침제재로 이용하고 있다. (뱀독도 약침제재와 해독제로 활용하고 있다. 첨고로, 뱀독은 근육통과 신경통 및 어혈과 담음으로 인한 통증 완화에 신비스러운 효과가 있다.)

애벌레가 들어 있는 말벌집을 통째로 술에 담가 1년간 냉암소에 보관해 두었다가 꺼내어 식후 소주잔으로 반 잔 내지 한 잔 정도 꾸준히 먹으면 중풍으로 인한 후유증·발기부전·허약체질·당뇨·지방간·폐농양·폐암 등에 뛰어나다.

목청·석청

요즘 토종꿀이 맛과 약효가 떨어지는 주된 이유는 벌에게 설탕을 먹인 저가의 꿀이 유통되기 때문이다. 순수한 꿀 1kg을 얻기 위해서는 50만 개의 꽃이 필요하다. 돈을 쉽게 벌기 위해 설탕을 벌에게 먹이는 사람들로 인해 순수한 농민들이 땀과 노력으로 얻은 결실마저 색안경 끼고 보는 세태가 안타까울 뿐이다.

자연에서 얻어지는 순수한 꿀에는 목청과 석청이 있다. 벌이 나무 속에 집을 지음으로써 얻어진 꿀은 목청, 바위 속에 집을 지음으로써 얻어진 꿀은 석청이다. 순수 자연산 꿀은 민가나 도심지로부터 10km 이상 떨어진 깊은 산속에서 채집된 것이어야 효력이 크다.

벌은 밀원이 풍부하지 않으면 음식물에 들어 있는 설탕을 물어 나르는 습성이 있다. 벌의 이동 반경이 사방 4~5km이므로 사람들의 발길이 닿지 않는 강원도 심산 민통선 일대에서 최고의 자연산 꿀이 소량씩 채집되고 있을 뿐이다.

예로부터 민간에서는 자연산 목청과 석청을 자궁근종, 냉증, 산후

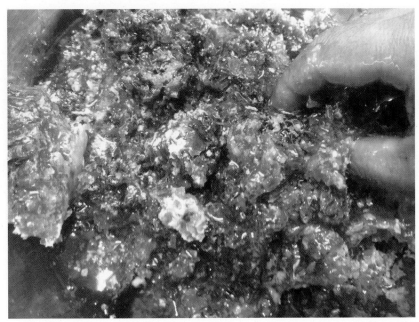

목청

풍, 신경통, 천식, 피부병, 소화불량, 위염, 궤양, 당뇨병, 신장병, 각종 암 등 거의 모든 병에 사용해 왔다. 꿀에는 노화를 방지하는 천연 화합물을 비롯하여 칼슘·철·당분·단백질 등이 들어 있어서 병에 대항하여 면역력을 키우므로, 경옥고를 만들 때 인삼·복령 등과 함께 주재료로 사용하면 효과가 크다.

꿀은 씨앗을 제거한 대추와 함께 끓여서 사향청심환과 공진단 등 환을 빚을 때 사용하며, 각종 약초를 가루 내어 알약을 빚을 때 사용하거나, 산야초 효소와 식초, 고추장 등을 비롯한 전통 약선식을 만들 때 함께 넣는다.

● 꿀을 내리고 남은 밀을 끓여서 걸러 낸 밀랍에 산골·홍화·개똥나무 껍질을 한데 넣고 알약을 빚어 골다공증과 뼈가 부러진 데 사용

했으며, 알코올을 넣고 주정으로 발효시켜 면역력과 소화 기능을 증진시키는 프로폴리스를 만들어 사용했다.

● 가정에서 피부 미용제로 계란 노른자에 꿀을 섞어서 얼굴에 바른 뒤 10분 뒤에 씻으면 피부에 콜라겐을 비롯한 온갖 영양 물질을 공급하여 피부가 어린아이처럼 부드러워진다.

● 쇠비름에 꿀을 첨가하여 발효액을 만들어 알코올과 증류수 1대 8의 비율로 희석해서 화장수로 사용하면 피부가 고와지면서 여드름과 잡티가 없어진다.

● 인삼 또는 하수오를 얇게 썰어서 절편을 만들 때 사용하면 약리 효과가 증진되고 소화 흡수를 돕는다.

● 송이버섯에 꿀을 재워 두었다가 인후염·기관지염 등에 약으로 쓴다.

강원도 인제, 양구, 화천, 철원군을 비롯한 민통선 일대에는 6.25 한국전쟁 이후 60년 가까이 사람이 발길이 닿지 않는 원시림이 있다. 이곳에서 채집된 자연산 목청은 오래 묵은 지치, 산삼 등과 함께 예로부터 귀한 영약으로 사용되어 왔을 만큼 효과를 보았다는 사람들이 여럿 있다.

동표고장국

강원도 산중에서는 12월의 혹독한 추위를 견디며 자라는 어린 표고버섯을 '동표고'라고 부르며 위장병을 고치는 특별한 약으로 사용한다. 동표고는 눈이 올 무렵 계란 크기 만하게 자라 갓이 펴지지 않은 어린 버섯으로, 천지의 기운을 담은 신비한 약성을 지니고 있다.

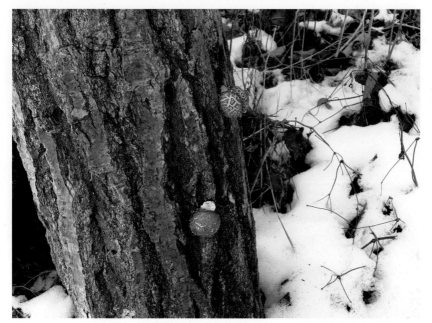

겨울에 눈속에서 자라는 표고

　동표고는 거의 모든 위장질환을 낫게 하고 피를 깨끗하게 하므로
고혈압·당뇨병·빈혈 등에 좋다. 또한 위암·식도암·소장·대장암
에도 매우 유익해서 무시래기와 함께 달여 먹으면 몸 안의 노폐물을
배출시키고 피를 맑게 하여 건강을 회복시켜 준다.

　만성위염과 식도염을 비롯한 궤양성질환으로 20여 년간 고생한 사람
이 산중으로 찾아왔다. 증상을 물으니, 음식만 먹으면 속이 더부룩하
고 트림이 쉼 없이 올라와서 두 달 전부터 병원 약을 먹는데 효과가
거의 없다고 했다.
　겨울에 자라는 표고버섯을 구할 수 있냐고 물으니 집에 열댓 개쯤 자
라고 있다고 했다. 그러면 오래 묵은 고추장은 있느냐고 물으니 10

년 전에 담가 놓은 것이 있다고 한다. 한 번에 동표고 서너 개를 잘게 썰어서 고추장을 한 숟갈씩 풀어 물을 조금 붓고 우려서 국으로 먹으라고 알려주었다. 병원에서 맵고 짠 음식은 절대로 먹지 말라고 해서 오랜 기간 먹지 않았다고 하면서 정말로 괜찮냐고 묻기에 처음 2~3일은 힘들겠지만 일주일 지나면 속이 편해지면서 서서히 나을 것이라고 말해 주었다.

한 달 뒤에 다시 만나니 반가워하며 고맙다고 인사를 건네 왔다. 일전에 알려준 대로 동표고 고추장국을 먹었더니 속이 편해지면서 더 부룩하고 속에 무언가 매달렸던 것 같은 느낌이 사라지고 이후 트림이 줄어들더니 일주일 만에 깨끗이 나았다고 했다. 이후 병원에서 검진했더니 위장이 깨끗해졌다는 진단을 받았다. 20여 년간 자신을 괴롭히던 위장질환이 모두 사라진 것이다.

이 사람은 술을 오래도록 즐겨 먹었던 탓에 술이 위벽에 담을 만들어서 만성소화불량으로 나빠진 것이다. 이와 같은 담과 적증을 치료하지 않고 오래도록 방치하면 위암으로 진행되므로 오래 묵은 고추장을 동표고와 함께 먹으면 좋아진다.

동표고장국 만드는 법

재료 표고버섯 100g, 고추장(10년 이상 묵은 것) 1숟가락
1. 겨울에 눈속에서 자라는 표고버섯을 딴다.
2. 표고버섯 50~100g을 얇게 썰어서 미지근한 물에 담가 둔다.
3. 버섯에서 물이 우러나오고 이 물이 상온 상태가 되면 10년 이상 오래 묵은 고추장을 한 숟가락 풀어서 국을 만들어 한 번에 모두 먹는다.

자연에서 오랜 기간 숙성된 전통 된장·간장·고추장은 몸을 이롭게 해 주는 음식이자 약이다. 특히 10년 이상 양질의 햇볕과 바람 등으로 자연에서 숙성된 고추장은 만성소화불량, 음식으로 인한 체기, 술을 여러 날 먹어서 생긴 체기 등 여러 가지 위장병을 치료해 주는 명약이다. 모든 위장질환에 좋을 뿐만 아니라 질병에 대한 저항력을 길러 주어 감기를 예방하면서 오장을 튼튼하게 해 준다. 숙성되지 않은 매운맛은 위장 점막을 자극하여 염증을 유발하지만, 오래 숙성된 매운맛은 위장에 염증을 유발하는 잡균을 죽여서 새살을 돋게 한다.

10년 이상 숙성한 재래간장 역시 몸 안의 나쁜 것을 내보내면서 새로운 피와 살을 만들어 주므로, 오래된 질병과 소모성질환에 없어서는 안 되는 식약이다. 간암·위암·갑상선암·임파선암·자궁암·췌장암·골수암과 같은 질병에 자연 치유력을 증진하기 위한 식품으로 선택되어 사용되고 있다.

시간이 쌓이면서 자연이 만들어 낸 놀라운 약성을 접하면서 인간이 흉내 낼 수 없는 신의 영역을 생각하게 된다. 그것을 인간은 굳이 '숙성'이라는 표현을 쓰는 게 아닌가 싶다.

6. 현대인에게 도움이 되는 건강 단식

생활의 풍요 속에 과식으로 야기된 질병은 음식물을 먹지 못해 발병된 증상보다 더욱 다양하며 난치 질병에 속한다. 산짐승들은 병이 나거나 다치면 본능적으로 며칠 동안 굶거나 구토를 유발하는 풀을 뜯어 먹고 몸속 노폐물과 음식물을 몸 밖으로 배출시킨다.

단식은 비용이 거의 들지 않는 자연의술로, 각종 병인으로 탁해진 혈액을 맑게 하기 위한 기본 치료술이다. 많이 먹어서 야기된 증상이라면 단식을 통해 오장육부에 휴식을 제공함으로써 에너지를 충전하여 병인을 물리칠 수 있는 힘을 기르게 하는 것이다. 음식을 먹지 않으면 오장육부의 움직임이 줄어들어 혈액이 맑아지면서 면역력이 향상된다.

단식과 식이요법을 체계적으로 병행하면 신장병·고혈압·간장질환, 각종 내상기 염증을 비롯한 성인병의 예방과 치료에 큰 도움이 된다. 단식하는 기간은 1년에 3~4회 정도, 주기적으로 적게는 3~5일, 길게는 5~20일까지 하면 누구나 자신의 건강을 스스로 돌볼 수 있다.

정기적인 단식을 통해서 체계적으로 건강 관리를 할 수 있는데 흔한 질병 특히 소화기계 질병의 치료에 큰 효과가 있다. 단식을 하면 음식물이 들어가지 않기 때문에 위장이 수축되어 위하수나 위확장증 등은 자연스럽게 회복된다. 그리고 소장과 대장 벽에 붙어 있는 숙변이 제거되므로 숙변으로 인한 유해 독소가 줄어들어서 두통이나 만성 피로 증상이 개선된다. 숙변 제거는 간장과 폐장의 쓸모없는 에너지 손실을 막으면서 혈액을 맑게 하므로 모든 장부의 기능이 강화된다. 때에 따라서 숙변의 배설을 촉진하기 위해 커피 관장 또는 식염수 관장을 하면 도움이 되는데, 이때 붕어운동을 하면 더 좋다.

단식하기 20일 전에 구충제를 미리 복용하는데 몸속에 기생충이 있으면 극심한 복통이 나타난다.

단식 2~3일 전부터 식사는 유동식으로 율무죽을 먹는 것이 좋고, 과일이나 생채소즙 또는 양배추로 만든 죽을 먹는다. 본격적으로 단식에 들어가면 음식을 끊고 생수 또는 자신의 증상에 맞는 약초를 연하게 달여서 음용수로 마신다. 식욕이 심해질 때 사리간장을 조금씩 입에 물고 침과 함께 삼키면 식욕이 사라진다.

단식 기간 중에는 하루에 물을 2~3L 정도 마시고 사리간장을 겸복하면 좋은데 1~2일간은 일체의 염분을 섭취하지 말아야 숙변이 잘 배설된다. 검은색 변이나 이상 출혈이 나타나는데 이것은 건강을 찾아가는 생리적 반응이다. 또한 풍욕 · 팔굽혀펴기 · 걷기운동 · 붕어운동 등의 가벼운 운동을 하면서 명상과 독서를 하는데 단식을 하면 평소보다 집중력이 크게 향상되는 것을 알 수 있다.

단식은 시작도 중요하지만 마무리가 더 중요하다. 이때 섭취하는 음식물은 소화에 무리를 주지 않는 찹쌀죽으로 3~4일간 평균 식사량의 60% 정도를 먹고 이후 소식을 생활화하는 것이 좋다. 맵고 뜨거운 음식과 인스턴트식품을 멀리하면서 발효식품과 익힌 채소를 먹는다. 단식 후 입에 맞지 않는 음식이 앞에 놓이면 가벼운 구토와 메스꺼움이 나타나는데 이것은 면역력이 향상되어 자신의 몸에 맞지 않는 음식물을 거부하는 유익한 반응이다. 그러므로 이러한 음식은 피해야 한다.

단식은 남녀노소 누구나 정상적인 방법으로 실행하면 건강에 큰 도움이 되고 특히 아토피피부염을 비롯한 각종 피부질환을 앓고 있는 청소년들에게 더없이 좋다. 아토피피부염은 각종 음식물에 의한 위장 기능이 교란과 부조화로 야기된 증상이기 때문에 위장 기능을 조화시키는 단식과 섭생을 통해서 조절해야만 근본 치료가 된다. 또한 만성소화불량·고혈압·소대장염·심장질환·동맥경화·고지혈증·비만·당뇨 등을 비롯한 모든 병에 단식은 유익한 치료술이다.

단식할 때 의복은 면으로 된 운동복으로 가급적이면 음식을 접하지 않는 장소에서 스트레스를 멀리하고 사람들과 장시간 대화를 나누는 것은 피해야 한다.

단식은 질병을 치료하기 위한 방법에 앞서 오랫동안 몸속에 축적되어 온 병인을 없애는 근본 치료법으로, 부분을 중요시하는 서양의술과 달리 전체의 균형과 조화를 중요시하는 동양의술에 근간된 자연의학으로 단식을 생활화한다면 건강 증진에 일익을 담당할 것으로 생각된다.

2장

간을 살리는 약초

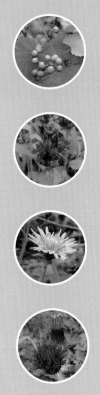

1. 간을 지키는 생활습관

  '몸의 화학공장'으로 불리는 간은 몸속에 들어온 독소를 걸러 건강한 몸을 만드는 데 기여하지만, '침묵의 장기'라고 불릴 정도로 증상이 잘 나타나지 않아서 큰 병을 얻기도 한다.

  우리 몸에 섭취된 영양소는 각 조직에 배분되고 그곳에서 몸의 성분으로 저장되거나 에너지를 생산하기 위해 분해되는데, 이때 간이 대사 작용을 담당한다. 간은 영양소를 저장해 두었다가 음식을 먹지 않았을 때도 온몸에 적절한 에너지를 공급해 주는 저장고 역할을 한다.

  간의 중요한 기능은 담즙을 만들어 배출하는 것인데, 성인은 하루 평균 $600{\sim}1,000ml$ 의 담즙을 분비한다. 담즙은 소장에서 지방을 소화시키고 흡수하는 일을 돕고 혈액세포 중 수명을 다한 적혈구가 비장과 간에서 파괴될 때 만들어지는 '빌리루빈'을 함께 배출시킨다. 이 과정이 원활하지 못하면 간에 문제가 생겨서 황달 및 소화불량 등의 증상이 나타난다.

  우리 몸에서 생성되거나 외부로부터 들어오는 수많은 물질 중 몸 밖으로 배출되지 못하는 물질은 모두 간에서 해독 작용을 거쳐 소변이나 쓸개즙을 통해 배출되는데, 알코올도 간에서 분해된다. 이러한 해독 과정이 없다면 해로운 물질이 몸속에 쌓여 다양한 부작용을 일으켜 생명을 위협할 수 있다.

이 밖에도 간은 혈액을 저장하거나 방출해 몸 전체의 혈류를 조절하는 기능을 하는 동시에 혈액 응고 요소를 합성해서 다시 혈액 내에 공급하는데 간이 손상되면 혈액 응고에 영향을 주어 피가 멎지 않는 과다 출혈의 원인이 되기도 한다.

2005년에 발표된 국내 사망자 원인 순위에 따르면 간질환이 6위로, 특히 40대의 사망 원인 2위를 차지하고 있다.

간이 나쁘면 눈이 아프고 안색이 나쁘다

간의 기능이 약해지거나 질병이 생기면 눈 안에 무엇인가 들어 있는 것처럼 답답하면서 시력이 약해지고 사소한 일에 지나치게 화를 잘 내며 얼굴에 푸른빛이 돌기도 한다. 또한 눈동자 흰자위가 노랗게 되고 오른쪽 옆구리가 결리거나 가끔 코에서 누린내 또는 지린 냄새가 난다. 음식을 먹으면 트림과 신물이 자주 나고 배가 끓으면서 변이 고르지 못해서 변비와 설사가 반복적으로 나타난다.

간염 초기에는 열이 나면서 감기와 비슷한 증상이 반복적으로 나타나므로 자각 증상이 있으면 반드시 전문가와 상담하는 것이 좋다.

음주·흡연·과로·스트레스 등이 간을 상하게 하는 주된 원인이 되므로, 평소 섭생에 유념해야 한다.

간을 건강하게 지키는 생활습관

● 소화기 건강을 자주 점검한다 _ 변비가 있으면 장에서 분해되고 흡수되어야 하는 성분들이 정상적으로 분해되지 못하고 독소가 되어 간에 나쁜 영향을 미친다. 따라서 평상시에 소화기를 건강하게 유지하는 것이 중요하다.

● 규칙적인 식습관을 유지한다 _ 소화가 어려울 정도로 과식하는 습관은 소화기와 간에 무리를 준다. 과식은 영양 불균형을 초래해간에 필요한 단백질을 제때 공급해 주지 못해 간을 약하게 만든다.

간 해독에 좋은 식품 7가지

이름	내용
결명자	간에 쌓인 열을 없애고 간의 기운을 북돋우며 간의 독열을 다스린다. 눈이 쉽게 피로해지는 경우 좋다. 하루 10g을 달여서 차로 마신다.
녹두	독을 풀어 주고, 농약과 중금속 중독 치료에도 도움을 주며, 알코올 해독 작용이 크다. 하루에 볶은 녹두 20g을 달여 마신다.
다슬기	다슬기에는 아미노산과 철분 타우린이 풍부해서 위와 간장을 보호하는 데 좋다. 국을 끓여서 여러 날 먹는다.
모시조개	타우린과 호박산이 풍부하게 들어 있어 약해진 간 기능을 회복시키는 데 좋다. 조개류·새우·낙지 모두 타우린이 풍부하다.
무	동맥경화의 주요인으로 밝혀진 독성물질인 '호모시스테인'을 해독하는 베타인이 풍부하여 간을 보호해 준다. 무즙을 내어 꾸준히 마신다.
부추	소장, 대장을 보호하고 허리와 무릎을 따뜻하게 하며, 인체 기능을 북돋우는 역할을 한다. 반찬으로 꾸준히 먹는다.
우엉	우엉에는 이눌린이 풍부하다. 이눌린은 박테리아 독소를 제거하여 위장과 간 해독을 도와서 피를 맑게 한다. 1일 20g을 차로 마신다.

2. 간을 살리는 전통의술

간에 좋은 음식과 약초는 여러 가지이다. 그러나 모든 음식과 약초 (약)이 그렇듯이 자신의 체질과 병증에 맞는 것을 선택하는가 못하는 가에 따라 결과가 달라진다.

● 과음, 과로로 지친 간과 비위장 기능이 약해져서 식욕이 없고 자주 피곤할 때 _ 귤껍질 12g, 후박·삽주 뿌리·감초 각 3g, 대추 5개를 한데 넣고 달여서 1일 3회 식전에 복용하는데, 이때 경옥고를 아침 저녁 공복에 함께 먹으면 좋다.

● 평소 과음으로 인해 두통이 있으면서 비위가 약해져서 속이 메스 껍거나 편치 않을 때 _ 황기 6g, 인삼·삽주 뿌리·감초·당귀 각 4g, 승마·시호 각 1.2g을 한데 넣고 달여서 1일 2회 식후에 복용해 도 된다.

● 술이 취하면 기억이 희미하고 치질 증상이 겸해 있을 때 _ 참죽나 무 뿌리껍질·인삼 각 40g을 곱게 갈아서 한 번에 8g씩 공복에 미 음이나 더운 물에 타서 먹으면 잘 낫는다. 치질로 인해 출혈이 있 으면 참죽나무 껍질을 누렇게 볶아서 사용한다.

● 간의 피로로 식욕부진이 왔을 때 _ 고들빼기·씀바귀·냉이를 한데 넣고 나물로 무쳐 먹으면 식욕이 늘면서 피로가 개선된다.

● 각종 간장질환으로 야기된 식체, 음식을 먹지 못할 때 _ 삽주·산사자·신곡·겉보리를 한데 넣고 달여서 차로 마시면 개선된다.

● 출산 후, 간이 피로에 지쳐 얼굴빛이 나쁘고 젖이 잘 나오지 않을 때 _ 비늘과 내장을 제거한 큰 잉어 한 마리에 오래 묵은 산더덕 600g, 붉은팥 300g을 한데 넣고 오랜 시간 달여서 건더기를 걸러내고 후 여러 날 나누어 먹으면 곧 좋아진다.

● 남녀가 도박이나 성관계를 즐기다가 간에 탈이 나서 황달과 원기 허손이 생겼을 때 _ 오미자 덩굴·산수유·질경이를 한데 넣고 달여서 흑설탕을 넣어 먹으면 잘 낫는다.

● 스트레스로 간이 혼탁하여 눈동자를 덮는 예막이 생겨 앞이 잘 보이지 않을 때 _ 하고초·결명자·산국화를 달여 먹으면서 독이 없는 긴 뱀을 잡아서 쓸개를 빼내 눈에 넣으면 신효하게 치료된다.(웅담을 증류수에 희석한 안약이 더욱 좋다.)

● 모든 눈병 _ 산삼 잎사귀 달인 물로 씻거나 진품 강증 웅담을 증류수에 연하게 희석해서 넣으면 곧 치료된다.

● 어린아이들이 간의 기운이 위로 올라와서 밤잠을 못 이루면서 울 때 _ 어린아이들이 놀라거나 이상한 것을 보아서 잠을 못 자면서 짜증을 심하게 내면 주엽나무 가시 달인 물을 먹이거나 이 물에 우황을 조금 타서 마시면 금방 좋아진다.

● 간에 화기로 인해서 눈에 충혈이 자주 발생할 때 _ 하고초와 결명자를 한데 넣고 달여서 음용수로 사용하고, 간 기능이 허해서 구토가 치밀어 오를 때에는 진창미(창고에서 썩거나 오래 묵은 쌀)와 불

을 지피는 부뚜막 속에 붙어 있는 흙, 천마, 생강을 한데 넣고 달여서 웃물을 걸러서 차갑게 마시면 된다.

● 술을 많이 마신 다음날 _ 5~6월에 채취해서 그늘에서 잘 말린 칡꽃에 생강 한두 편을 넣고 달여서 사용하면 좋다.

● 술에 시달리는 사람들의 간을 보호하는 약초 _ 개머루 덩굴·금전초·엉겅퀴 등이 있으며, 만병초를 소량씩(1일 2g 미만) 넣어서 달여서 하루에 한 잔씩 차로 마셔도 좋다.

● 체질적으로 열이 적고 몸이 차가운 사람이 술로 인해 간의 피로가 누적되어 매사에 의욕이 없을 때 _ 대추·영지·인삼·황기를 한데 넣고 달여서 식후에 한 잔씩 마시면 좋다. 간이 피로해서 식욕부진을 호소하는 사람들에게 고들빼기와 씀바귀 무침은 식욕과 성욕을 증진시키는 매우 훌륭한 식약이다.

● 간 기능이 약한 사람이 한여름에 더위를 먹고 쓰러졌을 때 _ 익모초를 생즙 내어 마시게 한다. 또는 인진쑥을 달여서 냉장고에 넣어두고 먹어도 된다. 한 번에 너무 많은 양을 먹지 않는다.

● 간장병을 앓는 사람들의 식욕부진 _ 백출·산사자·신곡을 한데 넣고 달여서 식후에 한 잔씩 마시면 식욕을 돋게 해서 음식을 먹게 한다.

3. 간을 보호하는 전통 식품

'백약의 으뜸'이라는 술이지만, 과하면 간장, 위장 등 오장육부의 기능을 손상시키는 독약이 된다. 예로부터 많은 고서에서 과음으로 인한 해로움을 강조하고 있다. 『세의득효방(世醫得效方)』에는 "오랫동안 술을 먹으면 간에 독이 쌓여서 근육이 상하고 정신이 흐리게 되어 수명이 짧아진다"라고 적고 있고, 『단계심법(丹溪心法)』에는 "술이 비록 물과 같지만 과음하면 장과 위를 상하게 하나 반대로 술을 적당히 마시면 추위를 없애 주고 혈액을 고르게 통하게 하고 약의 힘을 올리는 데 술만 한 것이 없다"라고 되어 있다. 술에 담갔다가 약재를 씻어 내는 주세(酒洗), 술에 담가 두었다가 꺼내는 주침(酒沈), 술을 뿌려서 쪄 내는 주증(酒蒸) 등의 법제 방법이 약재를 다듬는 데 많이 응용되고 있다.

술은 성정을 안정시키며 혈액순환을 원활히 해 주지만 오래도록 과음하면 중풍을 일으키고 신장을 약하게 하여 정력이 떨어지고 오장을 손상시키므로 반드시 적당히 마셔야 한다.

술을 많이 먹어서 간에 탈이 나면 소화가 잘 안 되고 장 내 정체물로 인해 해독 기능이 떨어진다. 이때에는 우선 간에 부담이 되는 독성

물질을 없애기 위해서 대변이 잘 나오게 해야 한다. 이때 약이 아닌 음식으로 간에 무리가 가지 않게 유도하여 배변을 촉진해야 치료가 잘된다. 이럴 때 가장 좋은 음식은 오래 묵은 사리간장과 민물 다슬기이다.

사리간장

사리간장은 병들어 지쳐 있는 간에 무리를 주지 않고 간의 기능을 보호해 주면서 몸속 독소를 제거하는 효과가 있다. 간 기능 이상과 과음으로 인한 구토가 있을 때 사리간장을 따뜻한 물에 타서 마시면 곧 장내에 정체된 음식물이 배설되고 구토가 멎는다. 사리간장, 오래 묵은 된장과 간장은 간에 탈이 나서 생긴 일체의 질병 치료에 없어서는 안 되는 약선 음식이다.

참옻나무·인삼·부자 등을 먹인 유황오리와, 다슬기·왕고들빼기 등을 한데 넣고 끓인 물에 아홉 번 구운 죽염 등을 넣어 만드는 사리간장은 1년 묵으면 몸에 좋은 음식으로, 2년차에는 건강식품으로, 3년 이상 묵은 것은 약으로 사용하는데, 10년 이상 묵으면 각종 질병에 효과가 좋다.

필자는 20여 전 사리간장을 만들어서 식약으로 사용해 본 결과 10년 이상 묵은 사리간장은 산삼을 능가할 만큼 유익하게 작용하는 것을 확인했다. 말기암으로 간 기능이 소실되어 배변 불리를 겪고 있던 환자와, 백혈병으로 면역력이 떨어져 힘들어하던 어린이에게 식약으로 사용해 본 결과 우수한 결과가 있었다. 참고로, 일반 토종간장은 최소 30년 이상 묵어야 식약으로써 가치가 높아진다.

사리간장 담그는 법

1. 쥐눈이콩 8㎏을 삶은 뒤 약누룩 600g을 넣고 짓찧어 메주를 만들어 띄운다.
2. 메주를 항아리에 넣고 가마솥에 계피 600g, 감초 240g, 죽염 15㎏에 물 20L를 붓고 2시간가량 약한 불로 달여서 건더기를 걸러 버리고 식힌다.
3. ②의 약물을 항아리에 붓고, 가마솥에 유황오리 1마리와 다슬기 10㎏, 마늘 1접, 민들레 300g, 금은화 300g, 물 30L를 붓고 오래 달인다.
4. ③의 오리고기가 풀어지면 건더기를 버리고 물이 모자라면 뜨거운 물을 다시 붓고 다시 끓이면서 기름을 걷어 낸다.
5. 약물이 20L가 되게 달여서 식힌 뒤 위의 항아리에 붓고 숯 2~3개를 불에 달궈 넣은 뒤 1개월 뒤 메주를 꺼내어 짓이겨 다른 항아리로 옮겨 담는다. (이것이 사리된장이다.)
6. ⑤의 국물을 가마솥으로 옮겨 2시간 정도 약한 불로 끓여서 식힌 뒤 항아리에 넣고 오랜 시간 숙성시키면 사리간장이 된다.

사리간장은 오래 묵을수록 약성이 함축되어 최상의 식약이 된다.

사리간장이 10년 이상 숙성되면 육각 수정체의 사리염이 되는데, 부패되지 않는 최상의 염성을 가지고 있으며, 몸속의 나쁜 피를 제거하고 온갖 균을 죽이고 썩은 살을 없애 주며 새살을 나게 한다. 사리염을 가루 내어 찹쌀을 넣고 알약을 빚어 식약으로 사용하면 모든 암과 당뇨, 소화기능장애, 인체의 모든 염증을 다스리는 최상의 활인물이 된다.

사리간장은 까다로운 제조 공정과 우수한 재료 등으로 인해 비용이 많이 든다. 하지만 50년 묵은 토종 간장 2L가 1억 원에 거래되는 시절에 사리간장을 약으로 담가 두었다가 후세에게 성약으로 사용할 수

있도록 유산으로 남겨 주는 것 또한 자손을 위한 배려가 아닐까 생각
한다.

다슬기 기름

　맑은 민물에 사는 다슬기는 곰의 쓸개인 웅담과 유사한 약성을 가
지고 있어서 삶아서 먹거나 기름을 내어 먹기도 한다.

　다슬기 기름은 간암·간염·간경화 등에 매우 좋고, 피를 맑게 하
는 효과가 있다. 이 기름을 1일 200㎖ 3~4회 나누어 마시면 각종 간
장병에 뛰어난 효과가 있다. 다슬기는 기름을 내기 어려우면 그냥 삶
아서 먹어도 되고 벌나무를 한데 넣고 삶아 먹으면 더욱 좋다.

　참고로, 술로 인한 만성피로와 지친 간의 보호를 위해서 말린 엉겅
퀴 뿌리와 개머루 덩굴 각 20g을 달여 먹어도 좋다.

다슬기 기름 내는 방법

준비물 다슬기 3말, 항아리 2개(크기가 다른 것)
1. 맑은 물에서 잡은 살아 있는 다슬기 세 말을 체에 밭쳐 물기를 제거한다.
2. 준비한 항아리 중에서 작은 항아리에 다슬기를 넣고 두꺼운 삼베 보자기로
　단지 입구를 봉한 다음 철사로 동여맨다.
3. 2의 항아리보다 조금 더 큰 항아리를 입구 바로 밑 부분까지 땅에 묻은 뒤
　다슬기가 담긴 항아리를 입구가 맞물리게 엎어 놓는다.
4. 맞물린 항아리 입구를 찰진 흙으로 발라 봉한 뒤 항아리 전체를 물에 적신
　새끼줄로 촘촘히 동여매고 진흙 반죽을 3㎝ 이상 두께로 새끼줄 위에 골고
　루 발라 준다.
5. 왕겨 9가마를 항아리 위에 쏟아 붓고 불을 붙이면 7일 정도 탄다. 불이 완
　전히 꺼진 뒤에 단지를 분리한다. 이때 땅속에 묻어 둔 단지 안에 고인 물
　이 다슬기 기름이다.

신장질환을 개선하고 간에 좋은
개머루

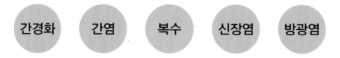

인제군 대암산 해발 1,304m 정상 부근에 용이 하늘로 오르기 전에 쉬었다 간 곳으로 말려진 '용늪'이라는 자연 습지가 있다. 이곳에는 금강초롱·끈끈이주걱 등 희귀식물이 다양하게 자라고 있고, 용늪 생태학교 근처와 냇가에는 많은 양의 개머루가 자라고 있다. 개머루는 간에 좋은 약인데 더러 간경화로 인해 복수가 차서 고생하던 사람이 개머루 수액을 마시고 복수가 빠지면서 정상이 된 사례가 있다.

개머루 덩굴에서 나오는 수액은 몸이 붓는 증상과 간염·간경화·간암에 효과가 있다. 간경화로 인해 복수가 차오르는 증상에 사용한다.

개머루 덩굴 수액은 이른 봄부터 초가을 무렵까지 채취할 수 있는데, 수액을 채취할 때는 개머루 덩굴 줄기를 꺾어서 PT병에 가지를 꽂아 하루 저녁 놓아 두면 수액이 병 안에 고인다. 밤과 낮의 일교차가 클수록 수액이 많이 나온다. 이 수액을 고운 천으로 잘 걸러 냉동고에 보관해 두고 매일 1~2L씩 꾸준히 먹으면 된다. 수액을 채취하기 어렵

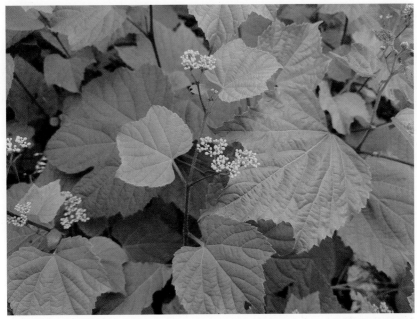

개머루 꽃봉오리

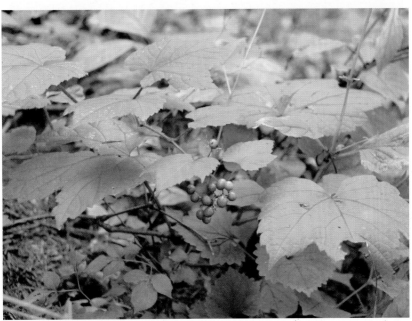

개머루 열매는 원형 또는 편원형의 장과로, 지름은 8~10mm 이며, 가을에 남색으로 익는다.

다면 개머루 덩굴과 뿌리 40~50g을 달여서 하루에 수시로 다 마시되 이를 며러 날 계속한다.

개머루는 우리나라 전역의 깊은 계곡에 자생하는 낙엽 활엽 덩굴성 식물로, 추위에 강하고 양지와 음지를 가리지 않으며 습기 있는 땅에서 잘 자라며, 바닷가나 도심지에서도 생장이 양호하다. 줄기껍질은 갈색으로 마디가 굵다. 6월에 꽃이 피고, 8월 말~10월 중순에 지름 8~10mm 정도 되는 편원형의 열매가 보라색으로 익는다. 잎과 열매가 아름다워 울타리에 관상용으로 심으며, 꺾꽂이·휘묻이로도 번식한다. 비슷한 종으로 털개머루·자주개머루·가새잎개머루가 있다.

한방에서 개머루를 '사포도(蛇葡萄)', 뿌리는 '사포도근(蛇葡萄根)'이라 부르며, 가을에 채취하여 햇볕에 말려 쓴다. 맛이 달고 성질이 평하며 독이 없기 때문에 간염·간경화·부종·간경화 등으로 배에 물이 차는 증상·신장염·방광염·맹장염 등에 효과가 아주 좋다.

개머루 덩굴에는 이뇨·소염·지혈의 효능이 있고, 만성신염·간염, 소변을 볼 때 아프면서 잘 나오지 않는 증상과 외상출혈을 치료하는 효과가 있다. 30~60g을 달여 복용하며, 이 물로 환부를 씻는다.

개머루 뿌리에는 청열해독·거풍제습·산어파결의 효능이 있다. 폐농양·장농양·류머티즘통·옹창종독·타박상·화상을 치료한다. 짓찧어서 환부에 바른다.

개머루 열매는 맹장염 또는 외용 약재로 사용한다. 주요 성분으로 탄닌·스테롤·트리테르펜·강심배당체 등이 들어 있다.

● 맹장염 _ 말린 열매 20g에 물 2L를 붓고 반으로 줄 때까지 달여서

하루에 수시로 다 마신다.

● 간암·간경화 _ 개머루 덩굴이나 뿌리 40g에 물 2L를 붓고 반으로 줄 때까지 달여서 하루에 수시로 다 마신다. 이를 여러 날 반복한다. 복수가 차 오르는 증상에 사용해도 된다.

● 신장염·방광염·부종 _ 개머루 덩굴 30g, 옥수수수염 30g에 물 2L를 붓고 반으로 줄 때까지 달여서 여러 날 마신다.

신경을 안정시키고 간에 좋은
광나무

간염　간암　고혈압　신경통　관절질환

　흐린 날이나 맑은 날이나 언제나 푸르면서 잎에서 빛이 나는 나무가 있다. 다른 나무와 달리 잎에서 유난히 광채가 난다고 해서 '광나무'로 불린다. 광나무는 민간 약재로 주로 사용해 왔는데, 최근 생약연구소에서 각종 연구가 진행중이며, 향후 신약 개발 소재로 큰 가치가 기대되는 나무이다.

　광나무는 물푸레나무과의 늘푸른나무으로, 경상남도 통영의 욕지도와 전라도 남쪽 지역, 제주도를 비롯한 남해안 일대에 자생한다. 성장이 빠르고 싹이 잘 터서 울타리용으로 심어 가꾸며, 근래에는 관상수 및 가로수로 도로변에 심기도 한다.

　키는 3~6m로 자라고, 가지는 회색이고, 마주나는 잎은 가죽처럼 질기면서 윤기가 있다. 7~8월에 흰색 꽃이 피고, 10월에 길고 둥근 모양의 검자줏빛 열매가 까맣게 익어 겨울 동안 매달려 있다. 열매 지름은 7~10mm 정도 된다.

　광나무는 열매·줄기·잎사귀 등 전체를 약으로 쓴다. 나무를 '여

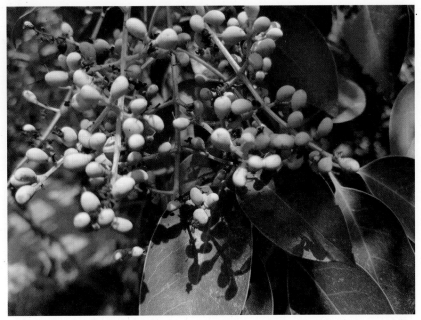

광나무

정목(女貞木)', 열매를 '여정실' 또는 '여정자'라고 부르며, 중국에서는 무병장수하게 해 주는 보양약으로 알려져 있다. 광나무에는 남성들의 정력을 강화시키는 '만니톤' 성분과 여성들의 성감을 향상시키는 '시링긴' 성분이 들어 있는데, 술로 인해서 양기 또는 음기가 부족해졌을 때 효과가 있다. 중국에서도 열매를 강장제로 많이 사용하고 있다. 우리나라에서는 민간에서는 광나무와 열매가 간암·위암·백혈병·식도암 등에 효과가 있는 것으로 알려져 있다.

광나무 잎사귀와 열매를 주로 약으로 사용하는데, 잎사귀를 바람이 잘 통하는 그늘에서 말려 가루 내어 하루 세 번, 식후에 두 숟가락씩 먹으면, 불면증·식욕부진·고혈압·신경통 등에 좋다. 잎사귀를 짓이겨서 외상으로 피가 흐를 때 붙이면 피가 곧 멎는다. 변비에는 광나무 잎사귀를 가루 내어 밥에 넣어 먹거나 국수나 송편 반죽에 넣어 빚어서 먹는다.

　광나무는 임상실험에서 백혈구의 생존 기간을 연장시켜 면역 기능을 높이는 것으로 확인되었다. 민간에서는 광나무 줄기와 잎을 항암 효과가 뛰어난 약재로 사용하는데, 종양세포의 성장을 억제한다는 실험 결과가 있다. 광나무 줄기껍질과 가지, 잎을 그늘에 말려 두었다가 각종 암에 50~100g에 물 2L를 붓고 약한 불로 500ml가 될 때까지 달여서 하루 3~5회 식후에 복용한다.

　광나무 열매는 신장을 튼튼하게 해 주며, 신경을 안정시키는 효과가 있다. 간과 신장이 허해서 눈앞에 헛것이 왔다 갔다 하는 증상, 귀울림, 가슴이 절로 두근거리는 증상, 어지럼증, 근육통 허리와 무릎에 힘이 없고 시큰거리는 증상 등을 개선한다. 열매를 오래 먹으면 눈이 밝아지고 심장이 튼튼해지며, 허리와 무릎이 단단해지고 체력이 좋아진다.

　열매는 술을 담그거나 그늘에서 말려 가루 내어 먹는데, 남녀 모두의 성력을 강화시키며 뼈와 근육을 강하게 만드는 효과가 있다. 여러 날 먹으면 효과를 알 수 있다. 열매에 청주를 뿌려서 찌고 말리기를 아홉 번 반복한 뒤 그늘에서 말려 가루 내어 따뜻한 물로 먹으면 고혈압, 신장의 기운이 허약해서 야기된 유정·조루·발기부전 등에 효과가 크다. 또한 여성들의 냉대하에는 열매를 오랜 시간 달여 엿을 만든 뒤 열매 가루를 섞어서 오동나무 씨앗 크기의 환을 만들어 아침저녁으로 떠뜻한 물이나 생강차로 함께 복용하면 된다.

　열매는 약간 맵고 쓰면서 단맛이 나는데, 삼지구엽초·육종용 등과 함께 사용하면 더욱 좋다. 이때 단전혈과 신유혈에 쌀알 크기의 뜸을 병행하면 더욱 좋다.

광나무 활용법

여정목엿
광나무 열매 · 잎 · 가지 등을 채취하여 잘게 썰어서 솥에 넣고 물을 부은 뒤 오래 달여서 엿처럼 만들어 매 식후 1~2찻숟가락을 더운 물에 풀어 마신다. 잘 낫지 않는 이명증, 간염, 위장병, 어지럼증, 요통, 허약체질 등에 좋다.

여정실주 1
잘 말린 열매 600g을 용기에 담은 뒤 소주 5L를 붓고 밀봉한 뒤 3개월쯤 뒤에 꺼내어 식후 반주로 사용한다. 특히 중풍 초기에 열매로 술을 담가 식후 반주로 마시면 효과가 있다.

여정실주 2
말린 열매 2kg을 가루 내어 물 30L를 붓고 하루쯤 우려낸다. 이 물로 막걸리를 빚어서 1일 2홉씩 반주로 나누어 마신다. 잠자리에 들기 전에 100~200ml씩 마시면 성기능 저하에 효과가 있다.

여정실 가루
열매를 깨끗이 씻어서 술을 뿌린 뒤 시루에 넣고 쪄서 그늘에서 말린다. 가루를 내어 하루 세 번, 한 번에 한 숟가락씩 먹으면 불면증 · 고혈압 · 고지혈증에 좋다.

여정실환
여정실 다섯 근을 오랜 시간 달여 엿을 만든 뒤 여정실 가루를 함께 섞어서 오동씨앗 크기의 환을 만든다. 아침저녁으로 따뜻한 물이나 생강차로 복용하면 된다. 온갖 성인병을 예방하고 건강하게 해 준다.

암세포 증식을 억제하고 간에 좋은
꿀풀

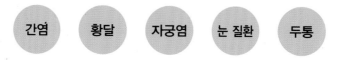

꿀풀은 우리나라 전역의 산과 들에 흔한 여러해살이풀로, 꽃에 꿀이 많이 들어 있어서 '꿀풀'이라고 부른다. 5~7월에 줄기 끝에 보라색·분홍색·흰색의 입술 모양의 꽃이 촘촘히 달린다. 경상남도 함양에서는 매년 7월이면 하고초 축제를 연다.

한방에서 '하고초(夏枯草)'라는 약으로 쓰는데, 성질은 차고, 맛은 쓰고 매우며, 간과 쓸개에 작용한다. 하고초는 간과 담의 화열을 제거하는 약으로, 간과 담에 열이 성하면 눈이 붉어지고 붓고 아프며 잘 보이지 않고, 두통과 어지러움이 생기는데, 이때 하고초가 간담의 열을 내려 증상을 개선한다. 또한 유방의 종양·암·고혈압·자궁염·폐결핵·간염·구안와사·갑상선종·갑상선염 등의 약으로 사용한다. 꿀풀을 급성 황달형 간염에 사용하면 황달이 없어지고 간 기능이 정상으로 회복된다.

꿀풀 달인 물과 알코올 추출액은 혈압을 내리고 혈관 확장 작용을 하면서 조기 염증 반응에 현저한 억제 작용을 나타내며, 복수암과 육

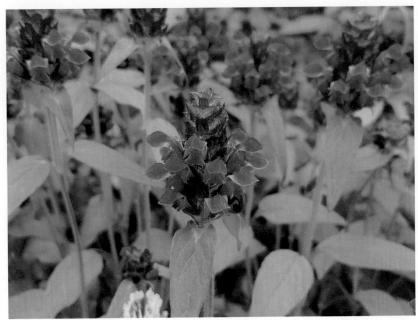

꿀풀

아육종에 억제 작용을 하는 것으로 확인되었다.

눈질환에도 사용되고, 두통·유방염·결핵성 임파선염 및 간 기능 장애로 인한 고혈압에도 효과가 있고, 흉막염이나 폐결핵에도 치료 효과가 있다.

암에 좋은 꿀풀

꿀풀 달인 물을 여러 날 먹으면 암세포의 증식을 억제하는데, 특히 갑상선암·유방암 등의 각종 암을 예방하고 치료하는 효과가 있다.

병원의 항암 치료를 하지 않는 경우에 암에 좋은 약초를 사용하면 효과를 볼 수 있는데, 이때 꿀풀·구지뽕나무 뿌리·유근피·겨우살이·만병초와 같은 약초가 좋은 항암 효과를 나타낸다.

『중약대사전』에서 말하는 꿀풀 이용법

● 눈이 따갑고 눈물이 자주 날 때, 머리가 어지러울 때, 입 또는 눈이 돌아간 증상 _ 하고초 20g에 물 1L를 붓고 반으로 줄 때까지 달여서 하루에 수시로 다 마신다.

● 근육과 뼈의 통증, 대하, 자궁출혈 _ 하고초 10g에 물 1L를 붓고 반으로 줄 때까지 달여서 하루에 수시로 다 마신다.

● 폐결핵, 급성 황달형 전염성간염 _ 하고초 20g에 물 1L를 붓고 반으로 줄 때까지 달여서 하루에 수시로 다 마신다.

● 타박상 _ 꿀풀 생잎을 찧어 붙이면 통증이 가라앉고 부기가 빠진다.

● 눈병 _ 하고초를 적당히 달여서 마시거나 달인 즙으로 눈을 씻으면 효과가 있다.

● 임질 _ 하고초 20g에 물 0.7L를 붓고 절반이 되도록 달여서 매 식후 마시면 효과가 있다.

● 구내염 · 편도염 _ 하고초 15g을 300cc의 물로 끓여서 입 안을 자주 헹구어 낸다. 하루 분량이다.

● 신장염 · 방광염 _ 하고초 10g에 물 1L를 붓고 반으로 줄 때까지 달여서 하루에 세 번 나누어 먹는다.

● 뇌염으로 붓기가 있을 때 _ 하고초 5~10g에 물 300cc를 붓고 반으로 줄 때까지 달여서 하루 세 번, 식간에 먹는다.

● 습기로 인해 생긴 신경통, 관절염 _ 하고초 6~15g을 달여서 먹는다.

『동의보감』에서 말하는 꿀풀 이용법

● 간(肝)이 허약하여 눈이 아프고 눈물이 많이 나오면서 눈이 부신 증상 _ 하고초 80g, 향부자 40g, 감초 20g을 가루 내어 한 번에 8g씩 차 달인 물에 타서 식후에 먹는다. '보간산(補肝散)'이라고도 한다.

● 림프절 결핵, 림프절 염증 _ 하고초 24g, 감초 4g을 약을 가루 내어 한 번에 8g씩 물에 타서 먹는다. 또는 40g을 물에 달여 먹기도 한다. ※ 몸이 허약한 사람은 이 약을 오랫동안 먹으면서 십전대보탕에 향부자·원지·천패모를 가감하면 더욱 좋다.

봄에 먹는 인삼, 간에 좋은 봄나물
냉이

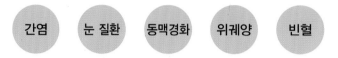

간염　눈 질환　동맥경화　위궤양　빈혈

냉이는 흔한 잡초이면서 향기로운 나물이고, 약으로도 쓰임새가 좋다. 봄이 오면 달래, 씀바귀와 더불어 우리 민족이 즐겨 먹는 대표적인 나물로, 봄 냉이를 나물로 먹으면 겨우내 움츠렸던 몸에 생기가 오르며 식욕이 되살아난다.

옛말에 '음력 삼월 삼짇날 먹는 냉이는 모든 병을 치료하는 약'이라고 했다. '월동한 냉이는 인삼보다 좋다'고 하여 '봄에 먹는 인삼'이라고 불러 왔으며, 가난하던 시절에 보릿고개를 넘기게 해 주던 고마운 구황식물이기도 하다.

냉이는 전국의 밭에서 흔히 자라는 해넘이살이(越年生) 식물로, 가을에 싹이 터 자라면서 겨울을 넘기고 이른 봄에 자라서 여름이 오기 전에 씨앗을 남기고 죽는다.

'냉이'라는 이름은 '냉(冷)을 쫓는다'는 뜻으로, 몸이 찬 사람이 여러 날 먹으면 좋다. 이른 봄에 먹는 냉이국은 자연에서 빚어 낸 보약과 같다.

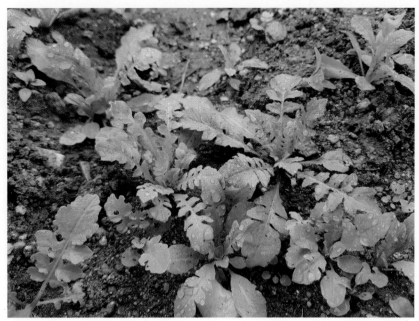

냉이

　냉이에는 영양성분이 풍부하여 오래 먹으면 오장을 편안하게 해 주고, 노화와 성인병의 주범인 활성산소의 증식을 억제한다. 만성간염 · 눈 충혈 · 동맥경화 · 위궤양 · 당뇨병 · 고혈압 등의 다양한 증상에 사용한다. 또한 냉이는 출혈을 멎게 하는 성분이 있어서 1차 세계대전 당시 지혈제가 부족했던 시절에 냉이를 달여서 지혈제로 사용했을 정도로 피를 멎게 해 주는 효과가 크다.

　봄날에 밥을 먹고 난 뒤에 피로가 누적되면서 몸이 나른해지는 증상을 '춘곤증'이라고 한다. 기온이 오르면서 활동량이 많아지는 봄에 인체의 신진대사가 왕성해지면서 비타민과 무기질 등의 영양소가 부족해져서 나타나는 흔한 증상이다. 춘곤증의 대표적인 증상은 피로감 · 졸음 · 식욕부진 · 소화불량 · 현기증 등인데 병으로 분류하지는 않지만 몹시 불편한 증상이다.

냉이에는 비타민 B₁ · C가 풍부하고, 칼슘 · 단백질 · 철분이 많이 들어 있어서 부족한 영양소를 공급해 주므로 춘곤증을 없애 주고, 철분 결핍성 빈혈에 도움이 되고, 여성들의 골다공증을 예방하는 데 도움이 된다. 또한 냉이에는 아연이 풍부해서 면역력을 증진시켜 주므로 간암 · 위암 · 자궁암 · 대장암에 좋다.

냉이 뿌리에 들어 있는 콜린은 수용성 비타민으로, 간 기능을 활성화하여 지방간 · 고지혈증을 예방하고 치료하며 눈의 피로를 풀어 주는 효능이 있다. 냉이 잎에 들어 있는 베타카로틴은 간 독소를 제거해 주어 간 기능을 회복시키는 데 도움을 준다. 따라서 과음한 다음날 냉이국은 숙취 해소에 으뜸이다. 『동의보감』에도 "냉이로 국을 끓여 먹으면 피를 끌어다 간에 들어가게 하고, 눈을 맑게 해 준다"고 적혀 있다.

냉이를 달여서 물처럼 여러 날 먹으면 눈이 밝아지고 눈병에 걸리지 않는다. 꽃이 필 무렵 냉이 전체를 캐서 그늘에 말려 두었다가 약으로 쓴다. 눈이 충혈되거나 다래끼에는 냉이 생것 전체를 짓이겨 눈에 바르면 수일 내에 가라앉고 녹내장에도 좋다.

냉이씨앗은 '석명자(菥蓂子)' 또는 '제채자(薺菜子)'라고 부르는데 성질은 따뜻하고 맛은 맵다. 눈을 밝게 하고, 눈물이 흐르는 증상을 개선하고, 열을 낮추어 준다.

● 눈이 침침할 때 _ 냉이 씨앗 10g에 물 500㎖를 붓고 절반으로 줄 때까지 달여서 하루 동안 식후마다 마신다.

● 모든 눈병 _ 꿀에다 냉이즙 · 물푸레나무 수액 · 식염수를 같이 섞어 천에 걸러서 안약 병에 담아 두고 한두 방울씩 넣으면 좋다.

● 위장병 · 위염 · 위궤양 · 호흡곤란 · 가래 · 기침, 기관지염 · 가슴
이 답답할 때 _ 씨앗을 가루 내어 1일 6~10g을 먹는다.

● 철분결핍성빈혈 · 골다공증 _ 냉이 씨앗 10g을 가루 내어 냉이국
또는 냉이 달인 물로 여러 날 먹으면 좋다.

● 소변이 잘 나오지 않거나 복수가 차는 증상, 오줌이 쌀뜨물처럼 뿌
옇게 나올 때 _ 냉이 40g에 물 1L를 붓고 절반이 될 때까지 달여서
하루에 수시로 다 마신다. 이렇게 2~3개월간 꾸준히 먹으면 좋아
진다.

● 춘곤증 · 만성피로 _ 냉이 30g, 다슬기 100g을 넣고 물 3L를 붓고
1L가 될 때까지 달여서 하루 동안 수시로 마신다. 이를 3~5일가량
반복한다.

위장 기능을 좋게 하고 간에 좋은
민들레

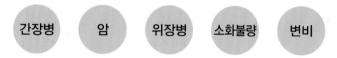

간장병 　 암 　 위장병 　 소화불량 　 변비

　어린 시절, 홍천군 묘막골 들녘에 지천이던 흰민들레, 동생들과 민들레 씨앗을 불며 하늘로 띄워 보낸 여름날의 기억이 새롭다. 늦봄, 연초록 들판에서 새하얀 홀씨를 날려 보내는 민들레는 오늘날에도 여전히 동심을 자극한다.

　민들레는 세계적으로 200여 종 이상이 자생하는 것으로 알려져 있고 약용 및 건강식품으로 널리 사용되고 있다. 특히 독일 등 유럽에서 유명한 건강식 커피를 민들레 뿌리로 만든다. 민들레 뿌리를 잘게 썰어서 말린 뒤 볶아서 가루를 내어 물에 우려내어 마시는데 맛과 색상이 커피와 비슷해서 '민들레 커피'라고 부른다. 민들레 커피는 카페인이 없어서 습관성이나 중독성이 없고 인체에 유익한 성분이 많이 들어 있어서 사람들이 즐겨 마신다.

　들판에서 흔히 볼 수 있는 민들레는 노란색 꽃이 피는 서양 민들레가 대부분이다. 그러나 노란 꽃이 피는 모든 민들레가 서양민들레는 아니며, 토종민들레와 꽃받침의 생김이 다르다.

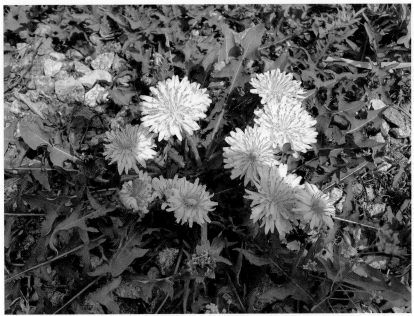

흰민들레

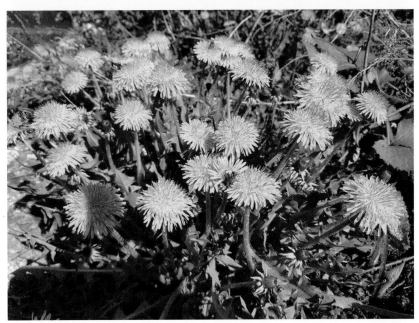

서양민들레

민들레의 생잎을 녹즙·들기름무침·생쌈 등으로 꾸준히 먹으면 위염·위궤양·화병 등에 특히 좋다. 뿌리와 잎사귀 모두를 캐서 그늘에 말렸다가 진하게 달여서 먹어도 좋다.

● 만성간염·지방간 등의 간질환 _ 민들레 전초(말린 것) 40g에 물 3L를 넣고 절반이 될 때까지 달여서 하루 6~8회 나누어 마신다. 또한 민들레 뿌리를 캐서 말렸다가 가루 내어 한 번에 10~15g씩 하루 세 번 먹거나, 꿀과 섞어서 알약을 만들어 먹어도 좋고 더운 물에 타서 먹어도 된다.

● 천식·기침 _ 민들레를 생즙을 내어 한 번에 한 잔씩 하루 세 번 마신다.

● 산모의 젖이 잘 안 나올 때 _ 민들레 뿌리를 물로 진하게 달여서 마시거나 생잎을 들기름에 무쳐 먹으면 좋다.

● 심장의 화기로 입이 마르면서 답답한 심화병 _ 말린 민들레 30g, 차즈기 30g을 달여서 하루에 다 마시되, 이를 여러 날 반복한다.

민들레는 한약명으로 '포공영(蒲公英)'이라 부르며 『동의학사전』에 이렇게 적고 있다.

민들레, 지정(地丁), 국화과에 속하는 다년생 풀인 민들레의 전초를 말린 것이다. 봄부터 여름 사이 꽃이 필 때 전초를 뿌리채로 캐서 물에 씻어 햇볕에 말린다.

맛은 쓰고 달며 성질은 차다. 비경, 위경에 작용한다.

열을 내리고 해독하며 몰린 기를 흩어지게 한다.

약리 실험에서 소염 작용, 건위 작용, 이담 작용, 이뇨 작용, 면역 부활 작용, 억균 작용 등이 밝혀졌다.

유선염, 연주창, 악창, 옹종 등에 쓴다. 편도염, 간염, 담낭염, 위염, 급성기관지염 등에도 쓸 수 있다.

하루 8~16그램, 신선한 것은 20~60그램을 탕약으로 먹거나 가루로 먹는다.

신선한 것을 짓찧어 즙을 내어 먹기도 한다. 외용약으로 쓸 때는 짓찧어 붙인다.

『동의보감』에는 민들레에 대해 다음과 같이 기록하고 있다.

"포공초(蒲公草, 민들레) 성질은 평(平)하고 맛은 달며[甘] 독이 없다. 부인의 유옹(乳癰)과 유종(乳腫)을 낫게 한다. 민들레는 전국에서 자라며 음력 3~4월에 국화 비슷한 누른 꽃이 핀다. 줄기와 잎을 끊으면 흰 진이 나오는데 사람들이 이것을 모두 먹는다."

『약용식물사전』에 '민들레는 위장을 튼튼하게 하고 소변을 원활하게 하며, 소화불량·변비·간장병·황달·천식·자궁병·식중독 등에 좋다'고 되어 있다.

더러 간경변증과 황달을 민들레로 치료한 사례가 있다. 또한 백혈병을 비롯한 각종 암에 토종민들레를 달여 먹고 좋아진 사례가 있는, 항암 작용이 뛰어난 약용식물이다.

알코올성 간질환에 좋은
벌나무

(간암) (간경화) (간경변) (백혈병) (만성피로)

　깊은 산 수양 깊은 그늘 아래에 서면 유난히 푸른색의 줄기와 가지로 채색한 듯한 나무가 있다. 이 나무를 사람들은 '지팡이나무'라고 불렀다. 줄기가 가벼워서 심마니들이 풀을 헤치는 용도로 사용했다.

　벌나무 약명은 '산청목(山靑木)'이며, '산겨릅나무'라고도 부른다. 항간에서 산청목이 간에 좋다고 알려지면서 벌나무를 정확히 구분하지 못하는 사람들이 단풍나무나 신나무 등 유사종을 오인해서 먹고 부작용을 호소하는 사례가 있다. 특정 질병에 좋은 약초일수록 전문가와 상의해야 한다.

　벌나무는 예로부터 간암 · 간경화 · 간염 온갖 간질환과 백혈병에 특별한 효과가 있는 약나무로 잘 알려져 있다.

　벌나무는 강원도 심산에 몇 그루씩 자생하며 낙엽이 떨어진 늦가을부터 이듬해 봄 새순이 나오기 전에 채취해서 사용한다. 이유는 겨울은 음기를 모으는 수기(水氣)의 계절이며, 수기는 물의 생성을 의미하기 때문이다. 오행에서 목(木)은 간의 기운이므로 숲을 살리기 위해서

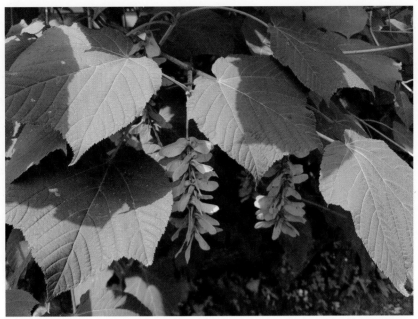

물이 풍부해야 하므로 수기를 왕성히 품고 있는 겨울에 채취하는 것
이 약성이 가장 좋다.

　벌나무에 대한 기록은 인산 선생이 쓴 『신약』에 나와 있는데 인용
하면 다음과 같다.

　벌나무는 생기, 길기를 주재하는 세성의 별정기를 응해 화생한 물체
　이므로 벌나무가 있는 곳에는 늘 세성의 푸른 기운이 왕래한다. 간
　암 · 간경화 · 간옹 · 간위 · 백혈병 등 일체의 간병에 탁월한 효과가 있
　다. 우리나라에선 주로 계룡산 일대에서 자라는데 약용으로 쓰기 위
　해 마구 뽑아가 버린 까닭에 광복 이후부터 급격히 줄어들어 현재는
　거의 찾아보기가 어려운 실정이다.

깊은 산에서 벌나무를 간택하려면 세심한 관찰이 필요하다.

수양 깊은 사람이 청명한 밤에 산위에서 밤을 지새며 목성의 정기를 관찰하면 유독 푸르스름한 기운(목성 정기)이 짙게 어려 있는 나무를 발견할 수 있는데 그것이 곧 벌나무이다. 나뭇가지를 꺾어 낮에 잘 살펴보면 잎은 노나무 잎에 비해 조금 작고 더 광채가 나며 줄기는 약간 짧다.

나무껍질은 노나무 껍질과 같고 재목은 오동나무와 흡사하며 노나무나 개오동나무가 결이 거친 데 비해 벌나무는 결이 부드러운 게 특징이다.

노나무와 개오동나무도 세성정기가 왕래하나 희미하며 형혹성의 독기, 즉 불그스름한 기운이 함께 왕래하므로 약용하면 체질에 따라 혹 약간의 부작용이 따르는 경우도 있다. 그러나 벌나무는 전혀 독성이 없으므로 어떤 체질이든 부작용이 없는 우수한 약재이다.

벌나무는 맛이 담백하고 약성이 따뜻한 청혈제이며 이수제이다. 간의 온도를 정상으로 회복시켜 줄 뿐 아니라 수분 배설이 잘되게 하므로 간의 제 난치병 치료에 주장약으로 쓰이는 것이다. 잎과 줄기, 가지, 뿌리 등 모든 부분을 다 약으로 쓰는데 하루 1냥씩 푹 달여 두고 아침저녁으로 그 물을 복용한다.

벌나무는 간세포를 활성화하며 각종 바이러스균을 죽이는 효능이 있는 것으로 알려지면서 다양한 연구가 진행되고 있다. 특히 벌나무는 알코올성 간질환에 뛰어난 효과가 있다. 술을 많이 먹어서 야기된 간경변으로 복수가 차오르는 증상에 벌나무와 헛개나무 열매를 함께 사용해서 치병한 사례가 있다.

벌나무를 약으로 달일 때는 약한 불로 오랜 시간 달여야 하며, 고온, 고압으로 단시간에 추출하면 약성이 변하므로 주의해야 한다.

벌나무·민들레·땅빈대(비단풀)·옻나무·왕고들빼기 등을 환자의 체질 병력·성향·가족력 등을 세심히 관찰하여 배합 비율을 잘 조절해서 사용하면 뛰어난 약성이 있다. 이때 벌나무와 오래 묵은 사리 간장은 상호 보완적인 위치에 있으므로 함께 사용해야 호전률이 높아진다.

● 잦은 음주로 나타나는 만성피로 _ 자연산 벌나무와 헛개 열매는 특별하다. 벌나무 가지(줄기) 30~50g, 헛개나무 열매 10~20g을 한데 넣고 물 4L를 붓고 반으로 줄 때까지 약한 불로 오랜 시간 달여서 하루에 수시로 마신다. 여러 날 꾸준히 마시면 대부분 좋아진다.

● 간염·간경화·간암 _ 벌나무 가지(줄기) 40g을 물에 달여 하루에 수시로 다 마신다. 여러 날 꾸준히 마시면 좋아진다. 이때 민들레·갈잎키나무 뿌리·화살나무·영지버섯을 증상에 따라 적당량 넣어 사용하면 좋다.

● 지방간 _ 벌나무 가지(줄기) 40g에 물 30L를 붓고 2L가 될 때까지 달여 하루에 수시로 다 마신다. 여러 날 꾸준히 마시면 대부분 좋아진다.

● 간이 나빠서 생긴 소화불량 및 지방간 _ 벌나무 가지(줄기) 20kg을 물에 넣고 오래도록 달여서 청을 만든다. 여기에 삽주 2kg을 넣고 물 10L를 부어 1L가 될 때까지 달여서 산사자 가루와 꿀을 넣고 5g짜리 환을 빚어서 매 식후마다 한 알씩 먹으면 배부분의 증상이 개선된다. 이 환을 '청목환'이라고 한다.

만성피로를 풀어 주어 간에 좋은
사철쑥(인진쑥)

간염　간경화　황달　만성피로　위염

　　사철쑥은 전국의 산과 들에 널리 자생하고 있다. 국화과의 여러해살이풀로 '더위지기'라고 부르며, '인진쑥'이라는 이름으로 더 잘 알려져 있다. 예로부터 간을 이롭게 하는 약초로 유명하다.

　　인진쑥은 묵은 싹에서 나오는 두 뼘쯤 되는 새순을 손으로 채취해서 바람이 잘 통하는 응달에서 말려 약으로 사용하며, 음력 5월 전에 채취해야 독성이 없다.

　　인진쑥은 이담 작용이 강해서 담즙을 많이 나오게 하는 동시에 담즙 속 덩어리와 콜산, 빌리루빈을 밖으로 배출시켜 간을 깨끗하게 하고 혈압을 내리고 온갖 균을 죽이는 효과가 있다.

　　인진쑥은 급만성간염·간경화·황달·만성위염·고지혈증 등 여러 가지 질병에 쓰임새가 다양한 약초이다. 예전에 급성간염으로 병원에 입원한 환자가 회복되지 않고 오히려 패혈증으로 전신이 검어지면서 치료할 수 없는 상황이 되어 퇴원 후 인진쑥을 달여서 만든 알약과 웅담을 복용하고 정상으로 회복된 사례가 있다. 이 환자는 지금도 건강

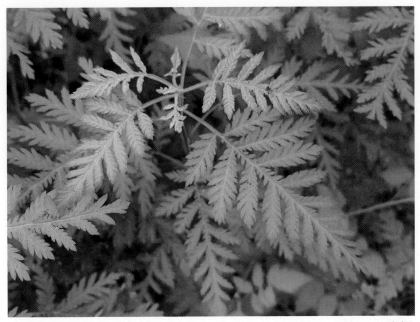

인진쑥

하게 생활하고 있다.

예전에 중국의 한 농부가 음식을 잘못 먹고 간에 탈이 나 황달에 걸려서 얼굴과 눈이 노랗게 되어 몸이 여위어 가는데 살림이 궁핍하여 약 한 첩을 지어 먹지 못하고 죽을 날만을 기다리고 있었다.

어느 날 길을 가던 나그네가 농부의 딱한 사정을 보고 말하기를, 저기 저 밭에 있는 풀의 새순을 따다가 끓여 먹으라고 했다. 농부가 보니 밭의 거름으로 사용해 온 인진쑥이었다. "저까짓 개똥만도 못한 것이 무슨 약이 된단 말이오" 하고 시비를 하자 나그네는 혀를 내두르며 "먹지 않으려 하면 주지 말랬거늘 안타깝소이다. 내 괜한 소리를 해 미안하오." 하며 가 버렸다.

농부의 아내가 나그네의 말대로 인진쑥 새순을 따다가 끓여서 약물을 먹으려 하니 농부가 거부했다. 아내는 "어차피 이리 죽으나 저리 죽으나 매 한가지 아니오. 이것이나 먹어 보고 죽으시오. 그래야 내 원망이라도 덜할 것 아니오." 하고 농부를 타일러 인진쑥물을 먹였다.

보름이 지나자 농부의 노랗던 눈빛이 맑아지더니 콧속에서 노란 물이 계속 흐르기를 사나흘, 다시 보름 뒤 화색이 돌더니 예전처럼 몸이 회복되어 얼마 되지 않아서 병이 다 나았다. 이후 농부는 나그네에게 보답하려 했으나 다시 만나지 못하고 인진쑥을 달여서 엿을 만들어 황달에 걸린 환자들을 치료해 주었다.

● 간이 나빠 생긴 황달 _ 인진쑥을 오랜 시간 달여서 만든 인진쑥엿 4g을 물 500㎖에 붓고, 치자 6g, 장군풀 뿌리 4g을 넣고 절반이 될 때까지 달여서 하루 3~5회 나누어 마신다.

● 급만성간염·간경변증·간암 _ 1회 15g을 사용하며, 간경변증으로 인한 복수에 큰 효험이 있다.

● 비위장질환, 소장·대장염 _ 인진쑥·왕고들빼기·익모초를 함께 오래 달여서 건더기를 버리고 다시 졸여 엿을 만든 뒤 백출 가루와 섞어 녹두알 크기로 환을 만들어 1일 3회 식후 30~40알씩 먹는다.

● 얼굴 여드름과 주근깨 _ 인진쑥 10g, 율무 20g을 함께 달여 1일 3회 식후 나누어 먹으면서 접골목 잎사귀와 꽃을 따서 술에 담가 두었다가 화장수로 바르면 잘 낫는다.

● 더위 예방, 만성피로 개선 _ 한여름 무더위를 이겨내기 위해서 인진쑥 10g에 물 2L를 붓고 10분가량 달여서 꿀을 타서 냉장고에 넣

어 두고 청량음료 대신 마신다.

만성피로를 풀어 주는 인진쑥 발효액

이른 봄에 인진쑥에 여러 약초를 섞어 만든 발효액은 만성피로, 숙취, 생리통, 손발이 차가운 증상과 부인병에 상당한 효험이 있다.

인진쑥 발효액 만드는 법

재료 인진쑥 · 익모초 · 민들레 · 꾸지뽕나무 · 칡순
1. 위의 약초를 모두 잘게 썰어 흑설탕과 꿀에 버무려 항아리에 넣고 밀봉한다. 가끔 뒤집어 준다.
2. 100일 뒤에 꺼내어 베보자기로 짜서 약물을 생강 달인 물에 타서 마신다.

인진쑥은 발암 곰팡이에 대한 발암 독물을 억제하는 힘이 강해서 꾸지뽕나무 · 겨우살이 · 땅빈대 · 왕고들빼기 · 화살나무 등과 함께 사용하면 암세포의 성장을 느리게 하는 효과가 있다. 말기 간암 환자에게 벌나무 · 헛개나무 열매 · 인진쑥 · 땅빈대를 한데 넣고 달인 물을 여러 날 마시게 하니 체질이 개선되어 암세포가 현저하게 줄어든 사례가 있다.

각종 암에 마늘을 익혀서 아홉 번 구운 죽염을 찍어서 많이 먹으면 변비를 개선하고 면역력을 증강시켜 피로를 해소한다. 또한 간질환으로 복수가 차올라 병원에서 포기한 환자에게 헛개나무 열매 · 벌나무 · 옥수수수염 · 인진쑥을 한데 넣어 달인 물을 먹여 정상으로 회복시킨 사례가 있으며, 간암 환자가 어성초 · 삼백초 · 인진을 한데 넣어 생즙을 내어 먹고 호전된 사례가 있다.

간 청소부, 천연 간 영양제
엉경퀴

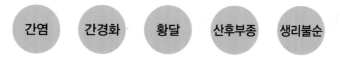

간염　간경화　황달　산후부종　생리불순

　엉경퀴는 우리나라 전역의 산과 들에 자생한다. 국화과의 여러해살이풀로, 키는 1m까지 자라며, 초여름에서 한여름까지 자주색 또는 붉은 꽃이 핀다.

　봄에 돋아나는 어린순을 나물로 먹으며, 연한 줄기를 다듬어서 된장이나 고추장에 박아 장아찌를 만들어 먹는다.

　가시가 많아 '가시나물', '항가시', '항가새'라고 부르며, 한약명은 '대계(大薊)'로 뿌리를 말려서 약으로 쓴다. 이 밖에도 마계(馬薊), 호계(虎薊), 자계(薊薊), 산우방(山牛蒡), 계항초(鷄項草) 등 다양한 이름으로 불린다.

　『동의보감』에는 "독이 없고 맛은 쓰고 성질은 평하며 해열과 진통 작용이 뛰어나다"라고 기록되어 있다. 주로 몸의 열을 내려 주고, 어혈을 풀어 주는 효과가 있다.

　뿌리는 가을철에 채취해서 간염·간경화·황달·복수 등의 간질환, 산후부종을 치료하는 약으로 쓰는데, 줄기와 잎에도 효능이 있어서

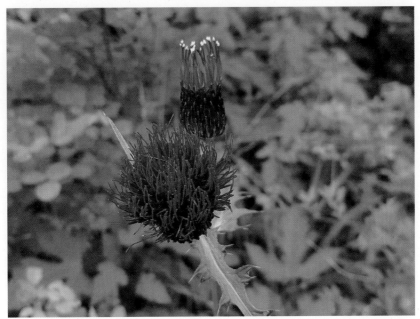

풀 전체를 약으로 사용한다.

엉겅퀴에 들어 있는 실리마린(Silymarin) 성분이 간세포의 신진대사를 향상시켜 주는 것으로 확인되어 '천연 간 청소부'라는 별칭이 있다. 인체 장기에서 간은 영양소를 분해하고 알코올을 중화하는 해독작용을 한다. 실리마린은 간의 해독 과정에서 꼭 필요한 글루타티온의 결핍을 예방함으로써 간 기능을 강화시켜 준다.

과학자들의 연구 보고에서 엉겅퀴는 글루타티온의 농도를 35%까지 증가시킬 수 있다는 것으로 밝혀졌으며, 엉겅퀴 씨앗 기름에 들어 있는 실리마린은 간을 손상시키는 효소인 류코트린(leukotrien) 생성을 방해하여 간과 담낭을 보호하는 것으로 알려져 있다. 또한 엉겅퀴의 플라보노이드 성분은 활성산소의 공격으로부터 간세포를 보호하여 혈관 노화로 인한 성인병을 예방하고 개선한다. 엉겅퀴의 해독 작용은 항암 약물 치료 과정에서 항암제로 인한 손상과 인체에 축적된 독성을 제거하는 역할을 해서 간의 회복을 돕는다.

이 밖에 엉겅퀴는 생리불순·토혈·코피·잇몸출혈·산후출혈 등 각종 출혈에 효과가 있다.

외국에서는 엉겅퀴 생즙을 내어 강정식품으로 판매할 정도로 엉경퀴 생즙은 강정 효과가 뛰어나다. 근래에 일부 농민들이 엉겅퀴를 재배하여 즙을 내어 유통하고 있는데 대다수가 가열 추출물이어서 효과가 그리 크지는 않다. 성기능 회복에는 생즙이 가장 좋다.

● 간염·간경화 _ 여름에 엉겅퀴를 채취하여 생즙을 내어 벅거나 말려선 달인 물을 여러 말 먹는다.
● 간암·위장암·대장암 _ 말링 엉겅퀴 뿌리 30g, 질경이 30g에 물 3L를 붓고 2L가 될 때까지 달여서 하루에 수시로 다 마신다.
● 생리불순·산후출혈·코피 _ 말린 엉겅퀴와 민들레를 한데 넣고 달여서 먹는다.
● 발기부전·성욕 저하 _ 엉겅퀴 생즙을 여러 날 마시거나 삼지구엽초와 함께 달여서 먹는다.
● 만성피로·고지혈증 _ 말린 엉겅퀴 뿌리를 가루 내어 매 식후 5~10kg을 따뜻한 물로 마신다.

기침, 천식, 간에 좋은
오미자

기침
천식

간질환

심혈관
질환

만성피로

신경쇠약

오미자는 다섯 가지 맛 즉 단맛 · 신맛 · 매운맛 · 짠맛 · 쓴맛이 골고루 들어 있어서 약명이 '오미자(伍味子)'이다. 전국의 산과 들에 자라는 자생하는 여러해살이 덩굴식물로, 5~6월에 흰색의 꽃이 피고, 8~9월경에 열매가 빨갛게 익는다. 포도송이 모양의 열매가 붉게 익을 무렵 채취해서 깨끗하게 씻어서 건조하거나 설탕이나 꿀로 배합해서 발효액을 만들거나 술을 담가 먹는다. 오미자 과육은 무더운 여름에 갈증과 더위를 없애 주는 음료로 애용되며, 맥문동 달인 물에 오미자 발효액을 타서 찬 음료로 마시면 더욱 좋다.

오미자의 씨앗과 과육에 들어 있는 시잔드롤 A · 리그난 · 정유 등의 성분은 간을 보호하고, 노화를 억제하며 진정 작용 및 수면을 유도하는 등의 작용을 하는 것으로 알려져 있다. 오미자 씨앗에는 기억력을 좋게 해 주는 성분이 다량 함유되어 있어서 머리를 많이 쓰는 직업이나 수험생들의 약으로 사용하면 좋다.

오미자 덩굴 줄기를 달여서 여러 날 물처럼 꾸준히 마시면 만성피로를 개선하고 기침과 가래를 없애는데, 필자 주변에는 오미자 줄기를 달여서 여러 날 먹고 건강을 회복한 이들이 여럿 있다. 다만 오미자는 열이 많은 사람에게는 좋지 않으므로 땀을 많이 흘리면서 손발이 뜨거운 사람은 적게 먹는 것이 바람직하다.

문헌에 기록된 오미자는 기침과 천식, 간 기능 및 신장 기능 강화에 좋고, 만성피로·신경쇠약·다뇨증 등에 사용하는데, 특히 담과 가래가 심한 천식에는 오미자와 백반 같은 양을 곱게 가루 내어 한 번에 10~15g씩 잘 익힌 돼지 폐를 썰어서 찍어 먹으면 좋다.

오미자 발효액은 오미자와 같은 양의 설탕 또는 꿀을 넣고 배합해서 2년 이상 발효시켜서 걸러서 액상을 물에 타서 먹는다. 오래 발효시켜야 씨앗 속의 약성이 우러나온다. 항간에 판매되는 제품 중에는 3~4개월만 발효시킨 것이 많은데 이는 씨앗의 약성이 추출되지 않아 효과가 적다. 빠른 시간에 추출을 원한다면 절구로 짓이겨 씨앗을 깨뜨려 발효액을 담그어야 하는데, 이 또한 1년 이상 발효 숙성시켜야 한다.

오미자의 약효는 씨앗에 많이 들어 있어서 씨를 따로 골라내어 가루 내어 먹거나 씨까지 꼭꼭 씹어서 먹는 것이 좋다. 씨앗에는 알코올에는 녹지만 물에 녹지 않는 유효 성분이 많은데 몸속에서는 소화 흡수된다. 오래도록 발효 숙성시키면 자연 알코올이 만들어지면서 이로 인해 오미자 씨앗의 유효 성분이 모두 추출된다. 필자는 십수 년 전에 6개월간 발효시킨 오미자를 꺼내어 찌꺼기를 밭에 버린 적이 있는데 이후 오미자 버린 찌꺼기에서 씨앗이 발아되어 싹이 올라오는 것을 확인한 뒤로는 최소 2년간 발효할 것을 권장하고 있다.

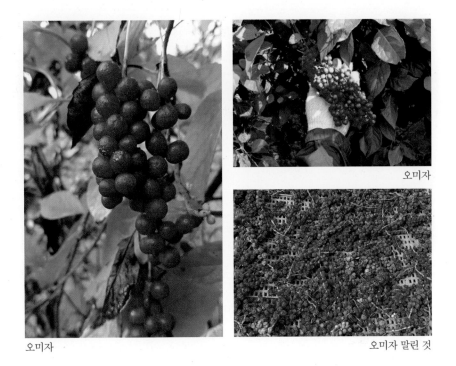

오미자

오미자

오미자 말린 것

감기를 예방하고 치료하는 오미자

한방에서는 여름철 감기를 양서(陽暑)와 음서(陰暑) 두 가지로 분류한다. 서(暑)는 더위를 뜻하는 말로, 양서는 심한 더위에 진이 빠져서 발생한 감기이고, 음서는 음기가 왕성해서 걸린 감기 즉 현대의 '냉방병'이다. 양서는 열이 심해지면서 기관지염·인후염·결막염 등의 증상이 나타나고, 음서는 바람을 싫어하면서 기침을 하고 오한이 나면서 뼈마디가 쑤시고 콧물이 흐르는 증상이 있다.

여름철 감기를 예방하기 위해서는 충분한 휴식과 함께 아침저녁으로 가벼운 운동을 하는 것이 좋다. 낮에 운동을 하면 장부의 온도가 올라가서 뇌나 장기 기혈순환에 변화가 생겨서 여름철 감기가 오기

쉽다. 외출 후에는 손발을 씻고 영양을 골고루 섭취하면서 차가운 음식보다는 따뜻한 음식을 먹는 것이 좋다.

가정에서 사용할 수 있는 흔한 약초차로는 오미자·인삼 각 6g, 맥문동 10g에 물 1L를 붓고 절반이 될 때까지 달여서 꿀을 타서 차로 마시면 좋다.

만성피로를 개선하는 오미자주

오미자에 알코올 농도 30% 이상의 증류주(소주)를 부어서 볕이 들지 않는 서늘한 곳에 1년간 두었다가 꺼내어 식후에 소주잔 반 잔 내지 한 잔을 약술로 먹으면 만성피로를 개선하고 심혈관질환을 예방하는 데 도움이 된다.

머리를 좋아지게 해 주는 오포환

오미자 과육을 짓이겨 씨앗만을 깨끗하게 씻어서 햇볕에서 잘 말린 것 600g에 석창포 300g, 백복신 100g을 한데 넣고 곱게 갈아서 꿀로 오동씨앗 크기로 환을 빚어서 매 식후 밥숟가락 2/3 정도를 꾸준히 여러 날 먹는다.

오미자 씨앗으로 만든 오포환을 오래도록 먹고 기억력이 좋아져서 논어와 중용 등의 고서를 줄줄이 외는 이가 있었고, 또 오미자 씨앗을 6개월간 먹고 고시에 합격한 이가 있었을 정도로 오미자 씨앗은 머리를 좋게 해 준다. 따라서 수험생이나 공시생 등 시험을 준비하는 사람들에게 권장할 만한 것이 오포환이다. 가정에서 손쉽게 만들 수 있으므로 적극적으로 권장하고 있다.

많이 먹어도 해가 없고 간에 좋은
질경이

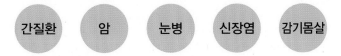

강원도 산중에는 군 훈련장이 여러 곳 있고 그곳을 오가는 비포장 도로에는 어김없이 질경이가 자라고 있다. 질경이는 소달구지나 마차가 밟고 지나가도 죽지 않고 오히려 기세가 더욱 강해지며 무리 지어 자라는 특성이 있다. 강인한 생명력을 지녔기에 '질경이'라고 부른다. 질경이는 풀 전체와 씨앗을 다양한 증상에 약으로 쓴다. 약명인 '차전초(車前草)'는 '마차 바퀴가 지나는 길에서 자라는 풀'이라는 의미이며, 씨앗은 '차전자(車前子)'이다.

질경이를 끓는 물에 데쳐서 나물로 먹는다. 약으로 쓸 때는 6~7월에 뿌리째 캐서 바람이 잘 통하는 음지에서 말려서 사용한다. 강인한 생명력만큼 약성이 강하여, 병의원이 귀하던 시절에 민간에서 다루기 쉬운 약으로 사용해 오던 흔하디흔한 풀이다.

아직 보리가 여물기 전, 식량이 떨어져서 굶주릴 수밖에 없던 4~5월의 춘궁기(春窮期)를 '보릿고개'라고 한다. 조상들은 산나물이나 나무껍질, 칡뿌리, 풀뿌리 등을 캐어 목숨을 부지했는데, 곡기를 먹지 못해 살가죽이 들떠서 붓고 누렇게 되는 부황증(浮黃症)으로 목숨을 잃는 사람들이 많았다. 그런데 질경이죽은 아무리 많이 먹어도 부황병에 걸리지 않았다. 이것은 질경이가 간장에 쌓이는 독소를 제거하는 해독 기능과 함께 부종을 없애 주는 효능이 있어서였다.

질경이는 암세포의 발육을 억제하는 작용이 있다. 말린 질경이 30~40g을 달여서 여러 날 마시면 대장암·췌장암·자궁암·간암 등에 좋다. 질경이 씨앗은 암세포의 성장을 80% 이상 억제한다는 연구 보고가 있는데 질경이를 나물 반찬으로 꾸준히 먹는 것도 암 환자들에게는 이롭다.

이 밖에도 질경이는 근육과 오장육부를 튼튼하게 하고 면역력을 키워 주어서 질병을 예방하고 장수를 돕는다. 조상들은 질경이를 눈병·기침·성병·심장병·태독·난산·출혈·요혈·금창(金瘡)·종독(腫毒) 등 다양한 질병에 약으로 사용했다.

『동의보감』에 "질경이는 성질이 차고 맛은 달고 열을 내리고 해독·이뇨·지사의 효능이 있으며, 가래를 없애고 눈을 밝게 한다"고 되어 있다.

질경이 전초 달인 물을 부종·요도염·방광염·신장염에 사용하면 대부분 수일 내에 효과를 볼 수 있다. 질경이를 뿌리째 캐어 깨끗하게 씻어서 꿀이나 설탕을 넣어서 발효액을 만들어서 먹으면 정력이 좋아지고, 배앓이·설사·기침에도 효과가 있다.

질경이 잎은 소염 작용이 있어서 아토피피부염을 비롯한 각종 피부질환에 피부진균을 죽이는 효과가 있어 피부약으로 사용한다. 또한 잎사귀는 칼이나 쇠붙이 등에 다치거나 타박상으로 인한 염증을 치료하는 데 좋다. 철제가구 모서리에 부딪쳐서 생긴 상처에는 질경이 잎

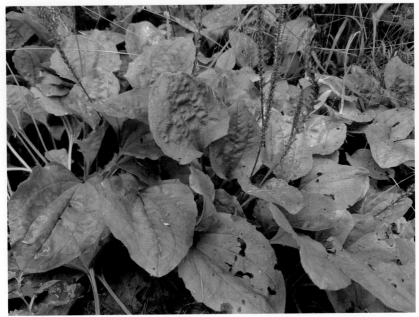

질경이

사귀를 짓이겨 붙이거나 수증기로 살짝 쪄서 잎사귀를 얇게 하여 환부에 붙이는데 여러 번 갈아 붙이다 보면 웬만한 상처는 흉터 없이 치료된다.

질경이의 주성분인 '프랜타긴'은 기침약으로 알려져 있다. 쉽게 낫지 않는 기침에 말린 질경이 80g을 물에 달여서 매일 마시면 된다. 어린이기침에도 좋은데 어린이는 3분의 1분량을 마신다.

질경이 이용법

● 만성간염 _ 질경이 씨앗 15g에 물 200㎜를 넣고 물이 반으로 줄어들 때까지 달여서 하루에 세 번 나누어 마신다.

● 숙취 · 알코올중독 _ 말린 질경이 · 이질풀 각 10g에 물 1L를 붓고

절반이 될 때까지 달여서 하루에 수시로 마신다. 여러 날 계속한다.

● 간경화로 배에 물이 차는 증상 _ 옥수수수염 50g, 질경이 씨앗 10g 에 물 500ml를 붓고 200ml가 될 때까지 달여서 하루 3~5회 나누어 먹는다.

● 고혈압 _ 말린 질경이 10~20g에 물 1L를 붓고 절반이 될 때까지 달여서 하루 세 번 나누어 마신다.

● 기침이 오래도록 멎지 않을 때 _ 질경이 12g, 앵속각(덜 익은 양귀비 열매) 12g, 까치콩 10개, 감초 2g에 물 500ml를 붓고 절반이 될 때 까지 달여 하루에 수시로 마신다. 이를 여러 날 계속하면 좋아진다.

● 소변이 나오지 않거나 신장염 등으로 몸이 부을 때 _ 질경이 씨앗 20g, 옥수수수염 50g, 삽주 10g을 한데 넣고 물 1L를 붓고 절반이 될 때까지 달여서 하루에 여러 번 나누어 먹는다.

● 설사 · 변비 · 구토 _ 질경이와 미나리 생것을 즙을 내어 마신다.

● 관절염으로 무릎 관절에 물이 차고 아플 때 _ 질경이 20~30g에 물 2L를 붓고 절반이 될 때까지 달여서 하루에 수시로 나누어 마신다. 2~3개월 꾸준히 마시면 호전된다.

● 늑막염 _ 말린 질경이와 창포 뿌리 각 10~15g에 물 1L를 붓고 절 반이 될 때까지 달여서 마신다.

● 감기몸살 · 두통 _ 말린 질경이를 30g을 진하게 달여서 하루 세 번 밥 먹기 전에 마시는데 2~3일 마시면 좋아진다.

● 위염, 위궤양, 장염, 속쓰림, 변비, 트림, 장궤양 _ 말린 질경이 40g, 삽주 20g에 물 1.5L를 붓고 절반으로 줄 때까지 달여서 하루 3~4 회 나누어 마신다. 이를 수개월 간 꾸준히 먹으면 낫는다.

술로 인한 온갖 질환과 간에 좋은
헛개나무

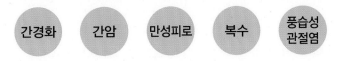

간경화　간암　만성피로　복수　풍습성 관절염

　요즘 '간 건강' 하면 대세로 떠오르는 게 있으니 바로 '헛개나무'이다. 간의 해독 기능을 강화시켜 술독을 푸는 약으로 유명한 이 나무는 '헛개' · '호깨' · '지구나무' 등으로 불린다. 약명으로 '지구목', '백석목', 열매를 '지구자'라고 부른다.

　술을 많이 먹어 간과 장에 탈이 난 증상에 매우 좋고, 대소변을 잘 나오게 하며, 치질, 습기로 인한 관절염, 술로 인한 온갖 질병에 두루 효과가 있다.

　헛개나무 열매에는 과당 · 포도당 · 카탈라제 · 페록시다제 등이 들어 있고, 줄기에는 트리테르페노이드인 · 호베니산이 들어 있으며, 잎에는 혈압을 떨어뜨리는 루틴이 들어 있다.

　헛개나무 열매는 이뇨 작용이 강해서 오줌이 잘 나오지 않거나 복수가 찰 때 헛개나무 열매 · 어성초 · 까마중 · 뱀딸기 · 벌나무를 함께 달여 먹으면 좋고, 무릎에 물이 차오르면서 관절이 몹시 쑤시고 아픈 풍습성 관절염에 효과가 크다.

약을 만드는 방법은 다음과 같다.

헛개나무 600g, 유황오리 1마리, 금은화·민들레 각 30g에 물 20g을 붓고 약한 불로 절반이 되도록 달여서 고기가 풀어지면 건더기를 버리고 다시 약한 불로 끓이면서 기름기를 버리고 다시 약한 불로 끓이면서 기름기를 제거한 뒤 약물이 5L가 되게 달여서 10일간 나누어 먹으면 된다.

처음에 한 마리를 먹고 호전되지 않으면 일주일 간격으로 5~6마리를 계속 먹으면 치료된다. 그리고 간에 기운이 혼탁해서 나타나는 만성피로, 눈 충혈, 두통, 빈혈 등의 허약 체질자는 한겨울에 깊은 산속 냇가에 사는 개구리를 손수 돌을 들쳐서 잡아먹고, 쓸개 30여 개를 술에 타서 마신 뒤 솔잎 땀내기를 서너 차례 반복하면 좋아진다.

헛개나무는 술독을 푸는 명약임에 분명하다. 그러나 너무 오래도록 과하게 섭취하면 몸속의 진액을 고갈시키는 부작용이 나타날 수도 있으므로 수개월 이상 복용할 때는 한 달에 열흘 정도는 금한 뒤 다시 먹는 것이 좋다. 헛개나무를 지나치게 오래 복용하면 사람의 진액인 정(精)이 소실되어 남자는 양기가 쇠해지고, 여자들은 하체무력감 등이 나타날 수도 있고 간장에 무리를 줄 수 있다. 장기간 사용할 때는 헛개나무보다 열매가 좋다.

열매는 독성으로 인한 부작용 없이 오래도록 사용할 수 있는데, 하루 10g이 적당량이다. 특히 중증의 환자일수록 열매 사용을 권장하고 있다. 헛개나무 열매는 임상에서 20여 년간 사용해 본 결과 몸속에 미치는 독성이 없는 것으로 판단되었고, 얼마 전 모 대학의 연구 결과에서 확인된 바에 의하면 헛개나무 열매는 간기능 활성 작용이 나무보다 몇 배 이상 우수한 것으로 보고된 바 있다.

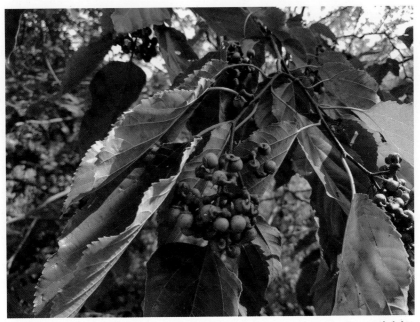

헛개나무

잦은 음주로 인해서 간이 쉽게 피로해지는 사람들은 헛개나무 열매와 벌나무를 한데 넣고 달여서 음용수로 사용하면 더욱 약성이 커지며, 오래 먹어도 인체에 전혀 해롭지가 않다. 벌나무를 늘 상복하는 사람들 중에는 간경화나 간암 간염 환자들이 다수 있으며, 여러 사람들에게서 유익한 반응을 관찰할 수 있었다.

또 오랜 병마로 간염을 앓으면서 감기를 자주 앓는 사람에게 벌나무와 칡을 한데 넣고 달인 물을 만들어 먹게 했더니 체질이 강하게 개선되었고, 간기능 저하로 인한 만성피로를 호소하는 사람에게 인진쑥·익모초·민들레 전초를 달여서 마시게 하자 만성피로가 쉽게 개선되었다. 또한 오가피와 구룡목을 한데 넣고 달인 물을 만들어 당뇨로 인한 만성피로를 호소하는 사람의 음용수로 사용하자 혈당이 떨어지면서 누적된 피로가 개선되었고, 급성간염으로 황달이 와서 거동이 어려워진 사람에게 인진쑥·천마·시호·갈근(칡뿌리)을 연하게 달여서 마시게 하자 얼마 후 차도를 보여 황달이 소변으로 빠지고 개선되었다

이 밖에도 간암 환자에게 산청목·헛개나무 열매·시호 등을 소량씩 한데 넣고 달인 물을 만들어 마시게 한 뒤로 체질이 개선되어 암세포가 현저히 줄어든 적이 있다.

폭음을 일삼던 사람이 간경화로 복수가 차 올라 병원에서 포기한 환자에게 질경이·헛개나무 열매·옥수수수염을 한데 넣고 달여서 마시게 하자 복수가 빠지고 정상으로 회복된 사례가 있다.

간에 좋은 약재로 알려진 산청목(벌나무)과 헛개나무를 간장 보호를 위해서 음용수로 장기간 사용할 때에는 간장과 기운의 조화를 이루도록 위장의 기운을 돕는 유근피를 한데 넣고 달여서 먹어도 된다.

3장

암의 예방과 치료에 도움이 되는 약초

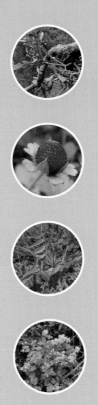

1. 암을 이기는 생활습관

암이란 무엇인가?

암은 호흡하는 생물이라면 모두에게 걸릴 수 있는 질병으로, 지역에 따라 발병률이 다르다. 암은 식습관, 스트레스 환경 등에 의해 발병률의 차이가 있고, 인구가 밀집되고 대기오염이 심한 공업도시로 갈수록 발병률이 높다.

현재까지도 암 발병 원인에 대해서는 개략적인 추측을 하고 있을 뿐 명확히 규명된 것은 많지 않다. 암 또한 유전적인 소인으로 인한 가족 병력, 식습관, 스트레스, 환경오염 등에 의해서 발병하고 있는 것으로 추측하고 있다. 암세포는 자신의 몸속에서 만들어진 돌연변이 세포가 배수 증식으로 정상세포를 잠식시켜 최후에는 사망에 이르게 하는 질병이다.

암은 한방과 양방 모두 조기 검진과 예방의학에 치중하고 있는 난치 질환이다. 오늘날 전체 사망자 4명 중 1명이 암으로 사망하고 있는데, 향후 3명 중 1명이 암 환자가 될 것이라는 예고가 있다. 그러나 암 또한 과거 수십만 명의 목숨을 앗아간 장티푸스와 흑사병처럼 언젠가는 정복될 것으로 필자는 생각하고 있다.

암을 대하는 우리의 자세

암에 걸리면 환자 스스로가 느끼는 죽음에 대한 공포와 스트레스로 인해서 병후 회복이 어려워지는 경우가 많으며, 이로 인해서 치병률이 개인들의 심적 변화에 따라 다르므로 심리 상담 치료를 병행하는 것이 좋다.

환자는 현재 상황에 대해서 긍정적으로 인정하면서 희망을 가꾸어 나가는 것이 무엇보다 중요하고, 보호자들은 환자가 의지와 용기로 일어설 수 있도록 격려와 사랑으로 포용해야 하며, 말기 암 진단을 받으면 환자 자신이 당하는 고통만큼 보호자들의 수고와 노력이 함께 해야 한다.

20여 년간 보아 온 치병인 대부분은 대단한 집념가이고 철학자이며 삶의 기준 속에 시간이라는 숫자의 개입을 원치 않는 긍정적 사고를 가지고 있는 사람들이다.

말기 암을 치병한 사례를 접하면서 암은 정복될 수 있다는 희망으로 필자는 새로운 자신감과 용기를 얻고 있다. 그러나 아직까지 암은 난치 질병임에 분명하고 암 환자들에게 무엇보다 중요한 것은 환자식으로 구성된 식이요법과, 스트레스를 멀리할 수 있는 자신만의 공간을 찾는 것이다.

지인 중에 양방에서 말기암 진단을 받은 뒤 전통의술을 꾸준히 실천한 후로 암세포가 없어지거나 성장이 중지되어 오래도록 여생을 즐긴 사람들이 있고 현재까지 건강하게 생활하고 있는 사람 또한 있다.

7년 전, 말기 위암 수술을 받은 박 모 노인을 만난 적이 있는데 자식이 수술에 앞서 자신이 암에 걸렸다는 사실을 숨기는 것을 알고 담당 의사에게 개인 면담을 신청해 본 내용을 숨기는 것은 환자에게 좋지 않을 수 있으니 솔직하게 말해 달라고 이야기한 뒤 자신이 말기 암에 걸렸다는 사실을 알았다. 이후 위절제술을 한 다음 항암 약물 치료를 거부하고 산중으로 들어와 자연요법과 식이요법을 병행한 결과 암이 재발되지 않고 근래까지 건강하게 생활하고 있다. 노인의 말은 사람은 누구나 죽고 암은 누구나 걸릴 수 있는 질병인데 수술 전 자신이 암에 걸렸다는 사실을 확인했다는 것만으로 만족했다면서 자신의 부친 또한 의학 검진술이 발달하지 못한 시점에 병명을 알지도 못한 채자신과 같은 병으로 돌아가신 것 같다고 이야기하는 것을 들은 적이 있다.

10여 년 전에 서울의 모 사찰 포교원장으로 계시던 스님이 말기 폐암에 걸려서 충남 쪽의 심산 암자로 자리를 옮겨 산야초를 겸한 식이요법을 병행한 결과 1년 만에 암세포가 깨끗이 사라졌고 이후 건강하게 팔십의 여생을 마치셨다.

2. 암을 이기는 식이요법

산나물에 관한 강원대학교에서 발표한, 자생 산나물의 발암 억제 효과에 관한 논문에 의하면, 냉이 · 곰취 · 수리취 · 취나물 · 질경이 · 쇠비름 등 산나물이 암세포의 진행을 60~100%까지 억제하며 항암 효과가 있다고 한다.

자연계에 존재하는 식물에는 현대 과학이 밝히지 못한 많은 미지의 성분들이 있다. 이 성분들이 질병을 예방하는 힘을 길러 주기 때문에 환자들에게 올바른 식이요법은 약을 사용하기에 앞서 무엇보다 중요하다.

암 환자들은 특히 금기식에 주의해야 하는데 가공식품을 비롯한 일체의 인스턴트식품, 탄산 음료수, 맵거나 뜨거운 음식, 살이 붉은 생선류(고단백질 동물성 식품), 화학조미료, 식품첨가제, 각종 육류, 자극적인 음식, 염소 또는 개를 이용한 동물성 가공식품(전통 방법으로 사육한 유황오리, 화학용 동물은 제외), 기름진 음식, 밀가루 음식 등은 제한해야 한다.

또한 각종 암에 좋은 항암 약초를 달여서 음식을 만들 때 물로 사용하면 더욱 좋은데, 비위장 계통의 암에는 옻 껍질을 첨가한 음식을 만들어 먹으면 좋지만, 옻은 체질적으로 열이 많으면서 혈액형이 O형인 진성 소양체질자에겐 사용하면 안 된다.

옻을 사용하기 곤란하면 오가피·능이버섯·엄나무·복령·유근피·쇠비름 등을 첨가해서 달인 물을 각종 음식에 사용하면 훌륭한 항암식품이 된다.

간·담도·혈관기계 암 환자들에게는 벌나무·꾸지뽕나무·고로쇠나무·천마·만삼·더덕·왕고들빼기 등을 달여서 각종 음식을 만들 때 함께 사용하면 된다.

현대병의 원인은 미네랄 부족

암, 동맥경화 같은 현대병은 미네랄 부족이 원인이다. 질병과 음식은 밀접한 관계에 있으면서 어떤 것은 병인이 되고 또 어떤 것은 치료약이 되므로 적게 오랫동안 씹어 먹는 것이 좋은 식사법이다.

암은 몸 전체를 치료해 주어야 한다. 이때 좋은 섭생법으로 혈액을 맑게 하는 것이 치료에 기본이 되므로 식이요법은 더욱 중요하다. 누가 어떤 약이나 음식을 먹고 암을 고쳤다는 말만 듣고 그것만을 먹어서는 효과를 보기가 힘들다. 약초를 잘 아는 임상연구가 또는 한의사 전통의술자의 조언과 환자 자신의 치병 의지로 임할 때 좋은 결과를 얻을 수 있다.

전통의술의 기본은 환자의 병을 직접 다루는 것이 아니라 환자 자신을 다루어 그의 몸 자체를 건강한 상태로 되돌려 놓는 데 있다. 치료 효과를 얻을 때까지 많은 시간이 필요하며, 질병의 예방과 치료에 있어 현대의약보다 부작용이 적으면서 안전하다.

미네랄이 풍부한 좋은 소금, 죽염

몸에 좋은 소금으로 알려진 죽염은 서해안 천일염을 대나무통에 넣고 구운 것으로, 예로부터 불가(佛家)에서 소화제로 사용해 온 식약(食藥)이다. 나쁜 것을 없애고 유익한 것을 새로 만드는 '거악생신(去惡生新)' 작용을 한다.

죽염을 넣어 만든 장을 먹으면 질병을 이기는 힘이 생기고 건강에 큰 도움이 된다.

염분은 아홉 번 구운 죽염 또는 사리간장만을 사용할 경우 1일 권장량에 관계없이 자신의 입맛보다 조금 짜게 먹고 모든 음식물은 천천히 즐겁게 오래도록 씹어서 삼키며, 잎이 거친 산나물은 끓는 물에 데치거나 삶아서 칼로 잘게 다져서 쌈으로 오래도록 씹어 먹는 것이 좋다.

예전에 간염환자가 병원에 입원한 지 한 달이 지나도록 간 수치가 정상으로 돌아오지 않자, 자진 퇴원해서 돌나물·미나리·참나물 생즙과 식이요법을 병행한 결과, 10여 일 쯤 뒤에 정상으로 회복된 사례가 있었고, 병원에서 포기한 간암 환자가 산나물 녹즙과 구운 마늘에 죽염을 찍어 수개월간 먹은 이후 깨끗하게 치병되어 대체의학 전문가로 활동하기도 했다.

천일염에는 알코올을 물과 탄산가스로 분해하도록 촉진하는 작용이 있으며, 알데히드나 메틸 알코올의 독성을 해독하는 기능을 높인다. 우리나라 염전에서 만드는 천일염에는 미네랄이 많이 들어 있으므로, 숙취가 있을 때 천일염을 넣어 만든 전통 된장으로 끓인 국은 최고의 숙취 해소 음식이다.

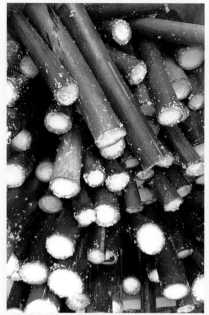

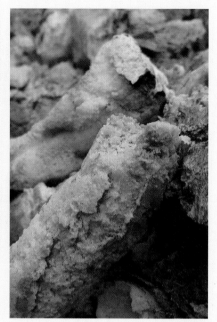

죽염을 만들기 위해 소금을 넣은 대나무

죽염

죽염 만드는 방법

준비물 천일염, 대나무(3년 이상 된 것), 황토, 소나무 장작, 송진

1. 3년 이상 된 대나무를 구해 마디 단위로 자르되, 한쪽은 뚫리고 다른 한쪽은 막히도록 잘라 대나무통을 만든다. (여러 개 만들어 놓는다.)

2. 대나무통 안에 소금을 다져 넣고 기름기 없는 황토를 반죽해서 입구를 봉한 뒤 황토 가마에 넣고 소나무 장작으로 불을 지펴 굽는다.

3. 대나무는 타서 없어지고 소금만 남으면 꺼내어 돌절구에 곱게 다져서 다시 대나무통에 넣고 굽기를 여덟 번 반복한다.

4. 아홉 번째 구울 때에는 철가마에서 굽는데 송진을 넣고 화력을 높인다. 이렇게 하면 소금이 액체화되면서 일부는 자색의 결정체가 된다. 자색으로 변한 소금은 자죽염으로 사용하고 흰색은 양질의 죽염으로 이용한다.

미네랄이 부족하면 소화 기능이 약해져서 장내의 영양소가 부패해서 변비가 되고 독성이 있는 단백 아민산이 형성되어 혈액을 탁하게 만들어서 동맥경화의 원인이 된다.

『본초강목』에는 천일염에 대해서 다음과 같이 적고 있다.

명치 아픈 것을 치료하고 담과 위장의 열을 내리게 하며 체한 것을 토하게 하고 담과 위장의 열을 내리게 하며 체한 것을 토하게 하고 설사하게 할 수도 있으며 지혈도 할 수 있고 복통도 그치게 하고 독기를 죽이며 뼈를 튼튼히 하는 작용을 한다.
또한 살균 작용을 하고 피부는 튼튼히 하며 피부병을 치료하고 위장을 튼튼히 해서 모든 음식물의 소화를 돕는다.

『동의보감』에는 다음과 같이 기록되어 있다.

약성이 따뜻하고 맛이 짜며 독이 없다. 몸속에 온갖 독소를 제거하며 가슴이 아픈 증상과 토사곽란, 음부의 악창을 치료하고 가슴속에 담과 음식이 소화되지 않아 맺혀 있는 것을 토하게 하고 식욕을 돕는다.

요즘에는 소금이 만병의 근원처럼 인식되어서 적게 먹을 것을 권장하지만 예로부터 소금은 귀한 약으로 쓰였다. 요즘 소금이라고 부르는 것은 대부분 정제염으로, 정제염은 고순도의 염화나트륨이어서 옛날부터 먹던 미네랄 성분을 다량 함유한 천일염과는 다르다. 염화나트륨은 인체에 필요하지만 과잉 섭취하면 독이 된다. 그러나 미네랄이 많은 소금은 인체에 큰 해가 되지 않는다.

우리나라 서해, 남해의 천일염은 대부분 나트륨 성분이 60% 정도로 낮고, 나트륨은 몸 밖으로 배출시키는 칼륨이 25% 정도 포함되어 있는, 지구상에서 몇 안 되는 양질의 소금이다.

죽염 무김치

죽염 무김치는 신장염·방광염·간염·폐렴에 좋으며, 모든 질병에 좋은 건강식이다.

죽염무김치 만드는 방법

재료 무·배추 각 3*kg*, 오이 600g, 꿀 100g, 죽염 적당량, 물김치 국물(마늘 1*kg*, 생강·대추 각 600g, 감초 200g, 물 6L)

1. 무, 배추, 오이 600g을 깨끗이 씻어 물기를 제거한다.
2. 무와 오이는 편 썰고, 배추는 적당한 크기로 잘라 죽염에 절인다.
3. 마늘, 생강, 대추, 감초에 물 6L를 붓고 2L가 될 때까지 달여서 식힌다.
4. 3의 국물에 꿀과 죽염으로 간을 한 뒤 절인 무와 배추에 부으면 죽염 무김치가 완성된다.

소화기계 질병에 좋은 난반

난반에 죽염(또는 사리염)과 양강을 한데 넣고 알약을 빚어 위장염·십이지장궤양·식도암·위암·대장암 등에 사용한다. 난반은 소염·항생 효과가 있다.

1. 백반을 곱게 갈아 돌솥이나 옹기 그릇에 넣고 20시간 이상 가열해서 고백 반을 만든다. 이 과정에서 3~4분 간격으로 휘저으면서 구워야 백반 결정 이 없어져 먹는 약으로 사용할 수 있다.

2. 이렇게 만든 고백반 600g에, 풀어 놓고 키운 토종닭의 알 9~12개분의 흰 자위를 섞어 쇠숟가락으로 버무린다. 이때 뜨거운 열이 나므로 반드시 옹 기나 쇠그릇에 담아 제조해야 한다.(난반 제조 시 열이 나지 않으면 백반을 굽는 과정에서 법제가 잘못된 것이므로 먹는 약으로 사용하지 않는다.)

3. 반죽은 눈으로 보아 가며 수제비 반죽처럼 하면 된다. 이렇게 만들어진 난 반은 단단한 고체 덩어리로 바뀌는데 이것을 곱게 갈아 1일 10~20g을 약 으로 먹으면 모든 염증성 질병에 빼어난 효과가 있다.

4. 난반에 죽염 또는 사리염과 양강을 한데 넣고 알약을 빚어 위장염·십이지 장궤양·식도암·위암·대장암 등에 사용한다. 난반은 소염 작용과 항생 효과가 뛰어나다. 간질병 및 갑상선질환에도 응용하는데 전문가와 상담 후 사용하는 것이 좋다.

돌연사와 암을 예방하는 된장

한국인의 식탁에 빠지지 않는 된장을 꾸준히 섭취하면 뇌졸중 및 심장마비 같은 심혈관계 질환 발병률이 낮아진다.

혈전 용해 효과

혈전이란 인체 내부를 순환하고 있는 혈액 일부가 혈관 속에서 굳 어져서 응고된 것이다. 혈전이 뇌혈관에 생성되면 뇌혈전증이 일어나 중풍으로 인해서 반신불수가 되고, 뇌의 혈관이 막히면 뇌혈관성 치 매가 되기도 한다. 또한 심장 혈관이 좁아지면 심부전증이나 심장마 비로 사망할 수 있다. 전통 된장은 심혈관계 질환을 일으키는 혈전을

용해하는데, 특히 숙성 기간이 길수록 혈액응고 저해 활성이 높은 것으로 알려져 있다.

혈압 강하 효과

전통 된장에는 혈압을 내리는 데 도움이 되는 펩타이드 성분이 풍부하기 때문에 고혈압 환자에게 유익하다.

자발성 고혈압 흰쥐를 대상으로 6주간 펩티드를 첨가한 식이요법 실험 결과 혈압을 낮출 뿐만 아니라 혈중 총 콜레스테롤 및 중성지질이 줄어드는 것으로 나타났다.

혈중 콜레스테롤 감소 효과

된장의 주재료인 대두에 들어 있는 아이소플라본은 혈관질환의 원인이 되는 LDL-콜레스테롤을 감소시키고 혈관질환 예방에 좋은 HDL-콜레스테롤은 증가시키는 작용을 하는 것으로 보고되었다.

암세포의 활성을 저지하는 된장

2008년 구민선 박사(한국식품연구원)가 연구한 생리 활성 결과에 의하면, 된장에서 항산화 활성과 생리 활성을 평가한 결과, 총 폴리페놀·플라보노이드·DPPH 래디칼 소거능·ABTS 래디칼 소거능 모두에서 우수한 항산화 활성을 보였으며, 숙성 기간의 증가에 따라 항산화 활성과 생리 활성이 증가하는 것이 확인되었다.

암세포는 정상 세포가 여러 원인에 의해 비정상적으로 분열해 나가면서 그 형태, 모양 및 성질이 다르게 나타나는 세포이다.

연구 결과, 대장암 세포에 된장을 넣은 물로 분획 처리 시 암세포의 증식이 억제되는 것이 확인되었다.

뼈 건강에 이로운 된장

뼈는 오래된 뼈를 갉아먹는 파골세포와 새로운 뼈를 만드는 조골세포의 균형을 통해 항상 일정하게 유지하게 된다.

뼈를 형성하는 조골세포에 된장물 분획을 처리하게 되면 조골세포의 활성이 증가되는 반면, 뼈를 없애는 파골세포에 된장을 처리하게 되면 파골세포의 활성은 감소되었다. 또한 된장 미생물 프로필(profile) 분석 및 분리의 연구에서도 된장의 위해(危害) 미생물을 숙성 기간별로 모니터링한 결과, 대장균, 대장균군, 황색포도상구균, 살모넬라균, 리스테리아 모노사이토제네스, 비브리오균, 바실러스 세레우스와 아플라톡신 생산균주도 모두 검출되지 않았다.

된장은 숙성 기간이 증가함에 따라서 비린내, 메주향, 이취가 감소하는 것으로 확인되었다는 연구 결과가 있다.

된장의 오덕(五德)

1. 첫 번째 덕은 단심(丹心)이다. 다른 맛과 섞어도 제 맛을 잃지 않는다는 뜻이다.
2. 두 번째 덕은 항심(恒心)이다. 오랫동안 상하지 않고 오히려 맛이 더 깊어짐을 말한다.
3. 세 번째 덕은 불심(佛心)이다. 비리고 기름진 냄새를 제거한다는 의미이다.
4. 네 번째 덕은 선심(善心)이다. 자극적인 매운맛을 부드럽게 한다는 뜻이다.
5. 다섯 번째 덕은 화심(和心)이다. 이는 어떤 음식과도 어우러져서 조화를 잘 이룬다는 의미이다.

3. 암을 이기는 전통의술

'음식으로 치료하지 못하면 약 또한 소용없다'는 의식동원의 중요성이 무엇보다 강조되는 질병이 암이다. 인간은 자연 속의 밀알처럼 작은 존재이므로 자연 속에 동화되어 살아간다면 질병은 '순응'이라는 법칙에 의해 자연히 소멸될 것이다.

솔잎땀내기

암 환자들의 몸속에는 면역력을 떨어뜨리는 활성산소 등의 각종 노폐물이 정체되어 있으므로 몸속의 노폐물을 제거하기 위해서 솔잎 땀내기를 하는 것이 도움이 된다. 솔잎 땀내기는 몸속의 독소를 모공을 통해 몸 밖으로 신속히 배출시켜 약물이 잘 흡수되도록 돕는다.

솔잎 땀내기는 온돌방에 소나무 장작으로 불을 지펴서 방 안을 따뜻하게 덥힌 다음 솔잎을 한 짐 따다가 방바닥에 편 뒤 그 위에 얇은 이불을 펴 놓고 환자는 얇은 옷을 입고 이불을 덮은 뒤 누워서 땀을 내는데 땀을 낼 때에는 청간제인 사향과 웅담을 복용하면 더욱 좋다.

웅담 또는 사향을 구하지 못하면 야생 오소리 또는 멧돼지 쓸개를 함께 복용해도 된다.

솔잎 땀내기는 처음에 3시간 정도 하고 이후 다시 8시간까지 늘려서 하는데, 몸이 덥다고 찬바람을 갑자기 쐬는 것은 삼가야 하며, 솔잎 땀내기를 끝내고 외부로 나올 때에는 반드시 방안 에서 땀을 충분히 식힌 뒤 나오는 것이 좋다. 환자는 솔잎 땀내기를 했던 방에서 잠을 자도 좋고, 솔잎은 3~4일마다 갈아 주어야 한다. 온돌방이 없으면 일반 보일러 방에서 해도 된다. 그리고 환자들의 면역력 증진을 위해서 풍욕을 하는 것이 좋다. 풍욕은 옷을 벗고 얇은 이불을 뒤집어쓰고 하는데, 식사 전이라면 식사 1시간 전에 시작하고, 식사 후에는 30분 정도 뒤에 하는 것이 좋으며, 목욕 후에는 1시간 정도 지난 뒤 해야 효과가 있다.

풍욕

암 환자 솔잎 땀내기와 함께 풍욕을 하는 것이 좋다. 풍욕은 피부를 건강하게 하므로 피부가 건강하면 감기와 같은 바이러스 질병에 걸리지 않는 면역력이 길러진다.

암은 몸속의 일산화탄소가 축적되는 데 원인이 있다는 보고가 있는 만큼 암 환자의 경우 정해진 시간표를 만들어 놓고 풍욕을 매일 6회 이상 하는 것이 좋다.

풍욕을 하는 방법은 다음과 같다.

바람이 잘 통하도록 창문을 열어 놓고 정해진 시간 동안 전신의 피부를 노출시킨 뒤 이불이나 담요를 목까지 뒤집어쓰는 것을 반복한다.

이불을 뒤집어 쓸 때에는 땀이 나지 않을 정도로 하고, 중환자인 경우에는 누운 채로 보호자가 침구를 벗겼다 덮었다를 반복하면 된다.

먼저 창문을 활짝 열어 바람을 잘 통하게 한다. 옷을 벗고 이불을 목까지 뒤집어썼다가 이불을 벗고 30초간 있는다. 다시 이불을 뒤집어썼다가 1분 뒤에 다시 벗고 40초간 있다가 이불을 뒤집어쓰는 식으로 실행한다.

이불을 뒤집어쓰는 시간은 적절히 길어져도 상관없으나 피부를 노출시키는 시간은 가급적 시간을 지키는 것이 좋다.

중환자인 경우에는 처음 6~7회까지만 하고 차차 횟수를 늘려서 11회까지 한다.

풍욕을 하면 자신도 모르는 사이에 피부가 가렵거나 얼굴·팔등·허벅지·허리 등에 발진이 나타나고, 아팠던 곳이 더욱 아픈 명현 현상이 나타난다. 이와 같은 현상은 몸속의 나쁜 독소가 몸 밖으로 배출되고 있다는 신체 반응으로, 풍욕을 계속하면 저절로 없어진다. 만일 피부가 몹시 가렵거나 아프면 오소리 기름 또는 피마자기름, 마그마 액을 바르면 절로 아물게 된다.

풍욕은 일반인들이 건강 관리를 위해서 시행하는 것 또한 좋은데 일반인의 경우 1일 3~4회 정도 실시하면 된다.

반신욕

암 환자들의 전통치료 방법 중에 반신욕이 있는데, 반신욕은 크게 온반신욕·냉반신욕·족욕법 등으로 나뉜다.

일부에서는 복수 개선을 위한 치료 방법으로써 아홉 번 구운 죽염을 물에 풀어서 온반신욕을 하면 좋다. 따뜻한 물 60L에 죽염 300g을 넣고 물을 따뜻하게 데워서 반신욕을 아침저녁으로 10분간 반복하여 시행한다.

죽염을 풀어 놓은 물은 버리지 말고 두세 번 정도 다시 데워서 사용한다. 죽염을 풀어 놓은 물은 각종 피부질환과 관련된 증상에 좋다. 죽염수로 세안을 하면 피부가 부드러워지면서 탄력이 생긴다.

냉반신욕은 체력이 왕성한 사람이 원인을 알 수 없는 등허리 통증으로 인해서 고통 받을 때 효과적인데, 백로 절기 이후부터 이듬해 입춘 전까지 심산의 맑은 물에 하반신을 담그고 10~20분간 동쪽을 바라보고 심호흡을 하며 아침에 하는 것이 좋다.

냉반신욕은 간암·혈액암·간경화증·요통·관절질환·신경통에 좋으며, 체력이 왕성한 사람이 하는 것이 무리가 없으며 체력이 약한 노약자는 온 반신욕을 하거나 족욕법을 하면 된다.

전통 뜸

이 밖에 암과 같은 난치병 치료에 도움이 되는 것이 뜸인데 영구법과 무극뜸을 활용된다. 영구법은 환자의 단전과 중완 혈에 직구로 환부에 쑥불을 지펴서 뜸을 뜨는 방법이다. 영구법은 '무통'이라는 극치에 다다르면 대부분의 증상이 호전되는 효과가 있어서 만성골수염·말기암 등에 활용한다. 그러나 영구법 또한 체력적인 소모가 많은 치료법으로, 체력이 약한 노인이나 병약자, 허약자는 전문가의 지시에 따라 실행해야 부작용이 없으며, 허약자는 체력 소모가 없는 무극뜸을 실행하면 된다.

영구법 _ 뜸을 할 때에는 해풍에 오래 건조한 싸리아리쑥을 솜처럼 부드럽게 융을 쳐서 뜸봉을 만든 후 환부에 직구로 뜸을 뜬다. 10분정도 타는 뜸을 하루에 수십 장 번갈아 올려놓아야 하며, 뜸을 끝낼 때에는 반드시 뜸의 갯수를 홀수로 마치는 것을 원칙으로 하고, 다음 날 전날 뜸 뜨던 자리에 다시 뜸을 뜨는데 쑥물이 타 들어가는 통증이 느껴지지 않을 때까지 계속해서 뜸을 떠야 한다.

뜸을 뜨는 중간에 환부에 약을 바르거나 약을 먹는 것은 금물이다. 그리고 뜸을 뜨는 중간에 무통이 오면 뜸을 쉬지 말고 계속 뜨다가 다시 통증이 시작되면 뜸을 멈추어야 한다. 이것을 모르고 지나치면 심장에 화독이 생겨 질병을 악화시킬 수 있으므로 주의해야 한다.

만약 화독이 심장으로 들어가 머리가 아프면서 어지럽거나 구토 등의 증상이 나타나면 뜸을 중단하고 감초와 생강 달인 물을 마시면서 족삼리와 환도 혈에 콩알 크기의 뜸을 수십 장 떠주면 된다.

무극뜸 _ 무극뜸은 전중·중완·단전·곡지·족삼리·폐유·고황 혈을 주혈로, 쌀알 크기의 쑥을 올려놓고 30초~1분간 뜸을 뜨는 것이다. 같은 혈자리에 3~7장씩 매일 꾸준히 뜨면 된다.

질병에 따라서 보조 혈이 추가되므로 전문가와 상의한 뒤 실행하는 것이 좋다. 위의 혈자리에 뜸을 꾸준히 뜨면 면역력과 체력이 증진된다. 특히 암 환자를 비롯한 만성 질병자들은 비롯한 일반인들에게 널리 권장할 만큼 유익한 뜸으로, 흉이 거의 생기지 않고 많이 뜨겁지 않은 것이 특징이다. 뜸을 하는 기간 또는 환부가 아무는 동안은 술, 황태, 돼지고기, 닭고기를 먹지 말아야 한다.

이 밖에도 암 환자에게 도움이 되는 전통 치료법은 정골요법·단전호흡·기공체조·명상 등이 있으며, 자연과 동화된 공간에서 실행하는 것이 치료에 도움이 된다.

4. 암을 이기는 전통식품

암과 같은 소모성 질병을 치료에 있어서는 면역지수가 증진되어야 음식물의 섭취를 비롯한 모든 증상이 개선되고 약과 함께 조화로움을 이루면서 영묘한 힘을 발휘한다. 본문에서 소개하는 식품, 식물, 약용 동물은 몸속의 면역 및 흡수율에 따라서 섭취량을 차츰 늘려서 사용해야 한다.

근래에는 대부분 대체의학 및 통합의학을 하는 곳에서 독성이 많은 약재를 기피하는 경향이 있다. 물론 이것은 부작용으로 인한 피해를 줄이기 위한 하나의 안전책이기도 하지만, 예로부터 독 또한 매우 유용한 약으로 사용하고 있다.

흔히 사용하는 독이 든 약재로는 복어알·유황·독사·말벌집·부자·천남성 등이 있다. 복어알의 경우에는 반드시 '법제'라는 제독 과정을 통해서 인체에 치명적인 독소를 제거한 뒤 약용해야 한다.

암 환자들이 항암약물 치료 후 체력적인 소모가 많다고 해서 사골국과 같은 동물성 단백질 요리를 많이 섭취하는 것은 좋지 않으므로, 기력이 쇠했다면 뱀닭·유황오리·옻·약초를 먹여 사육한 토끼고기에 오가피·엄나무·옻·마늘 등을 한데 넣고 요리해 먹는 것이 원기 증진에 도움이 된다.

복어알

복어알에는 '데트로이도톡신'이라는, 청산가리(청산나트륨)보다 1천 배의 강력한 독이 있어서 일반 사람들은 꺼리는 약재이다. 하지만 독의 법제 방법을 정확히 알고 사용하면 유용한 약이 된다.

복어알은 주로 폐암이나 소화기 암에 법제해서 사용하되 1일 3g 미만을 사용하며 법제한 복어알은 반드시 짐승에게 먹여서 인제에 치명적인 독성의 함유 유무를 확인 후 사용해야 한다. 그리고 복어알을 먹기 힘든 환자는 복어 요리를 권장하고 있으며, 복어 요리의 경우 복어독을 해독하는 채소로 알려진 미나리와 콩나물을 넣지 말고 요리해야 약성이 있다.

폐암의 경우 법제 복어알을 복용하고 치병 사례가 있고 뱀닭을 이용해서 좋아진 보기가 있다. ※주의 : 반드시 전문가와 상의해서 사용해야 한다.

말벌집

말벌집은 애벌레가 들어 있는 것을 약으로 사용한다. 말벌집은 오랜 시간 달여서 처음에는 소량씩 복용하면서 차츰 복용량을 늘여서 사용해야 안전하다. (본문 43~46페이지 참조)

유황

유황은 금단을 만들어 제독한 뒤 사용해야 인체에 피해가 없으며, 주로 인체의 배설기관 장부에 적응하는 자궁암·소대장암·직장암·

방광암 등에 사용한다. 그러나 사람에 따라서 복용량에 주의해야 하므로 전문가에 의해서 다루어져야 한다.

유황의 법제가 매우 난해하므로 유황오리를 이용한 유황오리탕을 만들어 사용하는 것이 좋다. 이때 항암 약초차를 마시고 암 관련 식이요법을 병행하면 된다.

법제한 굼벵이

굼벵이를 잡아서 3회 이상 생강 법제한 뒤 찹쌀 한 줌과 함께 볶아서 말려 가루 내어 약으로 쓴다. 먼저 생강으로 법제하는 방법은 다음과 같다.

생강을 1cm 두께로 썰어서 냄비에 넓게 편 뒤 그 위에 굼벵이를 올려놓고 20분간 찐 뒤 생강을 버리고 다시 생강을 새로 썰어서 펴서 앞에서 한 것처럼 세 번 반복한다. 그 뒤에 찹쌀 한 줌을 물에 불려서 굼벵이와 함께 넣어서 볶은 뒤 찹쌀을 버리고 굼벵이만 꺼내어 말려 가루를 낸다.

굼벵이는 예로부터 허약체질을 개선하고 기운을 북돋는 약재로, 민간에서 간경화와 간암 등에 사용하는 약재이다. 초가집이 없어지면서 자연산 굼벵이를 채집하기 어려워 인공 사육을 많이 하고 있는데 특히 제주도의 5일장에 가면 흔히 볼 수 있다. 자연에서 자라는 뽕나무 속의 굼벵이는 독성이 없고 약성이 뛰어나서 생것 또는 볶아서 가루 내어 먹어도 되는데, 개체수가 적어 아쉬울 뿐이다.

기타

이 밖에도 암에 약용하는 동물성 약재로는 웅담 · 우황 · 사향 · 땅강아지 · 깻망아지 · 반묘 · 지네 · 지렁이 등이 있다. 광물성 약재로는 경면주사 · 대자석 · 석웅황 · 유황 등이 있다. 식물성 항암 약재로는 독성이 강력한 마린자 · 부자 · 천남성, 초오가 있고, 일반 항암 약재로는 꾸지뽕나무 · 고로쇠나무 · 번행초 · 벌나무(산청목) · 땅빈대 · 송이버섯 · 어성초 · 짚신나물(선학초)을 비롯하여 200여 종이 있다. 이 가운데, 꾸지뽕나무처럼 달임약을 만들었을 때 추출되지 않는 성분이 많이 함유된 나무류 약재의 경우에는 부득이 기름을 추출하여 사용한다.

자궁암의 경우, 자연 식이요법과 항암 약초차 · 유황오리탕 · 뱀닭 등을 사용하는데, 이때 질 내로 약초 농축액을 투입하는 방법 등도 활용된다. 약초 농축액은 자연에서 얻어지는 순수 천연물을 녹즙화하여 농축 정제한 용액을 1일 3~4ml씩 환자 본인이 주사기를 이용해서 질 내 자궁으로 투입한다. 그리고 자궁암과 난소암에 좋은 약초로 꾸지뽕나무 · 송이버섯 · 짚신나물(선학초) · 화살나무 등을 주로 사용하고 있고, 출혈이 있을 경우 부처손을 까맣게 볶아서 사용한다.

대표적인 항암식품
마늘

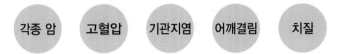

| 각종 암 | 고혈압 | 기관지염 | 어깨결림 | 치질 |

마늘은 음식의 잡냄새를 제거하며 매운맛으로 식욕을 돋우는 중요한 향신료이자 항생제로 쓰여 왔다. 현대에 들어서 항암 작용이 확인되면서 전 세계 여러 나라에서 다양한 연구를 진행하고 있다.

마늘은 몸을 따뜻하게 해서 신진대사를 왕성하게 하고 몸속에 정체된 수분과 어혈을 배출하며 세포 생성을 촉진하는 약리적 효능이 뛰어나다. 또한 더위 먹는 것을 예방하며 지구력을 향상시켜 주는 효능이 있다. 무더운 여름에 일을 하다가 쓰러져 곧 죽게 된 사람에게 마늘 즙에 꿀을 타서 먹였더니 깨어났다는 이야기가 있다.

마늘은 다방면에서 유익한 장수식품이자 항암식품으로, 암 환자들의 환자식으로 좋다. 어떤 사람은 말기 간암을 마늘과 죽염, 겨우살이로 완치했는데, 이후 그는 대체의학 전문가로 활동했다.

마늘은 인산 선생의 신약 처방에 빠지지 않는 공통약으로, 다슬기 유황오리와 함께 첨가되는 필수 약재이다. 또한 말기암에 갈잎키나무·짚신나물·땅빈대·화살나무·꾸지뽕나무 등을 한데 넣어 달인 물과 마늘밥을 수년간 사용해서 병이 나은 사례도 있다.

마늘에는 '알리신'이라는 면역물질이 많이 들어 있어 암세포 발육을 억제하고, 암세포에 대한 항원과 면역력을 향상시켜 주는 것으로 알려져 있다. 이 알리신 성분은 중추신경을 자극하여 음경을 발기시키므로 수행정진하는 불제자들의 음식(사찰음식)에는 사용하지 않는다. 남성과 여성 모두 성욕이 부족할 때 마늘을 이용한 음식을 꾸준히 먹으면 좋아지는데 마늘술과 마늘식초가 좋다.

한방에서는 마늘을 '대산(大蒜)'이라고 부른다. 중국의 『왕성』에 의하면, 마늘은 맛이 오래도록 변하지 않으며 냄새 나는 고기를 변화시켜 새로운 맛을 내며, 여름에 더위와 말라리아와 같은 역풍에 걸리지 않게 하고 썩은 고기의 독을 해독한다고 한다.

마늘을 매일 3~4쪽씩 먹으면 인체의 바이오리듬이 순화되고 거악생신력(去惡生新力)이 강화되어 몸 안의 나쁜 것을 없애고 이로운 것을 만들어 준다.

마늘을 많이 섭취하려면 익혀서 먹거나 흑마늘을 먹는 것이 좋은데 이때 죽염이나 사리염, 사리간장으로 맛을 내어 먹으면 좋다. 또 장아찌를 담그거나, 마늘구이·마늘밥 등을 만들어 먹기도 한다.

마늘장아찌를 하루에 10쪽씩 수개월간 반찬으로 사용하던 지인은 마늘장아찌가 뚜렷한 피로 개선 효과가 있고 감기를 걸리지 않게 하는 효과가 있다고 주장했는데, 이에 관한 연구 자료도 많다.

마늘밥을 꾸준히 먹으면 면역력이 증진되면서 소장과 대장의 염증 및 질병을 야기하는 숙변이 배출된다. 밥을 만들 때 깐마늘을 함께 넣는데 맛이 맵지 않고 단맛이 나서 먹기에 좋다. 필자는 마늘밥을 암 환자들에게 사용할 것을 권장하고 있고, 또한 유황오리 사리간장을 제조할 때에도 밭마늘을 함께 넣어 사리간장을 빚는다. 마늘을 삶거나 흑마늘을 만들어 매운 성분을 제거한 뒤 열풍 건조시켜 유근피와 사리염을 한데 넣고 환을 만들어 먹으면 가족의 건강식품으로 좋다.

마늘을 장기간 먹으면 시력이 약해진다는 말도 있는데 필자가 1년 동안 마늘을 매일 50~100g씩 먹었으나 익혀서 먹는 마늘은 인체에 전혀 무리가 없었다. 마늘을 익혀서 장기간 먹으면 만성피로가 없어지고 여성들은 변비가 개선되면서 피부가 고와진다. 참고로, 마늘은 논에서 재배한 것보다 밭에서 재배한 것이 잔류 농약 성분이 적으므로, 암 환자는 밭에서 재배한 마늘을 먹는다.

마늘술

마늘술을 식후 반주로 조금씩 마시면 남성의 정력과 지구력이 증진된다. 가벼운 무좀이나 습진에 마늘술을 바르면 금세 낫는다.

마늘술 만드는 법

재료 소주 5L, 깐 마늘 300g, 삼지구엽초 100g, 파극 100g
1. 깐마늘, 삼지구엽초, 파극을 병에 담고 소주를 함께 넣는다.
2. 서늘한 곳에서 6개월 이상 숙성시킨다.
3. 날마다 소주잔으로 1~2잔을 반주로 먹는다.
※ 마늘 술을 담글 때 싸리나무순을 함께 넣어도 좋다.

마늘식초

마늘식초는 위암 · 폐암 · 식도암 · 신장암 · 소대장암 · 천식 · 기관지염 · 백혈구감소증 · 고혈압 · 저혈압 · 손발저림 · 질염 · 생리통 등 온갖 증상에 다양한 음식으로 사용되어 왔다. 효과가 좋아서 식품이라기보다는 약으로 불렀다. 마늘식초는 공해병·수면장애·심장질환 그리고 모든 암에 식약으로 사용해서 효과를 본 사례가 많다.

날마다 마늘식초 20~50ml를 생수나 생강 달인 물에 타서 2, 3회 나누어 마시는데, 3주 이상 꾸준히 마시면 효과가 있다. 사람에 따라 어지럽거나 머리가 아픈 증상이 나타날 수 있는데, 이때는 먹는 양을 절반 이하로 먹는 양을 줄였다가 서서히 늘리면 좋아진다.

마늘식초 만드는 법

1. 마늘 달인 물을 넣고 막걸리를 빚는다.
2. 이 술을 항아리에 담고 찐마늘과 솔잎을 함께 넣어서 3개월간 바람이 잘 통하는 그늘에 두었다가 체로 거른다.
3. ②의 술을 다른 항아리에 옮겨 담고 입구를 삼베보자기로 묶어서 벌레가 들어가지 못하게 한 다음 햇볕이 들어오는 곳에서 1년간 숙성시킨다.
4. ③의 항아리의 맑은 술을 떠서 다른 항아리로 옮겨서 베보자기로 입구를 묶고 뚜껑을 덮은 다음 햇볕이 들어오는 곳에서 1년 이상 숙성시킨다.

마늘을 뜸 재료로 쓰면 어깨결림·허리통증·종기에 효과가 있다.
● 피부암 _ 생강을 넓게 썰어서 환부에 올려놓고 그 위에 마늘을 짓이겨 편 뒤 다시 그 위에 쑥불을 올려놓고 뜸을 뜬다.
● 어깨결림 _ 마늘·생강·쑥을 밀가루에 섞어서 반죽하여 어깨에 붙이면 좋다.
● 치질 _ 마늘즙을 증류수에 3배 정도 희석해서 환부를 씻어 주면 낫는다. 가벼운 발무좀에는 마늘을 강판에 갈아서 죽염과 함께 개어서 환부에 바른 뒤 한 시간 뒤에 씻으면 잘 낫는다.

암과 피부질환에 좋은
가래나무

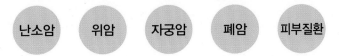

난소암　위암　자궁암　폐암　피부질환

　강원도 홍천과 인제, 양구에는 깊은 산 계곡을 따라 호두 비슷한 열매가 달리는 가래나무가 있다. 키가 20m까지 자라며 넓은 그늘을 만든다. 지리적으로 강원도와 경기 북부 지역에 주로 자생하므로 다른 지역 사람들은 생소한 나무로, 열매의 수확량이 많지 않아서 시중에 유통되는 물량이 지역적으로 제한되어 있다. 나무는 목질이 좋아서 가구 재료로 이용한다.

　민간에서 가래나무 껍질을 각종 암 치료약으로 사용한다. 난소암 · 위암 · 자궁암 · 폐암 등에, 꾸지뽕나무 · 느릅나무 · 짚신나물 · 화살나무 · 왕고들빼기 등을 함께 넣어 달여 먹고 효과를 본 사례가 있다. 피부암에는 가래나무 껍질을 진하게 달여서 환부를 자주 씻으면 효과가 있으며, 만성 소대장염과 설사, 이질에 창출을 한데 넣고 달여 먹으면 좋다.

　잎사귀와 가지는 옴 · 부스럼 · 종기 · 무좀 · 습진 · 여드름 · 비듬과 같은 각종 피부질환에 외용제로 사용하고, 신경통 및 류머티즘 관절염으로 인한 통증에 가래나무 달인 물을 입욕제로 활용한다.

가래나무 뿌리껍질은 지치 달인 물에 담가서 말리고 찌기를 반복해서 약으로 쓰는데, 폐암에 사용해서 좋아진 보기가 있다.

가을에 절로 떨어진 열매의 푸른색 외피를 제거하면 단단한 속열매가 나오는데, 껍질이 단단하고 주름이 깊어서 강원도 산골 노인들이 2~3개씩 주머니에 넣고 다니며 손바닥 지압 도구로 많이 이용했다. 모양과 색상이 예뻐서 공예품으로 만들기도 했다.

속열매의 겉껍질을 제거하면 하얀색의 호두 속씨 비슷한 살이 나오는데 이것을 기름 내어 먹으면 폐암·폐결핵·천식 등으로 인한 기침에 효과가 크고, 병에 대한 저항력을 높이는 데 아주 좋다.

이른 봄에 나오는 가래나무 수액은 단맛이 강하고, 말기 폐암과 간암을 고친 사람이 있을 정도로 항암 효과가 크다. 민간약으로 위암·간암·폐암·췌장암 등 온갖 암에 가래나무 수액과 고로쇠나무 수액을 사용한다. 가래나무·꾸지뽕나무·화살나무의 뿌리와 고로쇠나무를 함께 사용해서 좋아진 보기가 있다.

가래나무 열매에는 탄닌·정유·향유·유기산·유그란딘·이눌린 등의 성분이 들어 있다. 약리 실험에서 점막이나 상처에 피막을 만들어서 상처를 보호하고 가려움증을 제거하는 효과가 있으며, 지사·수렴·지혈·소염·경련 진정 및 강장 작용을 하는 것으로 확인되었다. 한방에서는 열매를 '핵도추(核桃楸)'라고 부르는데, 맛이 달고 쓰면서 성질이 차갑고 독이 없으며 비위장과 폐장에 작용해서 소화 기능을 촉진하며 기침을 멎게 하는 효과가 있고, 껍질은 '핵도피(核桃柀)'라고 부르는데, 각종 피부질환·이질·설사 등에 사용한다. 가래는 호두보다 맛과 향이 좋을 뿐만 아니라 생으로 먹으면 뱃속의 온갖 벌레를 죽

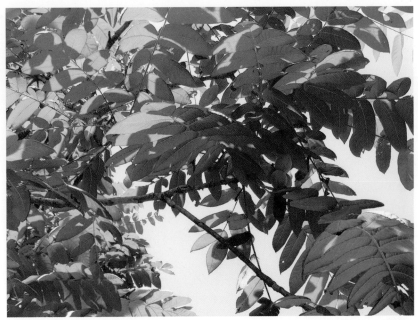

가래나무

이고 변을 잘 나오게 하고 피부를 곱게 한다. 잣과 함께 죽을 쑤어 먹으면 피부가 윤택해지면서 기운이 난다.

열매는 속 씨앗이 여물기 전에 따서 술에 담가 위염 · 십이지장 궤양 · 당뇨 · 통풍의 약으로 사용하는데, 독이 있으므로 1일 사용량은 30~50㎖ 선이다.

늦가을 열매가 떨어지면 이것을 가마니에 넣고 그 위에 물을 뿌린 후 거적을 덮어 두면 푸른색의 외피가 까맣게 되면서 뭉글어지는데 이때 외피를 제거한 가래를 화롯불 위에 올려놓으면 뜨거운 열로 인해 김이 나오면서 금이 간다. 이것을 칼이나 낫으로 벌려 속씨앗을 꺼내어 약으로 이용한다.

1. 가래나무 속씨앗을 수증기로 5분간 쪄서 부채질하여 수분을 제거한다.
2. 착유기로 기름을 내어 식후 또는 식간에 1일 1~2숟가락씩 먹는다.
3. 기름을 짜고 남은 묵 덩어리는 갈아서 죽을 쑤어 먹는다.

● 다래끼 · 결막염 등의 눈질환, 소화불량, 통풍 _ 잎사귀와 가지를 1일 10~20g씩 달여 먹는다.

● 인후통 · 변비 · 위십이지장궤양 · 기침 _ 가래열매 속씨 40~50g을 생으로 씹어 먹으면 된다.

● 감기 몸살로 목이 아프면서 오한이 나는 증상 _ 가래열매 속씨 · 생강 · 대추 각 30g을 한데 넣고 달여 먹는다. 이때 이불을 덮어쓰고 땀을 흠뻑 내면 더욱 좋다.

● 폐병 · 폐암 · 해수 · 천식 등으로 기침하면서 몸이 마르고 기운이 없을 때 _ 가래속씨와 곶감 각 120g을 밥을 지을 때 사기그릇에 넣고 쪄서 하루에 세 번 나누어 먹거나 시루떡을 만들어 먹는다.

● 만성천식 _ 가래 속씨 40g, 황설탕 20g, 무씨 8g을 30분간 수증기로 쪄서 말린 뒤 갈아서 하루에 두세 번 나누어 먹으면서 개 허파 1개에 말린 잔대 200g을 넣고 달인 물을 함께 먹으면 특효하다.

● 신장결석, 방광 및 요로결석 _ 가래 속씨 100g을 프라이팬에 넣고 약한 불로 가열해서 기름이 생기면 설탕을 넣고 숟가락으로 저어 젤 상태를 만들어서 하루 분량으로 계속 먹는다. 일주일이 지나면 결석이 작아져서 오줌으로 나오기도 한다.

암과 관절염에 좋은
겨우살이

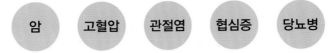

한겨울 눈 덮인 설악산·계방산·대암산 등을 오르다 보면 앙상해진 나무에서 유난히 푸른 생기를 내뿜는 식물이 있다. 신록이 우거진 한여름에는 눈에 띄지 않다가 낙엽이 진 뒤에야 푸른 잎사귀와 가지가 드러나는 겨우살이는 참나무, 피나무, 오리나무와 같은 나무에 뿌리를 박고 살아가는 기생목이다. 잎과 줄기가 모두 진한 녹색으로, 가지는 두 갈래로 갈라지며 가지 끝에 잎이 마주 나온다. 2~3월경에 식물 전체에 수분이 줄어들면서 노란색으로 변하므로 '황금가지나무'라고도 불린다.

우리나라에는 예로부터 겨우살이와 복사나무 가지, 엄나무 가지를 대문에 걸어 놓으면 집 안에 액운이 들어오지 않는다는 풍습이 있다.

겨울에 노란 콩처럼 생긴 열매에는 점액성 물질을 많은데, 새들이 열매를 먹이로 먹고 다른 나무에 앉으면서 주둥이에 달라붙은 열매를 나뭇가지에 비벼서 털어 낸다. 이 끈끈한 물질이 줄기와 가지에 달라붙어 나무에 뿌리를 내려 번식한다. 열매는 접착력이 강한 물질이 들어 있으므로 주로 술에 담가먹거나 달여서 먹는 것이 좋다. 생으로 먹으면 식도에 달라붙어 여러 날 고생할 수 있다.

겨우살이는 참나무겨우살이·뽕나무겨우살이·붉은겨우살이·동백나무겨우살이 등 여러 종류가 있다. 그중 꼬리겨우살이는 잎사귀가 없고 한겨울에 노란 열매만 붙어 있는 것이 특징이다. 동백나무겨우살이는 측백나무 잎과 유사하다. 신장암과 신장염 및 신부전증에 효과적인 약초이나 개체수가 많지 않아 채취하기 어려운 단점이 있다. 이 가운데 뽕나무겨우살이는 의서에 '상기생(桑寄生)'으로 기록되어 있는데, 매우 귀해서 참나무겨우살이를 대신 사용하고 있다.

겨우살이는 인체에 쌓인 독을 제거하고 몸 밖으로 배출하여 암의 예방과 치료, 노화를 방지하는 약초이다. 암세포로 인한 정상세포의 파괴를 억제하고 면역력을 증진하며, 폐암·난소암 등의 방사선 치료로 인하여 손상된 조직을 회복하는 데 도움을 준다. 방사선 치료 후유증에 엉겅퀴와 겨우살이를 함께 달여 먹으면 손상된 조직이 어느 정도 회복된다.

겨우살이는 각종 암에 민들레·땅빈대·어성초·화살나무 등과 함께 사용한다. 폐암에 걸린 환자가 참나무겨우살이와 꾸지뽕나무 뿌리로 좋아진 사례가 있으며, 간암에는 겨우살이에 벌나무와 헛개나무 열매를 한데 넣고 사용하면 복수가 개선되며, 통증 완화 효과가 있다. 유럽에서는 겨우살이 생즙을 발효해서 '이스카도르(Iscador)'라는 암 치료제를 개발해서 사용하고 있다.

겨우살이는 피를 맑게 해서 심장을 튼튼하게 해 주고 혈액순환을 원활히 해 주어서 혈압을 내려 주고 동맥경화와 협심증 및 심혈관 기계 질병에 효과가 크다.

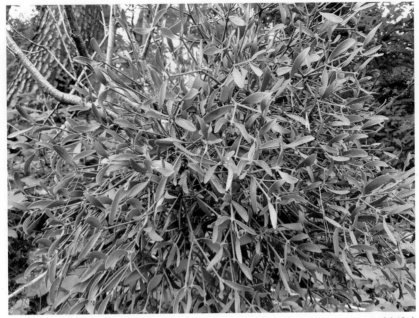
겨우살이

    겨우살이의 약성은 평(平)하고, 간과 신장을 보호하며, 근육과 뼈를 튼튼하게 해 주고 바람과 습기를 제거하며 허리와 무릎이 시큰거리는 증상과 각기병 산후 젖이 부족할 때에 사용한다.

    부인들의 월경이 고르지 못하면서 피가 계속 나올 때 1일 3회로 나누어 겨우살이 · 속단 · 천궁 · 당귀 · 백출 · 향부자 · 아교 · 복신 각 8g, 인삼 · 감초 각 4g을 달여 먹는다.

부인병에 좋은 겨우살이술

    생겨우살이로 술을 담가 먹으면 부인들의 생리불순 · 월경과다 · 냉대하에 효과가 있다. 겨우살이는 쇠를 꺼리기에 가급적 질그릇이나 유리 용기를 이용하여 달여서 먹는다.

재료 겨우살이(생것) 3kg, 소주(알코올 농도 30% 이상의 찹쌀술) 10L
1. 술 용기에 생겨우살이를 담고 소주를 붓는다.
2. 햇빛이 들지 않는 서늘한 곳에서 두고 5~6개월 숙성시킨다.
3. 숙성된 술을 하루에 50~100ml씩 식후에 약으로 꾸준히 먹는다.

당뇨병에 좋은 겨우살이차

겨우살이는 당뇨병에도 사용한다. 당뇨에 산마 · 목단피 · 택사 · 오미자 등을 함께 사용하고, 한방 처방의 육미지황탕에 가감해서 응용하면 좋다. 겨우살이 30~40g을 달여서 날마자 음용수로 꾸준히 마셔도 큰 효과를 볼 수 있다. 1년 정도 먹으면서 식이요법과 운동을 함께 병행한다. 이때 곡지 · 중완 · 단전 · 족삼리 · 간유 · 폐유 · 췌유 · 신유혈 등에 쌀알 크기의 쑥뜸을 1일 5장씩 계속 뜨면 치료되는데, 혈당이 높으면 발바닥의 용천혈에 뜸을 추가한다.

겨우살이 20g에 물 1L를 붓고 800ml로 줄 때까지 달여서 하루에 수시로 마신다. 이를 꾸준히 계속한다.

● 만성기관지염 _ 겨우살이 40g, 귤껍질 20g을 물에 달여 마신다.
● 관절염과 신경통, 무릎이 쑤시고 아플 때 _ 겨우살이와 오가피 · 우슬 · 속단을 함께 사용하면 뼈와 근육이 튼튼해진다.

● 고혈압 _ 1월에 채취한 겨우살이 잎과 줄기를 찬물에 하룻밤 담가 두었다가 즙을 내어 먹으면 가장 좋다. 겨우살이(생것) 100~150g을 생즙 내어 하루에 두세 번 나누어 먹어도 된다.

● 습진·두드러기·여드름 등의 피부질환 _ 겨우살이 추출물을 환부에 바른다.

● 신경쇠약 _ 겨우살이 20~30g과 대추 10알을 한데 넣고 달여서 차로 마시면 정신을 안정시켜 숙면에 도움이 된다. 증상에 따라서 멧대추 씨앗·느릅나무 가지·원지 등을 함께 사용한다.

● 임산부가 하복부 통증이 없으면서 자궁출혈이 있는 낙태 증상 _ 겨우살이 20g, 아교 10g에 물 1L를 붓고 절반으로 줄 때까지 달여서 먹는다. 이를 여러 날 계속한다.

염증을 없애 주고 암에 좋은
까마중

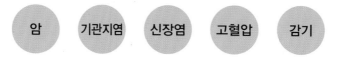

까마중은 '까마종이'라고도 부르는데 잎이 가지와 비슷해서 '하늘 가지'라고도 부른다. 어린 시절, 검게 익은 까마중 열매를 따 먹곤 했는데, 많이 먹으면 입 안의 허물이 벗겨지면서 아랫배가 아프곤 했다. 생열매에는 약간의 유독 성분이 있기 때문에 한 번에 10알 이상 먹으면 좋지 않다.

까마중 열매는 짐승들도 먹는다. 필자의 집 마당가에 까마중 서너 포기가 있었는데 늦가을이 되어도 검게 익은 열매를 볼 수 없었다. 어느 날 보니 집에서 기르던 진돗개가 열매가 익는 대로 따 먹고 있었다. 개가 음식을 먹고 탈이 나면 검게 익은 까마중 열매를 먹는 이유는 열매에 살균 성분이 있기 때문이다. 잘 익은 까마중 열매는 약간의 단맛이 있어서 먹기 좋은데, 짐승들이 소화가 안 되거나 몸이 아플 때 본능적으로 단맛에 이끌려서 먹는 것은 자각적으로 병적 증상을 치료할 목적에서다.

까마중은 가지과의 한해살이풀로, 전국의 산과 들, 농사 지은 밭이

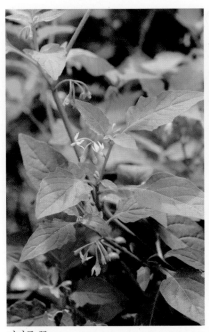

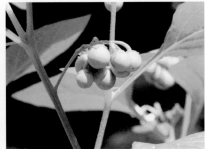

까마중 풋열매

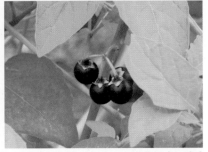

까마중 꽃

까마중 익은 열매

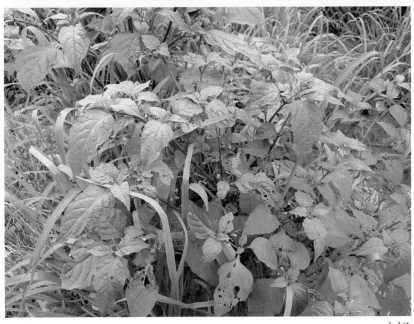

까마중

나 양지바른 길가 등지에서 흔히 자란다. 가지를 많이 치면서 1m 안팎으로 자라고, 어긋나는 잎은 어긋나며 계란꼴로 얇고 작다. 5~7월에 흰색의 꽃이 피고, 10월에 둥근 열매가 검게 익는다.

이른 봄에 어린 순을 끓는 물에 데쳐서 나물로 먹거나 비빔밥에 넣어 먹는다. 한방에서는 여름에서 가을에 걸쳐 풀 전체를 캐서 말린 것을 '용규(龍葵)'라 하여, 암·만성기관지염·신장염·고혈압·황달·종기·감기 등에 처방한다.

까마중의 꽃을 달인 물은 가래약으로 사용하면 좋다.

잎과 열매를 알코올에 담가 성분을 추출해 낸 물은 방부 및 염증약으로 여러 가지 피부병을 개선하는데, 이때 꽃과 잎, 줄기 생것에 소량의 소금을 넣어 즙을 내어 바르거나 생잎 줄기를 짓찧어 환부에 붙인다. 두통과 류머티즘 관절염에도 효과가 있다.

까마중 전초를 달인 물은 포도상균·이질균·장티푸스균·대장균 등을 억제하는 작용을 하고, 항염증 및 혈압 저하 효과가 있으며, 혈액 순환을 돕는다. 또한 이뇨 효과가 있어서 신장결석·담낭결석에 사용해 왔으며, 특히 강장약으로서 피로 해소 효과가 크다. 대개 말린 까마중을 하루 15~30g을 달여서 꾸준히 마시거나, 삼지구엽초·파극·뱀도랏 씨앗·구기자 등과 함께 사용하면 놀라운 효과를 발휘한다.

특히 까마중은 온갖 암의 항암 약초로 사용하는데, 민간에서는 풀 전체를 위암과 같은 소화기계 암에 좋은 약으로 사용하고 있다. 약으로 이용할 때는 꽃이 필 때부터 가을 사이에 풀 전체를 채취하여 그늘에서 말려 쓴다. 말기암에 짚신나물·활나무·갈잎키나무·벌나무·가래나무 뿌리껍질(법제) 등을 함께 배합해서 효과를 본 사례가 있다.

항암 처방의 임상 자료를 소개하면 다음과 같다.

● 위암 · 폐암 등으로 배와 흉부에 물이 차는 증상 _ 까마중 30g, 뱀
딸기 15g에 물 2L를 붓고 절반이 될 때까지 달여서 하루에 두 번씩
꾸준히 복용한다. 이를 여러 날 계속하면 효과가 있다.

● 난소암 · 융모막암 · 폐암 _ 까마중 30g, 속썩은풀(황금) 60g, 지치
뿌리 15g에 물 3L를 붓고 절반으로 줄 때까지 달여 하루에 수시로
마신다.

● 자궁암 · 난소암 _ 까마중 30g, 지치 20g, 꾸지뽕나무 뿌리 30g에
물 3L를 붓고 절반으로 줄 때까지 달여 하루에 수시로 마신다. 이
를 여러 날 계속하면 효과가 있다.

● 칼에 베인 상처, 버짐, 습진, 곪은 상처, 가려움증과 악성 두드러기,
종기, 사마귀 _ 까마중 전초 생것을 짓이겨 환부에 붙인다.

당뇨병과 암에 좋은
꾸지뽕나무

암　관절염　당뇨병　근육통　피부질환

꾸지뽕나무는 강원도를 비롯한 전국의 산에 자라고 있는 약나무로, 당뇨병과 각종 암 치료약으로 사용하고 있다. 다 자란 꾸지뽕나무는 한여름 무더위를 식혀 줄 만큼 그늘이 울창하여 집 근처에 심어 두면 여러 모로 건강에 도움이 되고 일상생활에도 운치를 더할 듯싶다.

꾸지뽕나무는 갈잎큰키나무과의 낙엽 관목으로 높이 5~6미터까지 자라며, 가지는 검은 회갈색이고 단단한 가시가 돋아 있다. 약명으로 '자목(柘木)', '황상(黃桑), '황료자(黃了刺)' 등으로 불리며, 가지·잎사귀·열매·뿌리 모두를 약용한다.

약으로 쓸 때는 1년 내내 채취하여 잘게 썰어서 말려 사용하는데, 뿌리는 중황색의 얇은 막과 코르크 껍질이 있다. 뿌리에는 플라보노이드 배당체 페놀류·아미노산·유기산·당류가 들어 있으며, 이 밖에도 온갖 천연 화합물이 들어 있다. 꾸지뽕나무는 특히 당뇨에 좋은 것으로 알려져 있어 기능성식품 개발 목적으로 각종 연구가 진행중이며, 항암·항면역 효능이 뛰어난 것이 입증되었다.

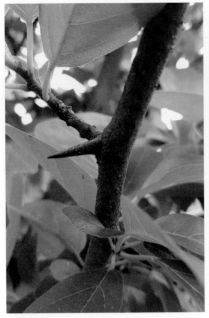

꾸지뽕나무

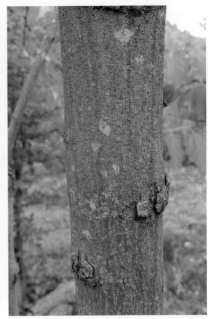

꾸지뽕나무 줄기

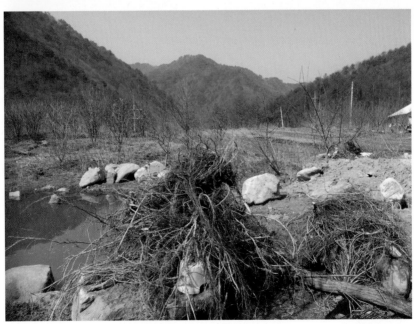

꾸지뽕나무 뿌리

꾸지뽕나무는 일반 뽕나무와 달리 가지에 단단한 가시가 있는데, 가지를 자르면 흰색의 끈적한 유즙이 나온다. 이 유즙을 외상 후 상처나 사마귀 등에 바르면 효과가 있다.

꾸지뽕나무의 맛은 달고 성질은 평하다. 몸속의 열을 내리고 혈액을 잘 돌게 하여 손발저림을 없애 주며, 기침과 가래를 없애 준다. 각종 허리통증과 입안 염증에도 사용한다. 관절염으로 인한 동통, 황달, 간장 질환으로 인한 복수, 타박상, 근육통, 부스럼 등을 치료하는 데 주로 사용해 왔다.

● 기침가래에 피가 섞여 나올 때 _ 꾸지뽕나무 뿌리껍질 40~80g, 부처손 20g을 한데 넣고 검게 볶아서 물에 달여서 먹는다.

● 타박상 _ 꾸지뽕나무에 술(청주)을 넣고 달여 먹은 뒤 땀을 흠뻑 내면 좋아진다.

● 관절염·신경통·근육통 _ 꾸지뽕나무 뿌리와 가지 각 20g에 물 2L를 붓고 절반이 될 때까지 달여서 하루에 다 먹는다. 이를 여러 날 계속한다.

꾸지뽕나무 이용법

고기의 육질을 부드럽게 하면서 잡냄새를 제거하기 위해서 요리할 때 사용한다. 꾸지뽕나무 가지와 잎사귀를 염소에게 먹여 키우면 육질과 약성이 우수한 약염소가 되는데, 이때 참옻나무를 함께 먹이면 부인병과 특히 몸이 찬 증상에 큰 효과가 있다.

암에 효과 있는 꾸지뽕나무

꾸지뽕나무는 종양을 억제하고 줄어들게 하면서 통증을 적게 해 주고 식욕을 증진시켜 몸무게를 늘려 주고 복수를 없애 주는 효과가 있다. 암·위암·결장암·직장암과 같은 소화기관의 암과, 폐암·간암·자궁암·난소암 등에 사용하는데, 화학요법을 쓸 수 없는 환자에게 사용하면 좋은 효과를 거둘 수 있다.

각종 암에 꾸지뽕나무·땅빈대·겨우살이·민들레·쇠비름·석이버섯·어성초·화살나무·벌나무 등을 달여서 음용수로 상복하면 암세포의 성장을 억제하고 면역력을 증강시켜 주는 효과가 뚜렷하다. 이때 솔잎 땀내기를 병행하면 몸속의 독소가 땀으로 배출된다.

한국과학기술유전공학연구소 유동익 박사의 「꾸지뽕나무로부터 분리한 신규 플라보노이드계 화합물 제리쿠드라닌의 화학구조 및 생물활성」이라는 논문에 의하면, 꾸지뽕나무의 줄기껍질에 폐암·대장암·피부암·자궁암 등에 효과 있는 성분이 다량 함유되어 있다고 한다.

꾸지뽕나무로 암을 이긴 사례

꾸지뽕나무 뿌리와 가래나무 뿌리·화살나무 뿌리·땅빈대 등을 먹고 병원에서 포기한 말기 폐암을 깨끗하게 치병한 사람이 있다.

강원도 인제군 기린면에 살고 있는 강 ○○씨(당시 68세)는 2004년 2월경 감기로 기침이 심해지자 병원을 찾았다가 폐암을 진단 받았다. 이후 오진이 아닐까 하는 바람으로 국립암센터에서 재검진을 받았는데 역시 폐암으로 확진되었다. 당시 강씨는 수술을 할 수 없는 상황으로 병원 측으로부터 항암 약물 치료 받을 것을 권유받았다. 그러나 강씨는 자신과 같은 증상으로 1년여 간 항암치료를 받았다는 환자를 만나게 되면서 항암 치료를 포기했다. 그 환자는 거의 살아 있는 시체와 비슷할 정도로 몰골이 수척해 있었는데, 항암 치료의 부작용이 너무 심하다고 했다. 수천여만 원의 치료비도 부담되었던 터였다.

그해 5월경 필자가 만난 강씨는 성격이 매우 밝은 편으로, 의기소침해 하지 않으며 약초로 병을 치료해 보겠다는 의지를 보였다. 필자는 금연과 함께 꾸지뽕나무·겨우살이·화살나무·갈잎키나무 등의 약초를 달여서 음용수로 상복할 것을 권했다. 마침 가래나무 수액이 제철이라 많이 채취하여 냉동고에 넣어 두고, 연일 약초 달인 물과 상복하면서 암과 관련된 식이요법을 알려 주었다.

처음에는 약초물맛이 조금 써서 약간의 거부감이 있었지만 좋은 약은 입에도 쓰다는 옛 사람들의 전해지는 말을 되새기면서 열심히 마셨고, 제철 채소와 과일을 상식하면서 채식 위주의 식사를 했다. 가끔 기침이 심해지면 동네의원에서 진해제 처방을 받았지만 암과 관련된 양방 치료는 하지 않았다고 한다. 2년 뒤, 모 대학병원에서 종합진단 결과 암 조직이 완전히 사라졌다는 놀라운 소식을 듣게 되었다.

10년 전 만난 강씨는 일흔이 넘는 나이에도 건강해 보였고, 오히려 발병 전보다 체력은 좋아진 것 같았다. 이날 강씨는, 병을 치료하는 주체는 환자 본인으로, '사람이 죽어 죽어 하면 진짜 죽는 것이고 살아 살아 하면 사는 것'이라면서, '마음으로 나는 살 수 있다'라고 늘 자신과 대화를 나누었다면서 치병담을 들려주었다.

꾸지뽕나무 기름

꾸지뽕나무 기름(진액)은 각종 피부질환에 좋고 각종 암에 항암 효과가 있는 것으로 알려져 있다. 특히 폐암에 효과가 있어서 말기 폐암도 치병한 사례가 있다. 동물실험에서도 폐암세포를 이식한 쥐에 대한 암세포 저지율이 70% 이상 유효한 것으로 확인된 바 있다. 또한 자궁암·식도암 등에도 효과가 있다.

꾸지뽕나무 기름은 나무 목질 사이에 있는 순수한 진액이다. 예전의 항아리 추출법은 추출 과정에서 연기와 이물질이 유입되어 비위가 허약한 사람은 먹기 힘든 경우가 있었다. 요즘에는 현대적인 방법으로 꾸지뽕나무 기름을 추출해서 음용약으로 활용하고 있다.

꾸지뽕나무 기름 내는 방법

1. 항아리 2개를 준비한다. 하나는 입구가 조금 넓고 다른 하나는 입구가 조금 작은 것으로, 입구를 맞물렸을 때 작은 것이 안으로 살짝 들어가야 한다.
2. 땅을 파고 입구가 큰 항아리를 주둥이가 10*cm* 정도 흙 위로 노출되도록 땅에 묻는다.
3. 작은 항아리 안에 꾸지뽕나무를 세로로 쪼개서 차곡히 채워 넣고, 입구를 삼베 보자기를 덮고 철사로 단단히 동여매어 항아리를 뒤집었을 때 내용물이 쏟아지지 않게 처리한다.
4. 땅에 묻은 항아리 위에 꾸지뽕나무를 넣은 항아리를 엎어 놓고 항아리 입구를 맞물린 뒤 항아리 외부를 물에 적신 새끼줄로 촘촘히 동여맨다.
5. 새끼줄 위에 진흙을 골고루 바른 다음 그 위에 다시 왕겨 5~6가마를 덮어 3~4일간 불을 지핀다.
6. 땅속에 묻힌 항아리 안에 황갈색의 액체가 고이는데 이것이 꾸지뽕나무 기름이다.

꾸지뽕나무 효소 발효액

꾸지뽕나무 효소 발효액를 만들어서 꾸준히 복용한 결과, 자궁염을 비롯한 각종 부인병과 기침 감기 예방에 효과를 본 사례가 많이 있다.

꾸지뽕나무 발효액은 면역력을 향상시켜 주고 허약한 체질을 개선하며 각종 염증에 효과가 크다. 담이 결리거나 옆구리의 근육이 아플 때 꾸지뽕나무 발효액을 술에 타서 먹으면 효과가 있다.

꾸지뽕나무 효소 발효액 만드는 법

1. 꾸지뽕나무 가지, 잎사귀, 열매를 잘게 썰어서 씻어 물기를 제거한다.
2. 흑설탕(또는 올리고당)·꿀을 혼합하여 항아리에 넣고 꼭꼭 눌러 재운 뒤 벌레가 들어가지 않게 고운 망을 씌운 후 뚜껑을 덮어 둔다.
3. 6개월쯤 지나면 항아리 바닥에 꾸지뽕나무 효소 발효액이 고인다. 이 발효 과정에서 보름마다 한 번씩 내용물을 뒤집어 주어야 한다.
4. 항아리 속 건더기를 건져 내고 밀봉하여 다시 냉암소에 보관한다.
5. 아침저녁으로 식후에 냉온수에 타서 마시면 꾸지뽕나무의 고유 성분을 흡수할 수 있다.
※ 암 환자들은 설탕 대신 꿀과 발효식초를 혼합해서 발효액을 만들면 항암 효과는 물론 면역력 증진에 도움이 된다.

당뇨에 좋은 꾸지뽕나무

꾸지뽕나무와 겨우살이, 만병초를 함께 사용해서 당뇨병에 효험을 본 사례가 여럿 있고, 예로부터 민간에서 암 치료약으로 느릅나무 뿌리껍질과 함께 꾸지뽕나무 뿌리를 즐겨 사용해 왔다.

● 고혈압·당뇨·수족냉증 _ 꾸지뽕나무 뿌리를 달여서 수시로 마시면 좋다.

예전에 서울에서 사업을 하던 칠순 노인이 혈당이 1,000을 넘고 혼수에 빠졌다가 병원에서 정신을 차렸는데 문제는 어떠한 약을 써도 혈당이 내려가지 않는 것이었다. 어차피 죽는다면 시골에 가서 맑은 물이나 먹다가 죽는다고 강원도 인제로 내려오게 되었다.

노인은 내려온 날부터 2천여 평의 농토를 손수 일구기 시작했다. 삽으로 흙을 뒤집고 괭이로 고랑을 내어 쌈채소를 심고 비탈면에 옻나무와 밤나무를 심었다. 하루도 거르지 않고 오직 살기 위해서 일을 했고, 밀가루와 돼지고기, 닭고기를 먹지 않았다. 그렇게 한 달쯤 지나서 혈당을 쟀더니 200으로 내려가 있었다. 서울에서 내려올 때 800 아래로는 떨어지지 않던 완고하던 혈당이 조절되기 시작한 것이다. 이후 당뇨약을 끊고 겨우살이와 꾸지뽕나무를 달여 먹으면서 1년쯤 뒤에는 건강을 회복하게 되었다.

꾸지뽕나무 뿌리차 만드는 법

꾸지뽕나무 뿌리 20g에 물 2L를 붓고 1L가 될 때까지 달여서 하루에 수시로 다 마신다.

예전에 꾸지뽕나무에 느타리버섯 균사체를 넣어 울창한 산중에 놓아 두고 관찰해 보니 느타리버섯의 섬유질이 참나무 때와 달리 더욱 매끄러우면서 점액성 물질을 함유하고 있었다. 자연에서 충해를 입지 않는 약초를 채취해 보면 저마다 매끄러운 점액성 물질을 함유하고 있다. 이는 자연환경에 적응하기 위해 식물체 스스로 만들어 낸 면역 물질이자 약리 성분으로 추측된다. 이러한 물질들을 해충 구제를 목적으로 연구 개발하여 천연 농약을 만든다면 친환경 농산물 생산에 일익을 담당할 것이다.

온갖 염증성 질환과 암에 좋은
느릅나무

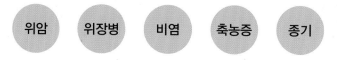

위암 　 위장병 　 비염 　 축농증 　 종기

느릅나무는 우리나라 전역의 물가나 계곡 주변에 자생하는데, 키가 30m까지 웅장하게 자라며, 지역에 따라 '소충나무', '누룽나무' 등으로 불린다.

예로부터 형상이 수려한 수백 년 이상 된 느릅나무는 마을 어귀에서 신당을 모시는 신성한 당나무로 알려져 있다. 우리 조상들은 마을 어귀나 고갯마루의 오래 묵은 소나무나 느릅나무, 느티나무 아래에 금줄을 두르고 마을의 수호신인 서낭신을 모시는 서낭당을 세워서 마을에 안녕과 건강장수를 기원했다.

어린 시절, 필자가 살던 홍천군 북방면에 수백 년을 자란 느릅나무가 있었는데 뙤약볕이 내리는 여름이면 마을 사람들이 그 그늘에서 수박을 쪼개어 먹으며 쉼터로 사용했다. 지금도 전국의 시골에는 커다란 느릅나무 아래 평상을 만들어 놓고 마을 사람들이 무더위를 피해 쉼터로 사용하는 곳이 많다.

느릅나무는 종류가 많다. 참느릅나무 · 좀참느릅나무 · 둥근참느릅

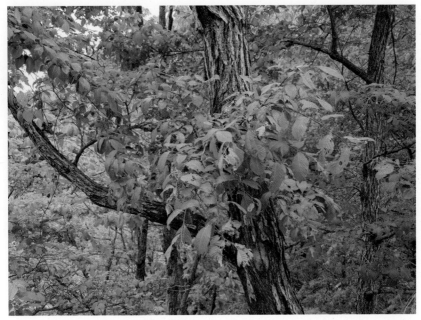

나무는 열매가 9~10월에 익는다. 당느릅나무·혹느릅나무·떡느릅나무 등은 4~5월에 익는다. 이들 나무는 열매가 익는 시기와 모양만 조금 다를 뿐 약재로의 쓰임새는 동일하다.

느릅나무는 가로수나 공원수로 심고, 목재는 가구재·건축재·기구재·합판재로 사용하는데, 느릅나무로 만든 침대는 몸속의 염증을 없애 주어서 이 침대에서 잠을 자면 피부가 고와진다는 속설이 있다. 나무껍질은 약용하며, 어린잎은 데쳐서 나물로 먹는다. 예전에는 춘궁기에 나무껍질을 벗겨서 말려 가루 내어 율무 가루·옥수수 가루와 섞어 떡이나 국수를 만들어 먹고, 잎은 쪄서 나물로 먹었으며, 열매는 소금에 절여 장을 담그기도 했다.

한자로는 느릅나무 '유(楡)'로 쓰며, 나무껍질을 '유피', 뿌리껍질을

'유근피', 나무의 겉껍질을 벗겨 낸 속껍질을 '유백피'라고 한다. 한방에서 항염증, 항암제로 널리 사용해 왔는데, 열매·나무껍질·뿌리껍질로 위암과 대장암 등을 치료한 사례가 있다. 현대에 와서 항바이러스, 항세균 효과가 과학적으로 입증되었다. 유근피에 들어 있는 카테킨 성분은 세균이 자라는 것을 막아 식중독을 예방하고, 소변을 잘 나오게 해서 몸속에 있는 노폐물을 신속히 배출시킨다.

● 소변이 잘 나오지 않거나 몸이 부을 때 _ 유근피 20g, 옥수수수염 40g에 물 2L를 붓고 절반이 될 때까지 달여서 하루에 수시로 다 마시면 잘 낫는다.

느릅나무는 일명 '코나무로' 불릴 만큼 코질환에 탁월한 효능을 보인다. 비염·축농증 등에 유근피 달인 물을 상복하면서 그 물에 죽염을 넣어 콧속을 세척해 주면 치료가 잘된다. 또한 유근피는 염증에 좋아서 종기 등에 찧어 붙이면 고름이 잘 빠져나오고 새살이 잘 돋아나오게 하는 최고의 종창약으로 사용됐다. 유근피는 단방으로 꾸준히 사용해도 약성이 좋으며, 독성이 없기 때문에 장복해도 되는데, 1일 권장량은 30g 미만이다.

● 비염·축농증 _ 물 3L에 유근피 20g을 넣고 반으로 줄 때까지 달여서 하루에 수시로 다 마신다.

치질·만성위염·종기·위궤양·십이장장염증 등 염증성 질환과 위암을 비롯한 소화기계 암, 화농성 질병에 효과가 크며, 각종 내상기 질환의 염증을 치료하는 데 사용해 왔다. 암 환자가 유근피 달인 물을 음용하고 수년간 생명을 연장한 사례와 더러 치료된 사례가 있다.

- 위궤양 · 십이지장궤양, 소장궤양 · 직장궤양 _ 유근피 가루와 율무 가루를 3 : 2의 비율로 반죽하여 시루떡이나 국수로 만들어 수시로 먹는다. 또는 쌀가루에 유근피 가루를 섞어 송편을 빚어 먹는다.
- 위암 · 식도암 · 직장암 _ 느릅나무 뿌리껍질 · 꾸지뽕나무 뿌리 · 화살나무 뿌리 · 번행초를 달여서 마신다. 자궁암이나 직장암에는 느릅나무껍질을 진하게 달여서 죽염을 희석해서 자주 관장을 한다.

느릅나무 뿌리껍질을 수개월간 꾸준히 사용하면 피부질환에 효과가 있는데, 특히 기미 · 주근깨 · 여드름이 깨끗하게 치료된다.
- 부스럼 · 종기 _ 송진과 유근피를 같은 양으로 짓찧어 붙이면 잘 낫는다.

유근피밤떡

예전에 한 산골 마을에 정기적으로 방문 진료를 다니던 한의사가 있었다. 다른 지역에 가면 위염과 궤양을 비롯한 속병을 앓는 환자들이 많았는데, 이상하게도 그 지역만은 속병을 앓는 환자가 단 한 명도 없었다. 이유를 알기 위해 주민들이 즐겨 먹는 음식을 살펴보니 국수나 떡에 유근피 가루를 섞어 먹는 것이었다. 그 이후로 유근피 국수와 떡을 널리 알리게 되었는데, 특히 대표적인 것이 유근피송편이다.

유근피밤떡은 평안북도 향토 음식이며, 치료약으로도 쓴다. 유근피밤떡을 꾸준히 먹으면 소화 기능이 촉진되고, 만성위염 · 위궤양 등의 질병이 치료된다.

유근피송편(유근피밤떡) 만드는 법

재료 유근피, 쌀가루, 송편 속(밤, 대추, 검정콩)
1. 유근피를 깨끗이 씻어서 볕에 말려 가루를 낸다.
2. 유근피 가루와 쌀가루를 함께 반죽해서 송편을 빚는다. 송편 속은 밤이나 대추, 검정콩 등을 넣으면 된다.
3. 송편을 찔 때 솔잎을 깔고 찌면 솔잎 향이 물씬 풍기는 맛있는 유근피송편이 완성된다.
※ 이 밖에도 유근피 가루로 전·튀김·부침개·국수·수제비 등을 만들어 먹을 수 있다.

느릅나무 잎에도 뛰어난 약성이 있다. 불면증으로 잠을 이루기 힘들면, 봄철에 돋아나는 느릅나무의 새순으로 된장국을 끓여 먹거나 차를 내어 먹으면 곧 불면증이 없어진다. 또, 이른 봄 새순을 채취해서 덖어서 차로 우려내어 마시면 비염과 축농증에 좋으며, 알러지 증상에 사용해서 효과를 본 사례가 많다.

위암을 치료한 발계탕

재료 토복령 40g, 유근피 20g, 가지나무 전초 20g, 화살나무 뿌리 20g
위의 약재에 물 3L를 붓고 2L가 될 때까지 달여서 1일간 음용수로 상복한다.
※ 『온침과 전침』의 저자 (故)김계언 선생의 누이가 말기 위암을 치병한 사례가 있다.

상처 외용제로 쓰고 암에 좋은
땅빈대(비단풀)

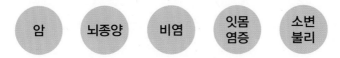

도심의 공원 및 자갈밭 등지에서 흔히 볼 수 있는 땅빈대는 사람들의 발에 밟히는 열악한 환경 속에서도 잘 자란다. 땅에 바짝 엎드려 자라기 때문에 '땅빈대'라고 부르며, 또다른 이름인 '비단풀'은 '땅바닥을 비단처럼 곱게 덮었다'는 의미이다. 한방에서는 '지금(地錦)', '지면(地綿)', '초혈갈(草血竭)' '포' 등 다양한 약명으로 부른다.

땅빈대는 자귀풀이나 매듭풀, 마디풀과 유사하여 일부에서는 오인하는 경우도 있는데 약으로서의 쓰임새는 전혀 다르다.

땅빈대는 뿌리 윗부분에서 가지가 갈라져서 땅을 덮으며 자라며, 줄기에 솜털이 약간 있다. 가지는 2개씩 갈라지고 붉은 빛이 돌며, 마주나는 잎은 길이 5~10mm, 넓이 4~6mm의 긴 타원형으로, 가장자리에 톱니가 있다. 잎 뒷면은 녹백색으로 잎자루는 몹시 짧고 10월이면 붉게 단풍이 들면서 잎이 떨어지고 줄기만 남는다.

땅빈대는 성장 환경상 개미들이 줄기를 타고 자주 오르내리므로 꽃가루 수정은 벌이나 나비가 아닌 개미들에 의해 이루어진다.

우리나라에는 애기땅빈대·땅빈대·큰땅빈대가 자라고 있다. 특히 큰땅빈대는 키가 20~60cm까지 자라며 잎이 땅바닥으로 퍼지지 않고 곧추서는 것이 특징이다. 제주도를 비롯한 우리나라 전역에 자생하는 데, 특히 제주도는 화산재 섞인 현무암으로 이루어진 토질의 특성상 배수가 잘되기 때문에 땅빈대가 잘 자란다.

땅빈대는 줄기나 잎에 상처가 생기면 흰색의 끈적한 유즙이 나오는데, 추운 지방일수록 잎사귀와 줄기의 간격이 조밀하고 유즙이 많다. 이 유즙을 칼이나 풀에 베인 상처나 가시에 찔린 상처에 바르면 잘 낫는다.

땅빈대는 8~9월경에 뿌리째 채취하여 그늘에서 말려 약으로 쓰는데, 하루 20~30g을 달여서 음용수로 상복하면 좋다. 생으로 사용할 때는 100~200g 정도 사용한다.

땅빈대는 항암 효과가 우수하다고 알려져 있는데 문헌의 기록이 많지 않은 이유로 대부분 민간에서 암 치료약으로 사용하고 있다. 뇌종양·췌장암·위암·폐암·임파선암·직장암·대장암·신장암·간암 등 모든 암에 좋은데, 특히 뇌종양과 췌장암에 효과가 좋다.

민간에서는 특히 땅빈대를 췌장암에 약으로 쓰는데, 이때 영지버섯·느릅나무·갈잎키나무·찔레버섯·꾸지뽕나무·짚신나물 등을 함께 사용한다. 암이 간과 쓸개에 전이되었으면 벌나무·민들레 등을 함께 사용하면서 사리염을 섭취한다.

또한 사향을 가루 내어 천마술에 0.5g 넣어 마신 뒤 솔잎 땀내기를 하면서 땀을 흠뻑 내면 몸속의 노폐물이 몸 밖으로 배출되며 몸속의 막혀 있던 기의 통로가 열려 치병에 큰 도움이 되는데 이는 모든 암에 두루 활용한다.

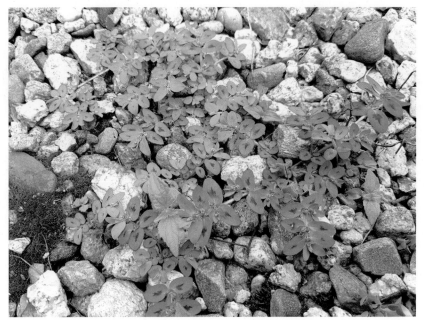

땅빈대

　어떤 이는 폐암 수술 후 임파선과 뇌로 전이된 말기 암을 땅빈대·꾸지뽕나무·느릅나무·벌나무·어성초·마가목 달인 물·선화삼·사향·죽염 등의 식이요법으로 깨끗하게 치병한 사례가 있다.

　병원에서 포기한 뇌종양 환자에게 땅빈대·꾸지뽕나무·찔레버섯 등을 함께 달여 복용시킨 결과 놀랍게도 회복되어 좋은 결과를 얻은 사람이 있다. 어떤 사람을 자신의 친동생이 말기 자궁암으로 병원에서 치료 불가 판정을 받았는데 땅빈대가 좋다는 이야기를 듣고 매일 땅빈대 50~60g을 달여서 음용수로 꾸준히 먹였다고 한다. 10여 년이 지난 현재까지 동생의 몸에 별 이상이 없어서 지금은 땅빈대 애호가가 되었다고 한다.

● 뇌암 _ 땅빈대와 영지 각 20g에 물 2L를 붓고 반으로 줄 때까지 달

여서 하루에 수시로 다 마신다.

● 자궁암 · 위암 · 간암 _ 산청목 · 번행초 · 왕고들빼기 등과 함께 달여서 쓴다.

이 밖에도 음식을 먹고 체하여 생긴 만성소화불량 및 소변이 잘 나오지 않는 증상과 비염, 두통에도 좋고 독성이 없기 때문에 한 번에 많은 양을 사용해도 부작용이 전혀 없다.

● 두통, 만성인후염 _ 땅빈대 · 왕고들빼기 · 민들레에 흑설탕 또는 꿀을 넣고 효소 발효액을 만들어 물에 타서 날마다 마신다. 땅빈대 효소 발효액은 만성피로 개선 · 감기 예방 · 자양강장 · 면역력 강화 효과가 있다.

● 이질, 설사 _ 땅빈대를 가루 내어 먹거나 생으로 먹으면 좋다. 이때 중완 · 단전 · 복결 · 장유 · 곡지혈 등에 뜸을 뜨면 더욱 좋다.

● 산모의 젖앓이 _ 땅빈대를 생으로 짓이겨 붙이면 잘 낫는다.

● 잇몸염증, 출혈 _ 땅빈대를 진하게 달여서 소루쟁이 가루와 죽염을 함께 섞어서 치약을 만들어 양치질을 자주 하면 잘 낫는다.

위장질환과 암에 좋은
번행초

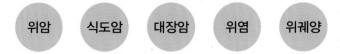

위암 식도암 대장암 위염 위궤양

번행초는 우리나라 바닷가 어디에나 자라지만 특히 남쪽 해안가 자갈이나 모래밭에 많다. 생명력이 강해서 자갈이나 바위틈 등 척박하고 물기 없는 곳에서도 잘 자라며, 육지에 옮겨 심어도 잘 자란다. 따뜻한 곳에서는 여러 해 동안 살지만, 추운 지방에서는 겨울철에 죽어 버리고, 떨어진 씨앗이 이듬해에 새로운 장소에서 싹을 잘 틔운다. 번식시키고자 할 때에는 가을에 씨앗을 받아 두었다가 이른 봄에 심으면 되며, 꺾꽂이나 포기나누기로도 잘 번식한다. 재배할 때 흙 위에 굵은 천일염을 뿌려 두어서 물을 줄 때 염분을 흡수하게 해 주면 약성이 더욱 좋아진다.

번행초는 척박한 땅에서도 생육이 몹시 왕성하므로 정원의 화단 주변이나 채소밭에 길러서 나물로 꾸준히 먹으면 위장병·고혈압·당뇨 등 다양한 질환에 두루 효과가 있다. 번행초에는 땅속염기를 약성으로 축적한 식물성 천연소금을 다량 함유하고 있어서 짠맛이 난다. 염분은 사람이 직접 섭취하는 것보다는 식물이 흡수하여 지니고 있는 것을 사람이 섭취할 때 독성은 적어지고 인체에 이롭게 작용한다.

번행초는 식물 전체에 털은 없으나 줄기에 사마귀 같은 돌기가 있다. 줄기가 땅을 기듯이 길게 뻗어 자라며, 아래로 가지가 여러 갈래로 뻗으며 비스듬히 서거나 옆으로 포기가 굵어지면서 가지를 친다. 잎은 두툼하며 수분을 많이 함유하고 있다. 꺾으면 쉽게 부러지며 연한 녹색의 즙이 나온다. 4월부터 11월에 노란 종 모양의 꽃이 피었다 지면 뿔 모양의 딱딱한 돌기가 달린 열매가 생긴다.

연한 잎을 데쳐서 찬물에 우려내어 나물무침·된장국·부각 등을 만들어 먹거나, 생즙을 내어 약한 불로 졸여서 식힌 뒤 항아리에 숙성시켜서 간장을 만들어 음식 또는 약으로 먹는다.

번행초에는 비타민 A, B2 등 비타민과 갖가지 영양이 풍부하여 유럽에서는 채소로 가꾸지만 우리나라에서는 아는 사람들이 많지 않다.

필자는 해변에서 가져온 번행초의 씨앗을 산중에서 심고 가꾸어서 생채소로 먹거나 밀가루 옷을 입힌 튀김으로 만들어 먹는데 당뇨와 고혈압의 약용식으로 상당히 좋다. 이 밖에도 번행초는 입맛이 없을 때 밥맛을 돋우고, 고혈압·빈혈·허약 체질을 개선하는 효과가 있다. 특히 병을 앓고 나서 기력이 부족한 사람이나 여성이 산후에 미역국처럼 국을 끓여 먹으면 회복이 빨라지고 면역력이 증진된다.

번행초를 잘랐을 때 나오는 투명한 즙은 모든 염증을 치료하는 작용을 한다.

번행초는 위암·식도암·대장암을 비롯한 온갖 소화기염증에도 놀라운 효능이 있다. 번행초로 위암을 치료한 사례가 있어서 위암의 특효약으로 세계를 떠들썩했을 만큼 민간에서는 암 치료약으로 가래나무 뿌리껍질(법제)·갈잎키나무·느릅나무·부처손·조릿대·화살나

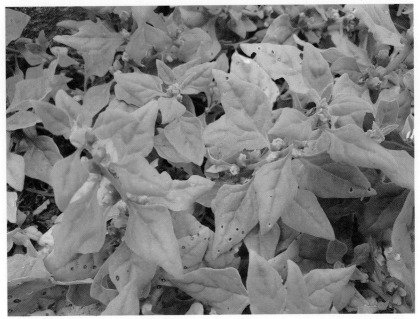

번행초

무·아홉 번 구운 죽염 등과 함께 사용한다.

말기 위암 환자가 병원 치료를 포기하고 자연요법을 찾던 중에 번행초와 유근피를 2년간 달여 먹고 나은 사례가 있다.

번행초 달임물

번행초는 뿌리를 포함한 풀 전체를 말려서 달임물을 만들어 약으로 먹는다. 번행초 달임물을 꾸준히 먹으면 소화불량, 숙취로 인한 구역질, 위염·위궤양·위암·소장염·대장염을 비롯한 모든 소화기질병을 다스린다. 여름철에 줄기와 잎을 채취하여 잘게 썰어 말린 번행초 20g에 물 3L를 붓고 1L가 되도록 달여서 1일간 음용수로 마시면 온갖 위장병·속병·가슴앓이·장염 등이 치료된다.

죽염 번행초간장

번행초와 죽염을 함께 넣어 달인 물은 온갖 위장질환에 특효한데, 번행초 달인 물에 서목태 메주와 죽염을 넣고 숙성시키거나 번행초 생즙에 죽염을 넣어 항아리에서 6개월간 숙성시키면 번행초간장이 된다.

번행초간장은 온갖 소화기염증과 궤양을 비롯한 소화불량 등의 증상을 개선하고, 위암·식도암·십이지장궤양을 비롯한 여러 가지 증상을 완화시키는 효능이 있다.

번행초술

약초 술은 오래 숙성될수록 좋다. 일반적으로 환자들이 술을 먹으면 안 된다는 생각을 하는데, 이는 과음을 염려하는 것이고, 조금씩 약처럼 먹는 약초 술은 질병을 치료하고 도움을 주는 약으로 작용한다.

번행초 1㎏에 알코올 함량 30% 이상의 소주 6L를 부어서 6개월간 숙성시킨 뒤 매 식후 소주잔 반 잔에 2배의 생수를 희석해서 마시면 위염·궤양·만성소화불량·속쓰림에 효과가 있다.

번행초술은 오래될수록 효과가 좋은데 각종 음식을 만들 때 함께 사용하면 좋고, 약재 달인 물에 희석해서 복용하면 흡수가 더 잘된다. 15년간 숙성시킨 번행초술을 약재 달인 물에 조금씩 넣어서 복용한 후 위암과 대장암이 좋아진 사례가 있다.

번행초차

위염위궤양대장염에 번행초 20g에 물 2L를 넣고 반으로 줄 때까지 달여서 수시로 먹는다.(1일분)

피부질환과 암에 좋은
뱀딸기

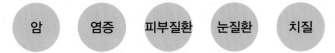

암   염증   피부질환   눈질환   치질

　뱀딸기는 장미과에 속하는 여러해살이풀로, 우리나라 전역의 들판, 밭두렁이나 논두렁 등 햇볕이 잘 드는 곳에 자생한다. 중국·일본·부탄·네팔·인도 등지에서도 자라며, 아프리카·유럽·북아메리카에서는 귀화식물이다.

　뱀딸기 줄기는 땅 위로 길게 뻗어 가며 중간 중간 뿌리를 내리고, 식물 전체에 긴 털이 많다. 4~5월경에 노란색 꽃이 피고, 5~6월경에 빨간색의 지름 1㎝쯤 되는 둥근 열매가 빨갛게 익는데 물기가 많고 약한 단맛이 난다.

　이른 봄에 나는 어린순은 데쳐서 나물로 먹는다.

　한방에서는 뱀딸기를 '사매(蛇苺)'라고 부르는데 이 약명은 뱀딸기의 열매를 뱀이 즐겨 먹었다는 데서 비롯되었다. 잎·덩굴·뿌리·열매 등 풀 전체를 캐어 말려서 약재로 쓰는데, 특히 열을 내리는 효과가 있고, 몸이 부은 것을 가라앉히며, 각종 암으로 인한 부종과 복수에 까마중과 함께 사용한다.

북한의 『동의학사전』에 의하면, 뱀딸기에는 강력한 항암 작용이 있어서 위암·자궁경부암·인두암·폐암·자궁암 등에 사용하며, 목 안의 염증·디프테리아·창양·화상·기침 등에도 사용한다고 밝히고 있다. 또한 복수가 차는 증상에 까마중과 어성초, 뱀딸기를 함께 달여 먹는다.

중국의 '상해중의약대 종양병원'에서는 뱀딸기를 암 치료 처방으로 쓰는 것으로 알려져 있다. 2009년, 중국의학과학원의 류씨민 연구팀의 연구에 의하면, 뱀딸기 추출액이 자궁암 세포의 증식을 현저하게 줄이는 것으로 밝혀졌다.(참고 : 다음백과사전). 일본에서도 뱀딸기의 잎과 줄기로 녹즙을 만들어 각종 암을 치료했다는 보고가 있다.

뱀딸기 열매를 토종꿀에 재워서 질그릇에 넣고 뭉근히 달여서 청을 만들어 더운 물에 타서 먹으면 각종 자궁의 염증과 모든 암에 좋다. 특히 위암에 화살나무·까마중·느릅나무와 함께 사용하면 효과가 있다.

각종 피부질환에도 뱀딸기 생즙을 내어 바르거나 달인 물을 만들어 환부를 자주 씻으면 좋다. 만병초와 뱀딸기를 이용하여 좌욕을 수차례 실행한 결과 걸음조차 걷기 힘들었던 만성치질을 깨끗이 치병한 사례가 있다.

● 어린이의 아토피피부염 _ 뱀딸기를 달여서 환부를 자주 씻으면 효과가 있는데, 이때 도꼬마리·어성초·오이풀 등을 함께 달여서 사용하면 증상이 쉽게 개선된다. 뱀딸기 전초를 말려서 곱게 가루 내어 기초제에 개어서 건선과 습진에 외용제로 사용하면 좋다. 이때 한방약 생료사물탕을 적절히 활용하면 치료가 잘된다.

● 각종 피부병, 아토피피부염 _ 뱀딸기 200g에 물 3L를 붓고 2L가 될

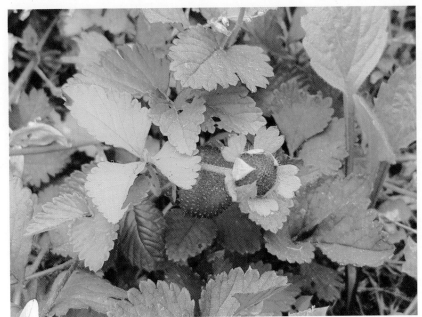

뱀딸기

때까지 달여서 입욕제로 쓴다.

● 눈질환 _ 생즙을 내어 눈에 넣으면 효과가 있다.

● 외치질로 인해 환부가 헐거나 아픈 증상 _ 만병초와 뱀딸기를 한데 넣고 달여서 김을 쐬면 좋아진다.

뇌종양, 두통, 불면증에 좋은
산국

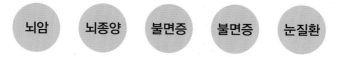

뇌암 뇌종양 불면증 불면증 눈질환

9~11월, 금홍빛으로 물들어 가는 가을 풍경을 더욱 아름다운 황금빛으로 수놓는 산국은 짙은 향기가 특징인 국화과의 여러해살이풀이다. 우리나라 전역의 양지바르고 물빠짐이 좋은 산과 들판에 자생한다. 키는 1~1.5m까지 자라며, 식물 전체에 짧은 흰색 털이 있고, 갈라진 가지 끝에 노란색의 자잘한 꽃이 촘촘히 핀다. 늦가을에 씨앗을 채취하여 이듬해 봄에 심으면 번식이 잘되는데 근래에는 관상 가치가 높아서 화단에 심어 가꾸는 곳이 늘고 있다.

산국은 대표적인 들국화지만, 병을 치료하는 효과는 잘 알려져 있지 않다. '야국'·'산국'으로 불리며, 어린순은 나물로 먹고, 꽃은 술을 담글 때 향료로 쓴다. 민간에서는 꽃을 말려 두통·현기증에 약으로 썼는데, 두뇌를 많이 쓰는 수험생들의 음용차로 좋다.

산국 꽃을 따서 삼베 주머니에 넣어 방 안에 걸어 두면 이듬해 봄까지 국화 향이 방 안에 가득하여 이곳에서 잠을 자면 머리가 맑아지므로 독서를 많이 하는 사람들이 애용한다. 메밀·잣껍데기·산국화를 한데 넣어 베개를 만들어 쓰면 수면장애와 꿈이 많은 증상에 좋다.

산국 달인 물로 머리를 감으면 비듬이 없어지고 머릿결이 고와지며, 입욕제로 사용하면 만성피로 개선과 각종 피부질환에 좋다.

북한의 『동의학사전』에는 산국에 대해 "흔히 들국화라고 부르는 국화과속 다년생풀로, 가을에 꽃을 따서 그늘에서 말려 약으로 쓰는데 맛은 쓰고 매우며 성질은 차가워서 폐경, 간경에 작용한다. 산국화는 풍열을 없애고 부종을 개선하며 몸속에 쌓인 독소를 배출시키고 어혈을 흩어지게 한다"라고 기록하고 있다. 중국의 본초 의서에는 뇌종양·간염·냉증 등에 큰 효험이 있는 것으로 기록되어 있다.

약리 실험에서 산국에 들어 있는 휘발성 정유와 다당류 성분은 혈압 강압 작용 등이 있는 것으로 확인되었다. 산국 꽃과 씨앗은 모든 암에 좋은데, 식도암·혀암·인후암·갑상선암·임파선암·뇌종양에 암세포의 성장 억제 효과와 손상된 조직을 회복시키는 작용이 있다.

산국화 이용법

● 두통·고혈압·빈혈·치질·불면증 및 뇌암 _ 10~11월에 산국화 씨앗을 채취하여 날마다 0.2g~0.5g을 대추 10개와 함께 물 2L에 넣고 절반이 될 때까지 달여서 수시로 마신다. 산국 씨앗은 감국과 달리 쓴맛이 난다.

● 폐렴·고혈압·위염·자궁염 _ 말린 산국 꽃 20g, 씨앗 1~5g에 물 1L를 부어서 800ml가 될 때까지 달여서 하루에 수시로 다 마신다. 이를 여러 날 계속한다.

● 고혈압 _ 산국화 10g, 백작약 뿌리·익모초·겨우살이 각 15g을 한데 넣고 달여서 꾸준히 먹으면 고혈압에 효과가 있다.

● 협심증 및 각종 심장질환 _ 날마다 산국 꽃 10g을 뜨거운 물 1L에 넣고 3~5분간 우려내어 마신다.

● 부스럼 · 입안 염증 · 단독 · 인후종통 · 폐렴 · 고혈압 · 위염 · 습진 · 편도선염 · 자궁염 _ 날마다 산국 꽃 말린 것 6~12g(생것을 쓸 때는 30~60g)을 달여 먹고, 생것을 짓찧어 환부에 붙이거나 달인 물로 씻는다.

● 피부 가려움증 _ 산국 꽃을 달여서 환부를 씻거나 입욕제로 쓴다.

● 항문과 음부가 가렵거나 부을 때 _ 산국화 꽃과 잎, 줄기를 달여서 환부를 자주 씻으면 대부분 2~3일 내에 좋아진다.

● 외치질 _ 산국 꽃을 달여서 증기로 아침저녁 10~30분간 좌욕하면서 느릅나무 20g, 산국 꽃 10g에 물 3L를 붓고 2L가 되도록 달여서 먹는다.

● 잇몸염증 _ 죽염과 족도리풀 뿌리(또는 소루쟁이)를 함께 갈아서 치약에 넣어 양치질한 뒤 산국화 달인 물로 입안을 헹구면 낫는다.

● 아토피피부염, 습진 _ 어성초 · 도꼬마리 · 산국 꽃을 함께 달여서 달인 물을 먹고 환부를 씻어 준다.

● 만성전립선염 _ 산국 꽃과 마타리 각 10g을 날마다 물에 달여서 6개월간 꾸준히 마신다. 단전 · 신유 · 회음혈에 쌀알 크기의 쑥뜸 5장씩을 날마다 뜬다.

● 간 기능 허약으로 생긴 시력 저하와 백내장 및 녹내장 _ 산국화 달인 물을 꾸준히 먹으면 효과가 있다. 녹내장으로 시력이 점점 약해져 가는 한 중학생이 이 물을 마시고 1년 뒤 증상이 개선되었다.

● 간의 열로 인해서 머리가 무겁고 정신이 아찔하고 눈이 아픈 증상 _ 산국 꽃 15g, 대추 20g을 달여서 먹는다. ※ 간에 열이 있으면 눈

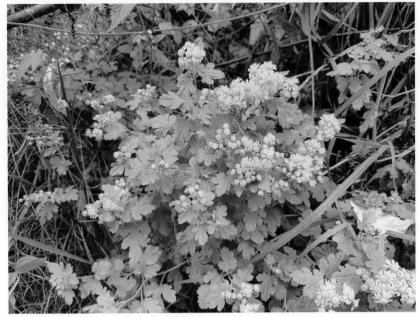

산국

이 붉게 충혈되면서 눈물이 저절로 나오거나 귀에서 매미울음 소리가 난다. 화를 잘 내며 특히 눈동자를 위로 곧추세우고 고함을 지르기도 한다.

- 감기로 인한 오한, 발열, 두통 및 빈혈과 간과 신장이 허약해서 눈에 별 같은 헛것이 자주 보이는 증상 _ 구기자 · 숙지황 · 산국화 각 15g에 물 3L를 넣고 2L가 될 때까지 달여서 먹으면 좋다.

- 고혈압과 고지혈증으로 인한 두통 · 어지럼증 · 불면증 _ 날마다 산국화 10g, 겨우살이 30g을 달여서 먹는다. 이 약은 오래 사용해도 부작용이 없고 뜸을 병행하면 더욱 큰 효력을 발휘한다. ※ 혈자리로 족삼리 · 곡지 · 중완 · 관원 · 기해 · 고황 · 백회 · 폐유혈에 매일 쌀알 크기의 쑥뜸을 5장씩 뜬다.

야국환

산국화 진액에 꽃과 씨앗 가루를 넣고 빚은 알약을 '야국환'이라고 하는데, 간 기능 저하로 인한 만성피로 · 두통 · 만성위장질환 · 소대장염 · 심혈기계질환 · 뇌암 · 폐암 등에 좋다. 하루에 세 번, 식후 20~30알씩 먹으면 면역지수가 향상되면서 기억력도 좋아진다.

야국환 만드는 법

준비물 산국화 전초, 말린 산국화 꽃과 씨앗 가루
1. 산국화를 베어, 꽃, 잎, 줄기를 한데 넣고 오래 달여 베보자기로 거른다.
2. 위의 국물이 끈적해질 때까지 계속 끓여 청을 만든다.
3. 산국화 꽃과 씨앗을 말려서 가루 내어 섞어 녹두알 크기로 알약을 빚는다.
4. 이것을 하루에 세 번, 20~30알씩 식후 1시간에 먹는다.

백 가지 병을 물리치는 국화주

국화주는 간과 신장에 유익하게 작용하여 근육과 뼈를 튼튼하게 해 주고 심장 기능을 강화하여 장수하게 하며, 눈과 귀를 밝게 해 주고 백병을 물리치는 약술이다.

국화주 만드는 법

준비물 산국화 · 생지황 · 구기자 각 1*kg*, 물 60L, 찹쌀 6*kg*, 누룩 3*kg*
1. 산국화, 생지황, 구기자, 물을 한데 넣고 30L가 되도록 달여서 찌꺼기를 걸러낸다.
2. 찹쌀로 고두밥을 만든다.
3. 고두밥을 식혀서 누룩을 넣고 버무려 한나절 동안 햇볕에 말린다.
4. 항아리에 누룩 섞은 고두밥과 산국화 달인 물을 함께 담아 숙성시킨다.

암과 온갖 질병에 좋은
옻나무

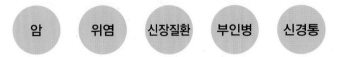

옻나무는 새순·나뭇가지·나무껍질 등 나무 전체를 약으로 쓴다. 4~6월경에 옻나무 껍질에 상처를 내면 진이 나오는데, 이 진을 채취해서 각종 공예품의 도료로 사용한다. 천연도료인 옻칠은 천년의 세월을 견딜 만큼 우수한데, 현대에 들어서는 가전제품·선박·항공기 등으로 사용 범위가 넓어지고 있다.

옻나무는 천연 방부제이면서 살균·살충제로서 몸속의 온갖 나쁜 균을 죽이는데, 간디스토마균을 죽이는 효과가 있다. 옻은 여러 날 먹으면 온갖 질병을 예방하면서 면역력을 증진하고 오장육부를 튼튼하게 만들어 준다.

옻나무는 낙엽성 활엽 교목으로 키가 10m까지 자라는데, 야생에서 드물게 수백 년 된 옻나무를 볼 수 있다. 배수가 잘되는 척박한 토양에서 잘 자라며, 움돋이와 뿌리 번식과 종자 번식이 함께 이루어지므로, 휴경지와 논밭 주변에 심어 재배하기 좋은 수종이다.

이른 봄에 채취하는 옻나무순은 민간에서 귀한 약용식으로 이용해 왔다. 새순은 나무에 비해 독성이 적으므로 옻을 타는 사람들이 먹어도 되는데, 옻나무순을 장아찌로 만들거나 간장을 만들어 먹으면 옻에 대한 면역이 생긴다. 그러므로 옻을 처음 접하는 사람들은 옻나무순 장아찌나 옻간장을 먹어 면역력을 키운 후 옻닭과 옻오리 등을 먹는 것이 좋다.

옻나무는 오장육부에 이롭게 작용한다. 심장에서 피를 맑게 하고 심실을 튼튼하게 해 주며, 폐에서는 결핵균을 비롯한 온갖 균을 죽이는 살충·살균제이며, 신장에서는 부기를 내려 주고 소변을 잘 나오게 하는 약으로 쓰인다. 몸속의 나쁜 피를 없애 주고, 강력한 항암 작용을 한다. 옻나무를 꾸준히 달여 먹고 각종 암을 물리친 사례가 있다.

옻나무가 체질에 맞으면 오장육부 모든 곳에 유익하게 작용한다. 냉증·신장질환·각종 부인병·방광질환·골절상·관절염·신경통·늑막염·골수염·위염·위암 등의 온갖 질환에 사용한다. 옻을 먹게 되면 2~3개월간은 혈액 투석과 수혈 및 혈청제제가 첨가된 주사제를 맞으면 안 된다. 혈액 투석이나 수혈을 할 경우 심장에 열이 가중되어 심장 판막이 손상되어 심각한 부작용을 초래할 수 있으므로 주의해야 한다. (옻을 먹고 수혈해서 야기된 증상을 치료하기 어려우므로 주의해야 한다. 유일하게 사용할 수 있는 약은 한국 사향뿐이다.)

참고로, 옻에는 피부 알러지를 유발하는 '우루시올' 성분이 있어서 혈액형이 O형이면서 체질적으로 열이 많은 소양인의 경우 옻독으로 인해 심각한 부작용을 초래할 수 있기 때문에 주의해야 한다. 또한 옻을 먹은 후 꿀·술·부자·초오 등과 같은 성질이 뜨거운 음식과 약은 피하고, 가재와 게를 먹으면 약효가 없어지므로 먹어서는 안 된다.

옻을 먹고 피부 알러지가 생기면 백반이나 녹반을 물에 풀어 환부

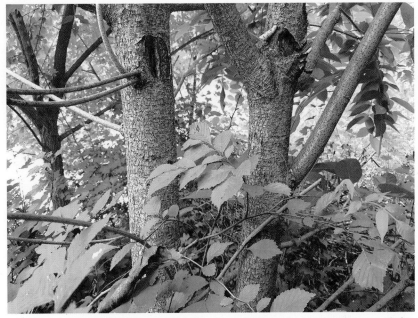

옻나무

옻나무 새순

옻나무 잎

옻나무 새순

옻나무 줄기

에 바른다. 밤나무 껍질이나 말채나무, 버드나무 가지를 달여서 그 물로 환부를 씻어도 효과가 있다.

약용 동물의 먹이로 좋은 옻나무순

야생 사슴과 노루는 옻나무 순을 매우 좋아하여 옻나무 군락지에 2~3마리씩 모여 살곤 한다. 옻나무 순을 많이 먹고 자란 사슴과 노루, 사향노루는 약효가 뛰어나서 예로부터 백두산의 사슴이나 사향노루보다 옻나무가 많은 강원도의 약용 동물을 우수하게 평가했다. 옻나무 군락에서 옻순과 가지 껍질을 먹고 자란 노루나 사슴의 간을 먹으면 칠십이 넘어도 눈이 어린아이처럼 밝아서 달빛 아래에서도 책을 읽었다고 한다.

봄부터 늦가을까지 흑염소에 옻나무 껍질 30근, 음양곽 30근, 인삼 20근, 보리쌀과 각종 풀을 먹여 키운 뒤 잡아서 약용하면 일체의 몸이 찬 증상과 모든 당뇨병에 매우 큰 효과가 있다.

옻나무 조청

옻이 위장에 들어가면 위를 따뜻하게 해서 손발이 차가운 것을 없애 주면서 염증을 비롯한 온갖 균을 다 죽인다. 위하수·만성소화불량 등 각종 비위장기계 질환과 암에 옻나무 껍질과 약용 동물을 이용해서 조청을 만들어 먹으면 특효하다. 이때 죽염 또는 사리염과 함께 조청을 복용하면 더욱 좋다.

준비물 옻나무 껍질 3kg, 맥아 볶은 것 · 신곡 볶은 것 각 1.8kg, 공사인 볶은 것 · 금은화 · 산사자 · 인삼 각 1.2kg, 계내금 볶은 것 600g, 감초 구운 것 · 생강 쪄서 말린 것 각 300g, 법제한 부자 200g, 흑염소 1마리(12~15kg)

1. 위의 약재를 한데 넣고 24시간 이상 달인다.
2. 고기가 풀어지면 건더기를 체로 건져낸다.
3. 2의 국물에 엿기름을 넣고 다시 오래도록 달여서 조청을 만든다. 이 조청을 시간에 상관없이 수시로 먹는다.

※ 혈액형이 A형인 사람은 인삼과 부자를 빼고 녹용 120g을 넣는다.
※ 혈액형이 O형인 사람은 인삼과 부자를 빼고 익모초 200g과 석고 300g을 넣는다.

옻닭

옻닭(옻오리)는 폐질환 · 위십이지장염 · 소대장염 등의 각종 염증성 질병, 불감증 · 신경통 · 관절염, 몸이 찬 증상과 각종 암에 효과가 있다. 공해가 많은 환경에서 사는 도시인들에게 건강식으로 좋다.

● 산후풍 · 위염 · 위궤양 _ 병원 약으로 치료되지 않을 때 닭이나 오리에 옻을 넣고 끓여서 죽염으로 간을 해 먹으면 낫는다. 한 마리로 치료되지 않으면 이후 너덧 마리를 더 해 먹는다. 그러면 웬만한 증상은 깨끗하게 낫는다.

● 부인들의 월경폐색과 뱃속의 덩어리가 뭉치는 증상 _ 토종닭 한 마리에 금은화 · 민들레 · 익모초 각 300g, 옻나무 껍질 600g을 한데 넣고 달여 먹으면 치료가 잘 되는데 이 또한 증상을 보아 가며 서너 마리를 꾸준히 먹으면 된다.

옻을 심하게 타는 사람은 옻나무 껍질을 누렇게 볶아서 조금씩 서서히 늘려야 한다. 옻진을 까맣게 볶아서 가루 내어 알약을 만들어 1일 3~6g씩 복용해도 된다. 양방에서 옻닭을 먹고 옻이 오른 환자들이 찾아오면 옻은 면역이 생기지 않으니까 무조건 먹지 말라고 말하는 의사도 있는데, 이는 경험 학문을 모르기 때문이다.

필자 또한 여러 번 옻닭을 먹고 옻이 올랐던 경험이 있고 어려서부터 옻을 심하게 타서 옻나무 옆에만 가도 옻이 오르는 민감한 체질자였다. 그러다 면역이 생겨 이후에는 옻 두어 근을 먹어도 아무 이상이 없을 정도로 체질이 바뀌었다. 이후 필자와 비슷한 체질자들에게 옻닭을 권장해 본 결과 옻에 대한 면역이 생기는 것을 임상에서 경험하게 되었다. 참고로, 옻을 심하게 타거나 체질적으로 맞지 않는 사람들에게 옻 껍질 가루와 독사의 구더기, 부자, 유황 등을 갈아서 보리밥에 버무려 먹여 키운 오리와 닭을 약용해도 뛰어난 효과가 있다.

옻나무 진을 먹는 약으로 사용하려면 창호지에 옻진을 싸서 그늘에서 1년 이상 말린 뒤 옹기에 넣고 구우면 독성이 일부 중화된다.

옻 간장은 오래 묵을수록 좋고 제조할 때 아홉 번 구운 죽염을 사용하면 더욱 좋다.

옻을 해독하는 까마귀밥여름나무(칠해목)

'칠해목'이라는 이름으로 더 잘 알려진 까마귀밥여름나무는 옻독을 해독하는 약나무로, 전국의 산에 자생한다. 옻이 올라 온몸에서 진물이 날 정도로 심각한 증상에 까마귀밥여름나무를 달여 먹으면 감쪽같이 치료된다. 강원도 일부 지역에는 옻이 올랐을 때 씻으면 치료되는 샘이 몇 군데 있다. 일명 '옻샘' 또는 '옻물터'라고 부르는데, 이곳

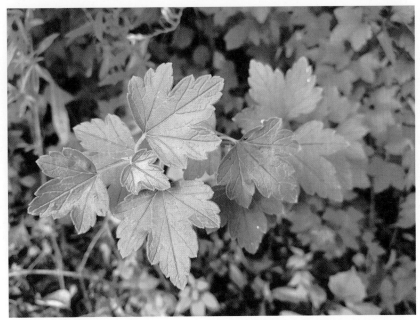

옻을 해독하는 까마귀밥여름나무(칠해목)

을 자세히 관찰해 보면 더러 까마귀밥여름나무가 뿌리를 내리고 자라
는 것이 보인다. 그만큼 까마귀밥여름나무는 옻독을 해독하는 신비한
효과가 있다.

부인병과 암에 좋은
지치

암 심장질환 간질환 화상 습진

한겨울 눈 덮인 양지 녘에 붉은 자색이 맴도는 눈자리가 있다. 그곳을 파 보면 온갖 병에 좋은 지치가 숨어 있다.

지치는 한방에서 지초(地草)·자초(紫草)·자근(紫根) 등으로 부르는 여러해살이식물로, 뿌리가 선명한 자색이다. 잎은 녹색의 잎사귀 중앙에서 옆, 위쪽으로 꽃이 피고, 7~8월에 짙은 회색 또는 흰색의 깨알 크기에 씨앗이 맺힌다.

지치는 홍화·쪽·다릅나무·물푸레나무 등과 함께 옷감에 물을 들이는 염료로, 지치 삶은 물에 비단이나 면을 담그면 붉은 빛이 곱게 들어 예단 등에 사용해 왔다. 진도의 특산물인 홍주는 지치를 원료로 한 고급 술이다. 이 술을 내릴 때 불의 강약을 조절하는데 불의 세기에 따라서 색이 달라진다고 한다. 홍주는 신경통과 위장병에 효과가 있어서 애주가들이 즐겨 찾는다.

자연에서는 드물게 수십 년 된 오래 묵은 지치가 드물게 발견되는데, 오래 묵을수록 뿌리가 짙은 보랏빛이다. 오래 묵은 지치는 뿌리 중

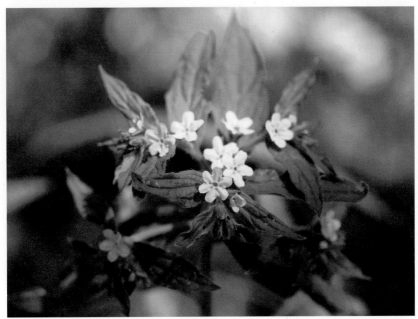

지치 꽃

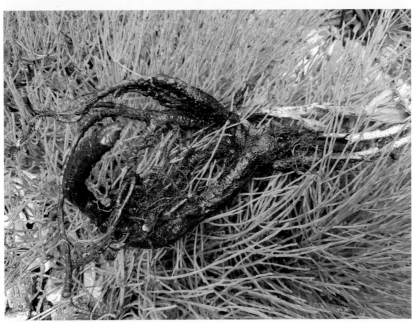

지치 뿌리

간이 비어 있고 드물게 물이 차 있는데. 이것을 물 찬 더덕과 마찬가지로 귀한 약초로 평가하고 있다(오래 묵은 지치·잔대·도라지·더덕·만삼 등은 산삼을 능가하는 약으로 평가 받는다.) 10년 이상 묵어야 약효가 좋고 인공 재배한 지치는 약효가 거의 없으므로 약으로 사용할 때에는 반드시 야생 지치를 써야 한다. 자연에서 수십 년 이상 자란 지치는 몸속의 온갖 나쁜 균과 염증을 없애는 작용을 하며, 산삼을 능가할 정도로 온갖 질병에 쓰인다.

지치는 인공 재배하면 수년 내에 뿌리가 썩어 없어지므로 아무리 큰 것이라도 3년 미만의 것이고, 자연에서 환경적 변이에 적응한 것만이 수십 년을 살 수 있다.

『동의학사전』에는, "지치의 맛은 쓰고 성질은 차가워서 심포와 간경에 작용하며, 혈액 속에 쌓인 독을 없애 주고 혈액순환을 촉진하며 대변을 잘 나오게 하는 효과가 있다"고 되어 있다. 지치는 특히 신장의 기운을 왕성하게 해 주어 성 기능을 향상시키는 작용을 한다.

지치는 피를 맑게 하며 모자란 피를 보충하고, 고혈압·동맥경화·심근경색 등에 효과가 있다. 지혈 작용이 뛰어나 토혈·코피·소변출혈 등에 쓰인다. 이 밖에도 화농성피부염·화상·동상·습진·자궁경부미란·자궁염·자궁암 등에 달여 먹거나 외용약으로 쓴다. 또한 지치는 온갖 암·간질환·심장병·부인병에 오래도록 먹으면 효과를 보는데, 몸이 찬 사람은 물과 함께 술을 조금 넣고 달여 먹는 것이 좋다.

약리 실험에서 황색 포도상구균·대장균·인플루엔자균·이질균·피부진균에 대한 역균 작용을 하는 것으로 확인되었다. 또한 혈관성자반병·급만성간염·각막염 등에 사용하고, 특히 항암 약물의 부작용을 없애 주고 암세포에 대한 저지율이 강한 약초이다.

지치는 뿌리겉껍질에도 약성이 많이 함유되어 있으므로 흙이 붙어 있는 채로 말려야 약성이 소실되지 않는다.

예전에 강원도 홍천군 원당리에서 6.25한국전쟁 당시 열흘 동안 아무것도 먹지 못한 산모가 아이를 낳고 사경을 헤매고 있었다. 이를 가엾이 여긴 이웃 노인이 산에 올라 어른 팔뚝만 한 지치 한 뿌리를 캐었다. 노인은 "이처럼 큰 지치는 처음 캤다. 필시 산모에게 좋은 약이 될 것 같다"며 솥에 지치를 넣고 물을 한 솥 붓고는 장작불을 지펴 달이기 시작했다. 향이 어찌나 감미로운지 이웃 사람들이 냄새를 찾아왔다. 참고로, 지치는 물로 씻지 않고 손으로 대충 잡물만 제거해서 달여야 효과가 좋다.

지치 달인 물을 산모에게 먹이자 곧 코를 골면서 곤히 잠들더니 다음 날 아침 일찍 일어나 거뜬히 돌아다니기 시작했다. 산모는 건강을 되찾은 뒤로 가을이면 곡식보다 먼저 지치를 캐어 보관해서 약으로 사용했다.

- 다이어트 _ 지치를 가루 내어 매 식사 전 5~10g을 따뜻한 물과 함께 먹는다. 부작용(요요현상)이 전혀 없다.
- 심장질환 예방, 정력 강화 _ 오래 묵은 지치·하수오·더덕·만삼에 찹쌀로 빚은 소주를 붓고 6개월간 냉암소에 보관해 두었다가 식후 약으로 이용한다.
- 당뇨병, 부인병 _ 술을 담가 먹거나 유황오리와 함께 사용하면 당뇨병을 비롯한 부인병에 좋다.
- 위암·갑상선암·자궁암 _ 지치와 함께 뱀딸기·까마중·화살나

무·번행초를 함께 사용하면 더욱 좋다.

지치 유황 오리탕

지치를 유황오리와 함께 사용하면 병에 대한 저항력을 길러 준다. 유황오리탕은 에이즈를 비롯한 소모성질환에 대한 면역력을 키워 준다. 유황오리를 구하기 힘들면 집오리를 써도 되지만, 지치만큼은 반드시 자연산을 써야 효과가 있다. 1일 20~30g씩 사용하면 부인병·두통·위장질환·고혈압·심근경색·중풍·신경통·관절염·혀암·자궁암·신장암·갑상선암·중금속 중독 등 온갖 질병에 좋다.

악성빈혈과 백혈병에는 지치·당귀·유황오리를 함께 사용하고, 옻을 타지 않는 사람은 위의 오리탕에 옻나무 껍질을 함께 쓰면 더욱 좋다.

지치 유황 오리탕 만드느 법

준비물 지치 600g, 찹쌀로 빚은 소주 10L , 금은화·민들레 각 300g, 마늘 1접, 다슬기 3kg, 고로쇠나무 300g, 유황오리 1마리(털과 내장의 똥만 제거한 것)

1. 위의 약재를 한데 넣고 물 10L를 부어 약한 불로 오랜 달인다.
2. 고기가 풀어지면 건더기를 체로 건져낸다.
3. 물이 6~7L가 되도록 달인다. 이것을 하루에 3~5회, 500~600ml를 나누어 먹는다.

※ 지치를 달일 때 술을 넣는 이유는 차가운 약성을 순화시키기 위해서이다. 술을 먹지 못하는 사람은 술 분량만큼의 물을 넣는다.

자양강장 효과가 크고 암에 좋은
짚신나물

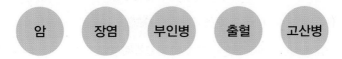

한방에서 '용아초(龍牙草)' 또는 '선학초(仙鶴草)'라고 부르는 짚신나물은 우리나라 전역 들이나 길가에 자생한다. 키는 1m까지 자라고, 5~6월경에 노란 이삭 모양의 작은 꽃이 피며, 풀 전체에 자잘한 솜털이 나 있다. 주름진 잎맥이 마치 짚신을 연상시켜 '짚신나물'이라는 이름이 붙었다. 또 옛날에 짚신이나 버선 등에 잘 달라붙어서 '짚신나물'이라고 했다는 이야기도 전해진다.

짚신나물의 씨앗은 짐승의 털에 잘 달라붙는 특성 때문에 산짐승들에 의해 멀리까지 이동, 번식된다. 어느 해 늦은 가을 한 사냥꾼이 고라니를 잡아 왔는데 털에 짚신나물 씨앗 수백 개가 붙어 있는 것을 본적이 있다.

짚신나물은 풀 전체를 약으로 쓰는데 꽃이 피기 전에 뿌리째 채취해서 그늘에서 말린다. 햇볕에 말리면 약효가 떨어진다.

영약학자들은 매일 섬유질을 30g 이상 꾸준히 섭취하면 암으로 인한 사망률을 3배 이상 줄일 수 있다고 한다. 짚신나물 성분을 상추와 비교해 보면 단백질 4배, 지질 5배, 당질 4배, 섬유질 16배 이상이며, 미네랄 5배, 비타민 C 13배, 베타카로틴 성분 함량이 월등히 높다.

짚신나물은 자궁암·위암·식도암·폐암·대장암·간암·방광암 등에 치료율이 높은 항암 약초로 널리 사용되고 있다. 『약초의 성분과 이용』이라는 책을 보면 자궁경부암 세포에 짚신나물 달인 물을 투여한 결과 암세포에 100% 작용했고 정상세포가 2배로 늘어났다는 실험 자료가 있을 만큼 암 치료에 우수하다.

짚신나물차

짚신나물은 연한 새순을 이른 봄에 채취해서 나물로 먹거나 무쇠솥에 새순을 넣고 녹차 덖듯이 차를 만들어 우려내어 먹는다. 약초차는 물의 양 10분의 1정도로만 넣어 연하게 우려 마시는 것이 좋고, 치료 효과보다는 건강 증진에 도움이 되는 음용차로 이용하면 좋다. 이처럼 차로 덖어서 사용할 수 있는 약초는 쑥·익모초·민들레·뱀딸기·인동덩굴·제비꽃·질경이·마디풀 등 다양하다.

짚신나물차 만드는 법

1. 짚신나물 새순을 씻어서 물기를 제거한 뒤 바람이 통하도록 흐트러 놓는다.
2. 미리 달구어 놓은 무쇠솥에 짚신나물을 넣고 가열하면서 나무주걱으로 덖는다. 이때 물을 넣으면 안 되며, 손의 온도는 $180 \sim 200℃$ 정도가 적당하다. 온도가 너무 높으면 단백질이 변성되고 비타민이 파괴되므로 약 2~3분간만 덖는다.
3. 짚신나물을 꺼내어 비벼 준다. 나무 빨래판이나 멍석 같은 거친 면에 짚신나물을 놓고 손으로 밀면서 비빈다.
4. 비빈 짚신나물을 소쿠리에 넣고 바람이 잘 통하는 곳에서 말린다. 습기 없이 잘 보관해 두었다가 차로 이용한다.

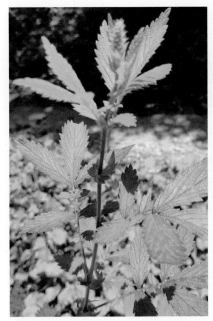

짚신나물

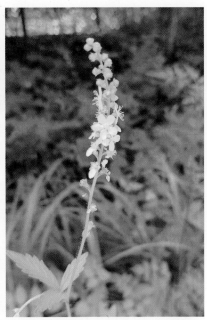

짚신나물 꽃

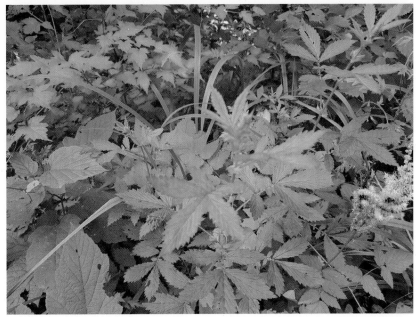

짚신나물

짚신나물은 뿌리의 약성이 줄기와 잎사귀에 비해 강하므로 뿌리가 포함된 약초를 사용하는 것이 좋다. 특히 술을 담글 때는 뿌리가 포함된 전초(생것)를 사용한다.

술을 담가 소주잔으로 하루 두세 잔씩 먹으면 중년 이후 남성들에게 도움이 된다. 자양강장 효과와 함께 만성피로 개선 및 심장 기능을 강화시켜 주면서 불면증에 효과가 있다. 과하면 독이 될 수 있으므로 하루에 100ml 미만을 마시는 것이 좋다.

예전에 짚신나물 술을 먹고 팔순의 노인이 아들을 얻었다는 소문이 퍼지자 시골 아낙들이 틈틈이 짚신나물을 캐어 술을 담가 남편을 먹이다 보니 혈압 상승으로 고생한 사람도 있다.

선백산 만드는 법

준비물 짚신나물 전초(생것) 2kg, 소주 5~6L
1. 짚신나물에 소주 5~6L를 붓고 밀봉한다.
2. 서늘하고 빛이 들지 않는 곳에 두고 2~3개월 숙성시킨 뒤 하루 50~100ml를 식후 약으로 먹는다.

이 밖에도 짚신나물은 지혈 작용이 뛰어나므로, 가래에 피가 섞여 나오는 증상과 피를 토하는 증상 및 소변 출혈, 자궁 출혈 등 각종 출혈 증상에 지혈제로 사용한다. 피오줌이 나오는 증상, 특히 자궁암으로 인한 출혈에 부처손과 함께 볶아서 사용하면 좋다. 또한 짚신나물은 심장혈관과 근육을 튼튼하게 해 주며, 항균·항기생충·항염증 작용과 함께 진통 작용이 있다.

짚신나물은 위궤양·장염·설사·입안 염증 등의 치료에 효과적인

데, 특히 대장암 · 장염 · 각종 궤양성 질환에 좋다. 짚신나물로 '선백산'을 만들어 먹으면 여러 모로 도움이 된다.

준비물 짚신나물 뿌리(말린 것) 3*kg*, 부처손 3*kg*, 감초 300g, 물 20L
1. 위의 재료를 약한 불에서 10시간 정도 달여서 건더기를 건져내고 다시 약한 불로 엿처럼 진하게 졸인다.
2. 갑오징어 뼈 겉껍질 코팅막을 깨끗이 제거한 속심과 닭의 멀떠구니를 함께 갈아서 베보자기로 쳐서 부드러운 입자만을 거른다.
3. 1의 약물에 2를 섞어서 녹두알 크기로 알약을 빚는다.
4. 매 식후 30~40알씩 따뜻한 물 또는 생강차와 함께 먹는다.

짚신나물이 좋다고 해서 한 가지만 너무 오랫동안 복용하면 혈압이 상승하는 부작용을 초래할 수 있으므로, 증상에 맞추어서 여러 가지 약초를 함께 사용하는 것이 좋다. 또한 병이 시작된 장부와 발병 원인을 잘 파악하여 체질과 증상에 맞는 약초를 사용하는 것이 좋은데, 이 때에는 사리염을 먹으면서 적응 혈자리에 뜸을 뜨는 것 또한 치료율을 높이는 좋은 방법이다.

● 자궁암 _ 짚신나물 · 어성초 · 구지뽕나무 · 부처손 · 화살나무 · 영지 등을 사용한다.

● 간암 _ 짚신나물 · 벌나무 · 땅빈대 · 까마중 · 민들레 · 금은화 · 뱀딸기 · 갈잎키나무를 함께 사용한다.

● 신장암 · 위암 _ 짚신나물 · 느릅나무 · 번행초 · 갈잎키나무 · 고로쇠나무 · 예덕나무 · 상황버섯 등을 사용한다. 부종이 있으면 참가

시나무·복령·택사 등을 첨가하고, 구토가 있으면 복룡간을 풀어 지장수를 만든 물에 약초와 생강을 넣어 차갑게 해서 수시로 마시면 곧 멎는다.

짚신나물에는 탄닌·실리카·정유·아피게닌·비타민·쿠마린 등의 성분이 들어 있으며, 담즙의 분비를 촉진해서 소화기능을 개선하는 작용을 한다. 이 밖에도 항바이러스 및 항박테리아 효과가 있어서 습진 및 외상·정맥류·궤양성피부질환에 외용제 및 입욕제로 사용하면 좋다.

● 여성들의 트리코모나스균으로 인한 담염성 질염 _ 짚신나물을 진하게 달여서 질을 세척하면 효과가 뛰어나다. 이때 벌나무·금전초·어성초·청미래덩굴을 함께 달여 먹으면 대부분의 증상이 개선 또는 치료된다.

● 수술 후 출혈 예방 _ 수술하기 전에 짚신나물 달인 물을 복용하면 지혈 작용이 뛰어나서 수술 후 출혈을 예방하는 효과가 있다.

● 고산병 _ 짚신나물은 미주신경 억제를 풀어 주어서 심장 박동수를 증가시켜 근육 손상 회복에 개선 반응 효과가 있다.

● 결막염 _ 짚신나물 달인 물로 환부를 자주 씻으면 치료되고 위산과다·폐결핵·장출혈에 치료 효과가 있다.

● 저혈압 _ 짚신나물 달인 물을 여러 날 마시면 좋아진다. 또는 술을 담가 식후에 조금씩 먹는다.

그러나 임산부와 모유 수유 중인 산모는 먹으면 안 되는 약초로, 임산부에게는 자궁을 자극하는 성분 때문에 비정상 아기가 태어날 위험

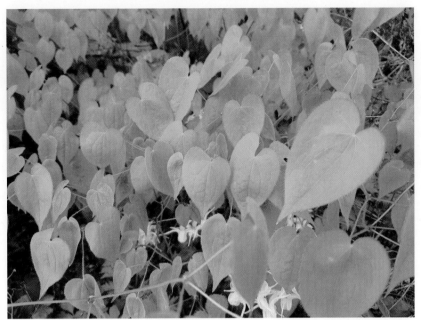
삼지구엽초

이 있고, 모유 수유중인 산모는 유아에게 좋지 않은 성분이 젖으로 분비되어 영향을 초래할 수 있기 때문이다.

짚신나물은 흔한 식물이지만 이 풀의 뛰어난 약효에 대해서 알고 있는 사람들이 많지 않기에 본문을 통해서 그 이름을 널리 알리고 싶을 뿐이다.

짚신나물과 잘 맞는 삼지구엽초

삼지구엽초와 짚신나물을 적절히 잘 사용하면 양기를 올려서 스태미나를 강화하는 데 큰 도움이 된다.

삼지구엽초는 예로부터 불감증 · 성신경쇠약 · 음위증 · 혈액순환장애 · 우울증 등의 약으로 써 왔다. 들에 풀어 놓은 숫양이 산에서 이상

한 풀을 먹고 하루에 교미를 백 번 이상 쉬지 않고 했다 하여 '음양곽 (婬羊藿)'이라고 불렸을 만큼 성기능을 개선하는 효과가 뛰어나다. 삼지구엽초는 우리나라에 자생하는 것이어야 효과가 좋다. 수입품은 품질과 약효 모든 면에서 우리 것과 비교가 되지 못한다.

짚신나물 뿌리만을 잘게 썰어서 오래 달여서 엿을 만들어 알약을 만들어 먹어도 좋지만, 삼지구엽초 잎사귀를 갈아서 함께 알약을 빚어 1일 10g을 3회 나누어 먹으면 된다. 이때 많이 먹으면 일시적으로 혈압이 높아지기도 하므로 주의한다.

짚신나물 알약을 먹을 때 삼지구엽초로 담근 술을 함께 먹으면 더욱 좋은데, 약술로 사용하면 자양강장 효과가 뛰어나서 중년 이후의 부부들이 잠자리에서 마시면 부부금실이 좋아진다.

삼지구엽초술 담그는 법

준비물 삼지구엽초 60g, 생천마 1*kg*, 육종용·파극·구기자 각 200g, 소주 8L
1. 모든 약초를 잘게 썰어 유리병에 넣고 소주 8L를 붓고 밀봉한다.
2. 서늘하고 빛이 들지 않는 곳에 두고 6개월간 숙성시킨 뒤 꺼내어 약으로 마신다.

4장

다양한 질병을 낫게 하는
흔한 약초들

늘푸른 정기를 지닌
소나무

고혈압　　동맥경화　　암　　신경통　　당뇨병

소나무는 우리나라를 대표하는 나무이다. 우리 선조들은 소나무 목재는 한옥의 구조재로, 가지는 땔감으로, 잎은 먹거리로, 송진은 약으로 이용하는 등 생활 속에서 밀접한 관련을 맺어 왔다.

춘궁기에 소나무 속껍질을 벗겨 내어 절구로 짓이겨 떡을 만들어 먹고 연명했다는 일화는 우리 민족이 겪은 가난의 설움을 상기시킨다. 그리고 오래된 소나무 군락지에 가 보면 일제강점기 말에 일제가 전쟁물자로 쓰기 위해 우리 선조들을 강집하여 송진을 채취한 자국이 선명하게 남아 있다. 그럼에도 소나무는 오늘도 묵묵히 우리네 강산을 푸르게 지키고 있다.

산중에서 오래도록 자란 소나무를 만날 때면 유년의 기억이 새록새록 솟는다. 두툼한 소나무 껍질을 벗겨서 작은 조각배를 만들어 냇물에 띄우던 일, 뒷산에서 소나무 가지를 엮어 움집을 만들어 놓던 일, 아궁이에 남은 잿불에 감자를 구워 새까만 검댕을 털어 내며 먹던 일……. 어른들은 몇 년에 한 번씩 소나무 가지를 길게 쳐 내려 몇 지

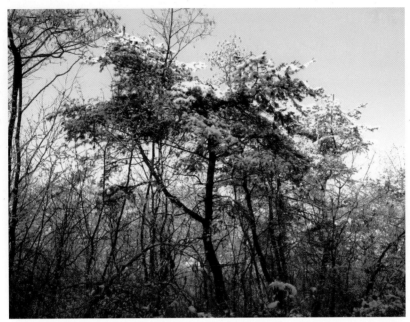

소나무

게씩 지고 와서는 칡넝쿨로 허리를 엮어 울타리를 세웠다. 누렇게 말라 바스라지는 묵은 울타리는 땔감이 되고, 파릇한 새 소나무 울타리에선 솔솔 솔향기가 풍겨 왔다.

우리가 기억하는 토종 소나무는 적송(赤松)과 흑송(黑松)이다. 흑송은 목질 부분의 껍질이 두껍고, 잎사귀는 2침엽으로 하나의 꼭지에 두 개의 잎사귀가 붙어 있다. 반면에 일본강점기에 들어온 미국 리기다소나무는 하나의 꼭지에 세 개의 잎사귀가 붙어 있는 3엽송이며 하단부 껍질이 얇다.

소나무는 잎사귀, 열매, 뿌리, 진액 어느 것 하나 버릴 것이 없는 좋은 약이다.

송실

소나무 열매를 '송실(松實)'이라고 하는데, 5~6월에 푸른 솔방울을 채취하여 잘 말려서 술에 담가 먹거나 끓인 물을 만들어 먹는다. 중풍으로 인한 마비, 기력이 쇠약해서 음식을 먹기만 하면 설사하는 증상, 오장의 기운이 부족한 기허증 환자에게 사용한다. 푸른 솔방울의 성질은 따뜻하고 맛이 달다.

솔방울 달인 물로 입 안을 헹구어 주면 보통은 3~4년은 잇몸질환 재발이 없고 상태가 나쁜 잇몸질환은 2~3개월밖의 효과만 있을 수 있으므로 자주 반복하여 기간을 늘려야 한다. 수차례 반복하면 반드시 좋아지며, 풍치와 치주염에 사용해서 효과를 본 사례가 여럿 있다. 또한 잇몸병을 예방하기 위해서 위의 방법으로 솔방울진액을 만들어서 입가심을 3회 반복하는데, 시간은 1회에 2분 정도 가글하듯 입 안에 머금었다가 뱉는다. 입냄새가 많이 나는 사람도 효과가 있으며 5~6월에 솔방울이 적당한 크기로 자라면 채취해서 냉장이나 냉동 보관해 두었다가 사용해도 된다.

● 송실 진액 만드는 법 _ 5~6월에 토종 소나무의 어린 솔방울(송실)을 1*kg* 정도 따서 깨끗하게 씻어 절반으로 자른다. 솥에 솔방울과 물 3L를 붓고 약한 불로 절반이 될 때까지 달이다가 솔방울은 건져내고 1L가 되도록 달여 솔방울 진액을 만든다. 이가 아프거나 흔들리거나 잇몸이 붓거나, 잇몸에서 피가 날 때 솔방울 진액을 입에 넣고 2분가량 머금고 뱉어 내기를 세 번 정도 반복하면 좋아진다. 솔방울 진액은 체질에는 상관없이 남녀노소 누구나 사용할 수 있으며 먹어도 인체에 해가 없다. 솔방울 진액을 장기간 사용하려면 아홉 번 구운 죽염을 넣어서 냉장 보관해 두었다가 사용하면 된다.

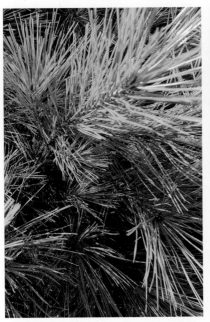
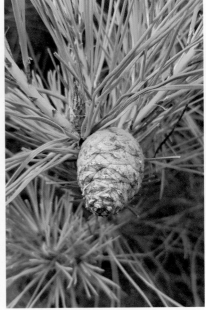

소나무 잎

소나무 열매

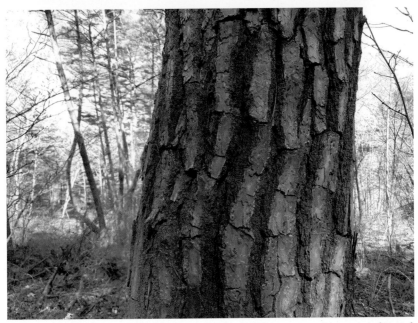

소나무 줄기

송엽

소나무 잎인 '송엽(松葉)'은 비만과 관절염·고혈압·신경마비 증상에 사용한다. 생으로 과일과 함께 소량씩 섞어서 녹즙을 만들어 먹는다. 약술로 담가서 관절통·다리마비·뼛속통증 등에 사용한다.

솔잎을 자연 숙성시켜 만든 솔잎식초는 고혈압·동맥경화·위암·식도암·폐암·대장암·혈액암·심장병·고지혈증·신경통·당뇨 등 다양한 증상에 먹는데 1일 50~80ml를 물 200ml를 희석해서 2~3회에 나누어 먹는다.

솔잎식초 만들기

준비물 흑미 4kg, 솔잎 1kg, 생강 50g, 대추 20알, 누룩 1kg, 엿기름 200g, 물 8L

1. 흑미를 물에 씻어 불려서 찐밥을 만든다.
2. 솔잎 1kg을 물에 씻어서 건져 물기를 뺀다.
3. 대추는 칼집을 넣는다.
4. 찐밥에 솔잎, 생강, 대추를 한데 넣고 5분간 더 찐다.
5. ④의 밥이 완전히 식으면 누룩 1kg을 곱게 부수어 엿기름 200g을 한데 넣고 밥과 함께 버무린다.
6. ⑤를 항아리에 넣고 물 8L를 붓고 밀봉하여 7~10일간 놓아 두면 발효된다.
7. 이후 윗물을 잘 걸러서 다른 항아리에 옮겨 담고 입구를 면으로 봉한 뒤 2년간 그늘에서 발효시킨다.

※ 솔잎식초의 맛은 처음에는 신맛이 상하지만 2년 이상 숙성이 끝나면 신맛과 단맛이 난다.

송지

날이 더워질 무렵 소나무를 만지면 소나무 진이 손에 묻어난다. 이것을 '송지(松脂)'라고 하는데 성질이 따뜻하고 맛이 쓴 한약재로, 오장을 편안하게 하고, 중풍으로 인한 마비를 낮게 하며, 모든 종양성 질환과 뇌종양·원형탈모증·버짐·충치 등에 효험이 있다. 음력 6월에 절로 나오는 송지가 최상품이다. 송지는 독이 있으므로 반드시 법제한 약물을 사용해야 부작용이 없다.

● 송지 법제하는 법 _ 송지 한 근을 끓여서 식기 전에 막걸리에 붓고 식힌 뒤 다시 송지를 꺼내서 끓이다가 새로운 막걸리에 붓기를 수차례 반복해서 알약이나 가루로 만들어 사용한다. 짐승들은 사냥꾼의 총에 맞거나 피부에 상처가 생기면 소나무를 찾아가 송지를 발라서 치료했다. 사람들 또한 송지로 고약을 만들어서 활용했다. 송지 고약은 외상이나 내상 등의 상처에 고름을 빨아 내고 환부를 아물게 해 주는 효능이 뛰어나서 필자의 유년시절에 고약 한두 개쯤은 대부분의 민가에서 상비약으로 가지고 있었다.

송화가루

소나무의 꽃가루인 송화가루를 '황분(黃粉)'이라 하는데, 이것을 오래 복용하면 몸이 가벼워지고 정신이 맑아진다.

동송근

동쪽으로 뿌리를 뻗은 소나무의 뿌리를 '동송근(東松根)'이라고 하는데 기운을 보하는 작용을 한다. 산후골절통·산후풍·관절염·신경통에 약으로 쓴다. 동송근 달인 물에 잘마른 고추를 한데 넣고 찹쌀로 동동주를 빚어 소량씩 약주로 복용하면 된다.

복령·복신

소나무의 진인 송지가 땅속에서 오랜 세월을 먹으면 버섯구균인 '복령(茯苓)'과 '복신(茯神)'이 되고, 이보다 가볍고 영(靈)스러운 것은 '호박(瑚珀)'이 된다.

복령은 소화 기능을 좋게 하고 심신을 편안하게 하며 소변이 막혀서 몸이 붓는 수종(水腫)과 당뇨·건망증·불면증·심신불안·비뇨생식기 질환에 특효하다. 오래도록 가루를 내어 먹으면 얼굴빛이 고와지고 어린아이로 바뀐다 해서 '동자초(東子草)'라고 불리기도 했다.

복신은 복령의 중간 부분에 간혹 있는 소나무 뿌리로, 머리를 맑게 해 주는 효능이 있다. 불면증, 건망증, 자주 깜짝 놀라는 경계증(驚悸症)을 치료한다.

호박은 오장을 편안하게 해 주는 작용이 있고, 부인들의 신경안정제로 사용하며, 임산부들의 산후통을 다스리고 소변을 잘 나오게 하며 오줌의 색이 탁하거나 붉은 증상을 완화시키고 눈병을 치료한다.

불로괴

불로괴는 몸속의 독성을 중화시키고 벌레를 죽여서 건강하게 해 주는 비방으로, 간염·간기능 저하·폐렴·천식 등에 특히 좋다.

수십 년 이상 살아 있는 소나무 뿌리를 잘라서 항아리에 담고 찹쌀로 빚은 술을 넣은 뒤 밀납지로 입구를 덮고 땅속에 묻어 두면 소나무가 찹쌀주를 먹고 뱉기를 반복한다. 보통 1천 일이 지나면 양질의 소나무기름이 만들어지는데 이것을 '불로괴'라고 부른다.『본초강목』에는, "영약 불로괴는 병 없이 늙지 않고 오래 살게 해 준다"고 되어 있다.

천남성 법제에 쓰는 소나무잿불

어린 시절, 마을 어귀에 사는 약초꾼은 천남성을 캐서 소나무잿불에 뭉근히 구워서 구안와사·반신불수 등의 중풍 환자들에 약으로 주었다. 그것을 먹으면 병이 난 지 오래 되지 않은 환자들은 얼마 후 쾌차하곤 했다.

소나무잿불로 천남성을 굽는 것은 천남성의 독성을 중화하고 약성만을 함축시키는 법제법인데 이후 필자는 우담남성을 만들거나 천남성을 이용해서 약을 만들 때 활용하게 되었는데 약성이 매우 좋다.

기운을 보해 주는 전설의 약
산삼

(대보)　(원기 증진)　(면역력 증진)　(해독)　(신경 안정)

'죽은 사람도 살린다'는 산삼은 예로부터 '늙은 부모를 모시는 효자, 효부에게 산신이 준다'고 하여 '영초(靈草)'라고 불려 왔다.

산삼은 산후에 나타나는 일체의 제병질환을 다스리고, 원기를 증진시키는 명약으로, 원산지와 수령에 따라서 약효에 현저한 차이를 보인다. 중국의 역대 문헌에도 우리나라 산하에 자생하는 인삼을 최고의 영약으로 평가해 왔다는 기록이 전해지고 있다.

산삼을 복용하면 일시적인 명현 반응으로 인해 수시간 내지 수십 시간 잠을 자거나 어지러운 증상이 반복적으로 나타나거나 온몸에 열 꽃이 피기도 하는데 사람에 따라서 명현 반응이 있기도 하고 없기도 하다.

산삼은 한반도 북위 30~48도 지점에 드물게 자생하고 있으며, 우리나라에서 발견되는 오래 묵은 산삼은 설악산·태백산·오대산·지리산 등 명산에서 드물게 발견된다.

산삼은 물을 좋아하나 습기를 싫어하고 음지를 좋아하며, 토질이

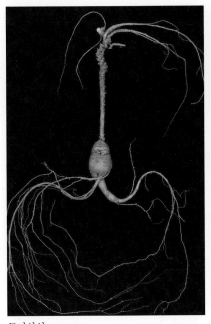
동자산삼

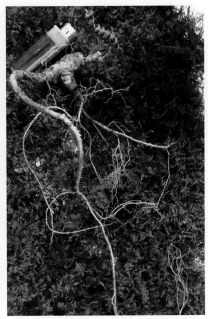
산삼

비옥하고 나무가 우거졌으며 산란광이 들어오는 삼림을 좋아한다. 산삼은 토양의 조건, 수림의 종류, 밀도, 충해, 산불, 짐승들에 의해서 싹과 뿌리에 상처를 입으면 성장을 멈춘 채 잠을 잔다. 생장 여건이 좋지 않으면 최소 3년에서 30년까지 잠을 자는데 이를 '산삼의 휴면'이라고 한다. 산삼이 휴면할 때는 성장을 멈춘 채 싹이 나오지 않고 뿌리가 오그라들거나 딱딱해지며 색이 흑갈색으로 변하고 무게가 가벼워지는 것이 보통이며 이때에 잔뿌리는 거의 떨어지고 몸통에 옆으로 퍼진 가로주름인 황취가 생기는데 이것을 심마니들은 '가락지', '금지환', '옥지환'이라고 부르며, 가락지는 깊고 조밀한 것일수록 좋게 평가한다.

산삼은 휴면하면 뇌두의 모양이 휘거나 굽어지는 것이 특징이며,

충해를 입어서 뇌두가 부러질 경우 약통에서 새로운 뇌두가 형성되고, 뇌두가 잘려진 산삼은 생김새가 괴이할 정도로 구부러져 있다. 이를 '뇌두갈이했다'라고 표현한다.

산삼은 영하 15℃에서 동해를 입지 않으나 재배삼은 영하 5℃만 넘으면 동해를 입는다. 그러므로 산삼과 인삼은 원종은 같다고 하지만 자생환경에 의해 동해를 입는 차이가 나는 이유는 극악한 환경에서 살아남은 자생종의 변이에 의한 것으로 추측된다.

산삼은 깊은 산 우거진 수목의 그늘에서 자라는 음지성 식물이고, 인삼은 산삼의 씨앗을 채취해서 밭에다 인공적으로 해가림 시설을 해서 인위적으로 재배한 것이다. 따라서 산에서 자연적으로 자란 산삼과 밭에서 인공적으로 재배한 인삼과는 약리 효과뿐 아니라 그 모양도 다를 수밖에 없다. 산삼과 재배삼은 종자가 같지만, 산삼의 종자를 밭에서 재배한 역사가 약 300~400년 정도 되었다면 원종은 같은 것이라도 환경적인 소인에 의해서 그 성질이 변할 수밖에 없는 것이다. 그것은 긴 세월 동안 기상과 토질 등의 환경이 서로 다른 데서 생긴 결과이다.

산삼의 수령은 몸통 위에 가느다란 뇌두의 싹 같이 숫자와 몸통에 생긴 황취에 의해서 추정하나 정확한 것은 아니다. 산삼의 잔뿌리에는 좁쌀알처럼 생긴 마디가 있는데 이것을 '옥주주(玉珠)'라고 부르며, 이것은 매년 양분을 흡수하기 위해 생겨났다가 가을에 떨어진 흔적이다. 또한 사마귀 알처럼 둥근 모양으로 생긴 혹이 있는데 이것은 옥주선충에 의한 충해를 입었던 자리가 아물어서 생긴 것이다.

산삼은 한 개의 몸통에서 환경의 변화 등에 의해 뇌두 중간 부분에 측근이 새로 생기고 또 이것이 비대해지면 몸통만큼 크게 되면서 그

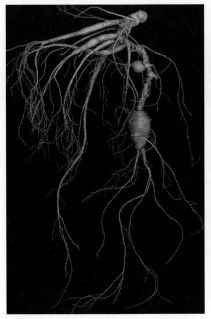
용두삼

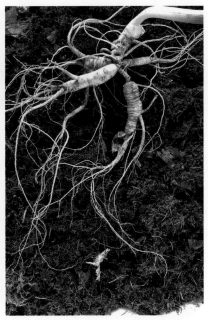
산삼

옆으로 또다시 잔뿌리가 커지면서 한 개의 몸통에서 또는 뇌두 주변에 3~5개의 몸통이 생겨난 산삼을 '양각연절삼'이라고 부르는데 양의 뿔 모양과 흡사한 데서 비롯된 말로, 이런 산삼은 1백 년 이상의 세월이 흘러야 생기는 모양으로 매우 귀해서 예전에는 임금이나 황제만이 먹었다.

옛 문헌인 『임원경제지』에 기록된 야생산삼의 자생 조건 중 최상의 지역은 울창한 옻나무 군락이며 이곳에서 자생하는 산삼은 품질이 우수하다는 기록이 전해져 오고 있다. 옻나무 낙엽에는 유기 환원 물질과 약리 성분이 다량 함유되어 있으므로 부엽토화 과정에서 유기물이 직접적으로 뿌리식물인 산삼의 영양원으로 흡수되기 때문인 것으로 판단된다. 옻나무 잎사귀와 목질에는 천 년 동안 썩지 않은 방부 물질, 우루시올이라는 항암·항염 성분이 다량 들어 있는 것으로 알려져 있다. 근래에는 옻나무가 암을 치료하는 신약 소재로 무한한 가능성이 있다는 정보가 언론에 나오기도 했으며, 이로 인해 다각도의 연구가 진행중이다.

수년 전 외국에서는 설탕단풍나무 숲에서 재배하는 인삼의 약리 효과가 일반 노지나 기타 산림보다 우수하다는 과학적인 결론을 얻었다. 설탕단풍나무의 잎사귀에 함유되어 있는 당원이 부엽화되면서 식물의 환원 물질로 작용한다는 사실을 발표했다.

산삼은 주로 새를 통해서 번식되어 왔으며, 청설모와 다람쥐 등에 의해서도 번식이 이루어진다. 새에 의해 번식된 산삼을 '조복삼'이라고도 부른다. 그런데 필자가 관찰한 바로는 청설모에 의한 번식이 더 많은 듯하다.

산삼은 생긴 형태와 수령에 따라서 천종·지종·야생종 등으로 구분하고 있지만, 산삼을 취급하는 사람들의 개인적 의견에 의해 다소 차이가 있다. 그리고 심마니들의 한결같은 평생 소원은 오래 묵은 천종산삼의 발견이기에 산행에 앞서 몸가짐을 청결히 하고 육식을 삼가한다.

산삼이 처음 발견된 곳을 '생자리'라고 부르며 몇 년 전 누군가에 의해 발견된 곳을 '구광자리'라고도 부른다. 산삼은 '캔다'는 말보다는 '돋운다'는 말을 사용하며, 산삼 채굴 과정에서 실오라기만 한 잔뿌리 하나라도 다치면 산삼이 놀란다 하여 '경삼'이라고 부르는데, 경삼을 먹으면 사람이 놀란다 하여 산삼을 평가할 때 큰 흠이 된다.

오래 묵은 산삼을 캐는 사람들은 대부분 꿈을 꾸는데 꿈에 초상집을 가고 상여를 매거나 짐승이나 사람을 죽이는 흉악한 꿈을 꾸고 여인의 나체 또는 벌거벗은 어린아이와 죽은 시체를 만지는 등의 일반적으로 불길하다고 생각되는 꿈을 길몽이라고 한다.

산삼과 꿈은 매우 밀접해서 꿈과 관련된 많은 설화가 전해지고 있으며 근래에도 로또 복권 등 온갖 횡재와 꿈은 늘 이야기꽃을 피우기도 한다.

유년기부터 산삼을 캐러 다닌 김 모 노인은 한자리에서 수백 뿌리의 산삼을 캐는 횡재를 했다. 전날 밤 꿈에, 바위 밑에 사람이 있는데 반드시 그 사람을 죽여야 한다기에 큰 돌을 들어 바위 밑으로 던지자 바위 밑과 산비탈 전체가 새빨간 피범벅이 되면서 놀라서 깨어났다. 그리고 다음 날 꿈에 본 듯한 커다란 바위 아래에서 수백여 뿌리에 산삼을 발견하게 되었는데 새빨간 씨앗이 산비탈 전체에 덮여 있었고, 산삼이 무리 지어 수백 년간 한곳에서 자생해 온 것으로 추측했다.

문헌에 기록된 인삼의 약성을 보면, 인삼의 기는 따뜻하므로 신체의 발육을 촉진한다. 따라서 강장·보양·지사·안신·거담·온열 작용이 있고, 맛은 달아서 비위장을 튼튼히 하여 근육 이완 작용과 피로 해소·면역력 증강·해열·해독·양혈·보음 등의 작용을 한다. 인삼의 주된 작용은 오장육부의 기운을 보해서 원기를 증진시키고 만성피로를 해소하고 면역력을 증진하는 것이다.

예로부터 산삼은 정력을 강화하는 명약으로, 사대가의 남자들이 자식이 없고 병약할 때 산삼을 먹여 자식을 보았다는 이야기가 전해지고, 팔순 노인이 산삼을 먹고 회춘하여 득남했다는 실화가 전해져 오고 있다.

산삼은 심신이 허약해서 생기는 증상을 진정시키고 산삼의 따뜻하고 쓴 기운은 정신을 맑게 하는 효능이 있다. 또한 혈액순환을 촉진하므로 손발이 차가운 증상에 매우 좋고, 몸속의 여러 병리적인 나쁜 기운을 몰아내는 작용 또한 우수하다.

산삼은 몸속의 진액을 보충시켜서 당뇨와 같은 만성 증상에 갈증을 멎게 하고 원기를 증진시켜 주므로 지력을 북돋워 두뇌를 명석하게 하는 작용을 한다.

산삼의 가장 큰 약성은 외부로부터 몸속으로 침입하는 모든 병인에 대한 저항력을 키워 준다. 오장의 기운이 허약해서 생기는 질병과 생식기능이 허약해서 야기되는 음한·유정·유뇨 등을 치료하며, 폐결핵 등의 소모성질환을 개선하는 작용이 뛰어나다. 또한 소화기를 보호하고 정신을 안정시켜 주며 오래된 해수와 천식으로 인한 가래가 멎지 않는 증상을 치료한다. 그리고 광물성을 약물의 독성을 해독하는 작용이 있고, 학질·소변불리·임질·구토·설사 등을 낫게 하며, 중풍·뇌일혈·뇌혈전증 등으로 야기되는 반신불수와 구안와사에 효과가 있다.

산삼 먹는 법

산삼을 복용하기 전날 저녁밥은 굶고 자는 것을 원칙으로 하며, 이른 새벽이나 잠자리에 들기 전에 생삼으로 최대한 오래 씹어서 먹는다.

산삼의 크기가 큰 것은 반으로 나누어 먹는 것이 흡수가 잘되며, 가능하면 이틀 간격으로 복용하는 것이 좋다. 산삼의 뇌두에는 열독이 있으므로 싹과 함께 술에 담가 두었다가 웅담·사향과 함께 중풍 등의 증상에 복용하면 매우 좋다.

산삼은 쇠를 꺼리는 약재이므로 쇠붙이에 닿거나 쇠칼로 자르는 것은 금물이며, 산삼을 복용한 후 최소한 2~3일간은 술을 금하고 녹두·콩·미역·김·다시마·파래·어패류·해조류·개고기·술·커피 등의 음식을 피해야 한다. 또한 일주일간은 부부관계를 하지 않는 것이 좋다.

인삼의 재배가 체계화되기 전에 문헌에 기록된 인삼은 현재의 산삼이다. 당시에는 인삼의 채취가 야생 상태에서 이루어졌기에 부득이 산삼이라는 예칭을 사용해야 할 이유가 없었고, 이것이 노지 재배화되면서 품질의 구분 조건으로 산삼과 인삼의 약명을 달리 부르게 된 것이다.

통풍과 류머티즘을 치료하는
개다래

통풍　　암　　관절질환　　중풍　　요통

　신록이 푸른 여름날에 새하얀 점무늬 위장복을 두른 듯 특이한 모습의 개다래는 우리나라 전국의 산과 계곡에 소군락으로 자생한다. 줄기는 5~10m까지 자라며, 마주나는 계란 모양의 잎은 끝이 날카로우며, 꽃이 필 무렵에 가지 끝의 상반부 또는 전체가 흰색으로 변한다. 꽃은 6~7월에 흰색으로 피고, 과실은 긴타원형 또는 원형으로 매운맛과 독특한 향이 있다.

　개다래는 열매와 줄기를 약용하는데, 열매를 한약명으로 '목천료(木天蓼)'라고 부른다. 벌레가 들어 있는 충영(蟲癭)은 통풍 및 류머티즘 관절염과 몸을 따뜻하게 하는 약으로 사용한다.

　개다래 벌레집과 열매, 줄기 잎 등에는 이리도미르메친 · 이소이리도미르메친 · 디히드로네페타락톤 · 이소디히드로네페타락톤 등의 성분이 들어 있는 것으로 알려져 있다. 이 중 네페타락톤 성분은 유럽에서 오래전부터 고양이가 좋아하는 풀인 네페타카타리아의 주요 성분으로, 이 물질은 식물 추출물을 증류할 때 106~109℃에서 얻을 수 있

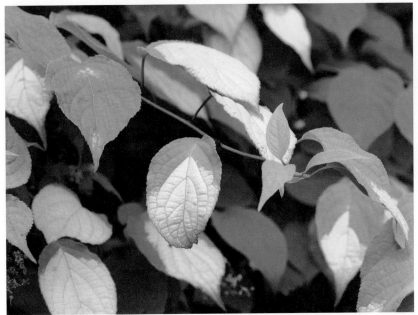

개다래

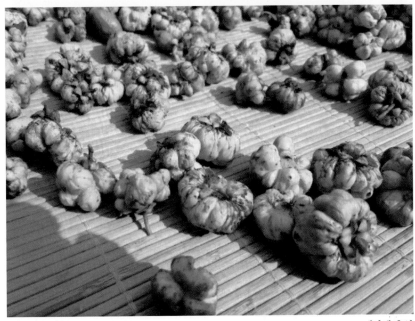

개다래 충영

는데 이를 '마타타락톤'이라고 부른다. 고양이과 동물들이 이 물질을 먹거나 냄새를 맡으면 성적 흥분을 느끼며 일종의 최음제가 되어 성격이 사나운 호랑이, 사자와 같은 고양이과 동물이 온순해진다. 개다래 뿌리를 캐어 고양이과 동물에게 주어도 비슷한 반응을 보인다.

개다래 열매는 초가을에 따서 수증기로 쪄서 햇볕에 말려서 약으로 쓰는데, 이는 열매 속에 들어 있는 벌레가 성충이 되면서 열매를 갉아 먹는 것을 예방하는 방법이다.

개다래 열매의 맛은 쓰고 떫으면서 맵고 성질은 뜨거우면서 독은 없다. 혈액순환을 촉진하고 몸을 따뜻하게 한다. 중풍 · 구안와사 · 냉증 등을 치료하며, 특히 염증을 삭이고 몸속의 요산을 몸 밖으로 배출시켜 통증을 억제하는 효과가 크다. 통풍과 류머티즘 관절염으로 양방 치료를 수년간 해 오던 환자가 차도가 없자 개다래를 복용한 이후 치병된 사례가 많다. 통풍에는 개다래만 한 약초가 드물며, 우리나라에 자생하는 것이 우수하다.

● 만성요통 _ 개다래나무 뿌리 40g에 물 1.5L를 붓고 절반이 될 때까지 달여서 하루 3~4회 나누어 먹으면 좋다.

● 각종 피부염, 백전풍, 오래된 이질 _ 열매를 말려서 가루 내어 먹거나 달여서 음용수 또는 알코올 함량 30% 이상 되는 술에 담가서 3~4개월 쯤 뒤에 식후 약으로 먹으면 좋다.

● 통풍 · 관절염 _ 개다래 열매 10~20g에 물 3L를 붓고 반으로 줄 때까지 달여서 하루세 수시로 다 마신다. 또 만병초 · 겨우살이를 달인 물과 함께 먹거나, 개다래 20g에 물 4L를 붓고 2L로 달여서 꾸준히 섭취하면 치료된다. 또 개다래 열매(생것) 600g에 찹쌀로 빚은 알코올 함량 30% 이상의 소주 5L를 붓고 6개월간 밀봉해 두었

다가 식후 약술로 소주잔 반 잔 내지 한 잔을 매일 마시면 대부분의 증상이 호전 또는 치료된다.

● 뼈 마디가 쑤시고 아프면서 팔다리의 관절의 움직임이 자유롭지 못할 때 _ 개다래와 독활을 같은 양으로 달여 먹으면 좋아진다.

의서 『태평성혜방』에 의하면, 개다래는 백전풍(백반증)의 치료에 쓰인다. 천마 600g, 개다래 1.8kg을 잘게 부수어 물 60L를 은으로 만든 솥 또는 돌솥에 넣어 24L가 될 때까지 달여서 건더기를 걸러내고 약한 불에 물엿처럼 졸여서 매 식전에 형개 · 박하를 넣은 술로 반 숟갈씩 복용하면 좋다고 되어 있다.

개다래술

개다래로 만든 약술은 통풍 · 관절염 · 신경통 · 신장염 · 근육통을 개선하는 효과가 있다.

개다래술 만드는 법

재료 개다래 20kg, 물 600L, 수수쌀 10말, 검은콩 2말, 누룩 6kg, 항아리
1. 개다래에 물 600L를 붓고 물이 200L가 될 때까지 달인다.
2. 개다래 달인 것을 베보자기에 걸러서 건더기를 버리고 물만 사용한다.
3. 수수쌀과 검은콩을 물에 넣어 함께 불린 뒤 쪄서 식힌다.
4. 개다래 달인 물을 항아리에 담고 누룩도 부수어 항아리에 넣은 뒤 21일간 숙성시키면 좋은 약술이 된다.
5. 개다래술을 1일 2회씩 한 컵씩 데워서 먹는다.

예전에 설악산 산행 중에 개다래 열매를 다래로 오인하고 씹다가

입안 점막에 화상을 입어서 고생했다는 등산객을 만난 적이 있다. 이 사람은 필자를 만나기 전까지 개다래를 독성이 많은 약으로 믿고 있었다. 그래서 개다래의 약성과, 개다래로 통풍 환자를 치병케 해 준 이야기를 들려 주었다.

10여 년 전 통풍으로 인해 발등이 곪아소 환부에서 석회질이 나오는 환자가 있었다. 만병초 달인 물로 개다래 가루를 복용하게 하자 곧 호전되어 치료되는 것을 보고 개다래가 통풍 치료의 명약임을 확인할 수 있었다.

통풍이란?

통풍은 나이가 많을수록, 그리고 혈액 중에 요산의 농도가 높을수록 발병율이 높아진다. 요산은 음식을 통해 섭취된 퓨린을 인체가 사용하고 남은 산물로, 혈액·진액·관절 내에서는 요산염의 형태로 존재한다.

요산은 대개 육류와 동물의 내장, 술의 다량 섭취 및 과체중으로 몸속에 쌓이는데, 정상인의 경우 요산이 쉽게 소변으로 배출되지만 혈액 속에 요산의 농도가 높은 사람은 술과 육류의 과다 섭취 시 몸속의 요산이 쌓여서 통풍으로 전환된다. 통풍은 엄지발가락 마디가 바늘로 찌르는 듯 쑤시고 아프며, 환부에 옷깃만 스쳐도 흰 호랑이가 물어뜯는 것과 같이 아프다고 해서 '백호풍(白虎風)'이라고도 한다.

통풍 환자는 자연식으로 구성된 식이요법과 운동 등을 병행하며 특히 알코올은 요산의 합성을 촉진하면서 배설을 억제하므로 술을 먹지 말아야 한다. 또한 육류 및 내장류, 기름진 음식, 청어·정어리·고등어 등 등푸른생선류에 퓨린 성분이 많으므로 멀리해야 한다.

통풍은 여성보다 남성에게서 많이 발병하는데, 남성은 나이가 들수록 콩팥에서 요산을 처리하는 능력이 감소하는 반면 여성은 폐경기까지 요산 처리 능력이 유지되기 때문이다. 통풍은 주로 엄지발가락과 발등에 주로 발병해서 극심한 통증을 유발하는 고질병으로 재발도 잘된다.

골다공증에 좋은
고로쇠나무

골다공증　위암　위궤양　폐암　가래

　가을에 강원도 인제와 양구의 깊은 산 물줄기를 따라 올라가면 달걀 모양의 잎에 홍황색 단풍이 아름다운 고로쇠나무가 있다. 고로쇠나무는 잎과 가지에 독특한 향기가 있으며 줄기가 매끄럽고 연해서 잘 부러지고 검푸른 광택이 난다.

　고로쇠나무는 낙엽이 진 겨울에 가지와 줄기를 잘게 썰어 약으로 사용하는데, 각종 위장질환과 소대장질환, 폐질환에 특효한 것으로 알고 있는 사람은 많지 않다. 몸이 차서 소화가 안 되고, 음식을 먹고 쉽게 체하는 증상에 생강과 함께 차로 마시면 특히 좋다.

　예로부터 나무에 물이 오르는 이른 봄이면 고로쇠나무 수액을 당뇨병과 골다공증약으로 사용해 왔다. 고로쇠수액은 뼈에 좋은 칼슘이 많이 들어 있어서 뼈에 유익하다는 뜻으로 '골리수(骨利水)'로 불렸다. 고로쇠 수액은 눈 녹은 이른 봄 일교차가 심한 야간에 특히 많이 나오는데, 오래된 나무에서 매년 수십 L 이상의 수액이 나오는데, 달콤한 맛이 일품이라서 일명 '달개수'라고 불리고 있다.

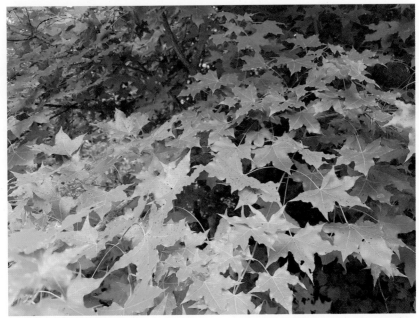

고로쇠나무

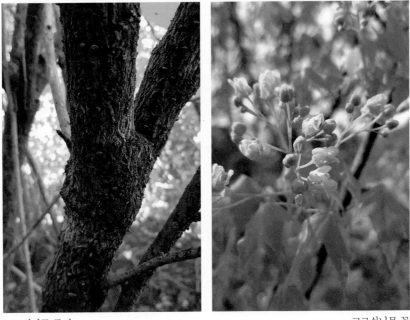

고로쇠나무 줄기

고로쇠나무 꽃

고로쇠나무는 뿌리, 줄기껍질 등 나무 전체를 약으로 사용하는데, 1일 30~40g씩 달여서 여러 날 먹으면 각종 암에 항종양 효과가 있다.

고로쇠 수액은 몸속의 나쁜 균을 죽이는 살균 작용을 하며, 새살이 돋아나게 항생 효과가 있다. 만성화된 소모성질환으로 허약해진 체력을 튼튼하게 하여, 매일 500ml~1L 정도 꾸준히 마시면 모든 피로와 일체의 잔병을 없애 준다. 특히 암 환자의 경우, 몸속의 노폐물이 많고 저항력이 떨어지므로 식물성 발효균의 섭취를 많이 하는 것이 좋은데, 이때 고로쇠 수액으로 만든 식초를 사용하면 도움이 된다.

고로쇠 수액을 마실 때는 온돌방에 불을 지펴 아랫목에 지난해 베어 놓은 묵은 쑥을 펴 놓고 그 위에서 이불을 덮고 땀을 내면서 며칠 동안 고로쇠수액을 마시면서 겨우내 추위 등으로 움츠렸던 몸을 추스리고 보충해서 질병을 예방했다.

고로쇠나무 이용법

● 몸이 차거나 위가 냉하여 소화가 안 될 때 _ 고로쇠나무·생강 각 30g에 물 3L를 붓고 반으로 줄 때까지 달여서 하루에 수시로 다 마신다.

● 위암·위궤양 _ 고로쇠나무·상황버섯·느릅나무·어성초·번행초·수수쌀을 한데 달여서 꾸준히 먹으면서 사리간장을 겸복하면 좋다.

● 위암 _ 고로쇠나무·느릅나무 뿌리·생강·상황버섯 각 20g, 화살나무·번행초 각 10g에 물 3L를 붓고 2L가 될 때까지 약한 불로 달여서 음용수로 상복한다. 처음에는 1일 100ml를 여러 번 나누어 먹다가 차츰 늘려서 사용해야 한다.

● 폐암 _ 고로쇠나무·짚신나물·산도라지·상황버섯·지치 등을 함께 달여 꾸준히 마신다.
● 폐암으로 기침이 심하면서 가래가 끓을 때 _ 유황오리 삶을 고기를 먹으면서 마가목 열매·배암차즈기·꾸지뽕나무·영지버섯 각 20g에 물 3L를 붓고 2L가 되도록 달여서 음용수로 먹는다. 처음에는 1일 100ml를 여러 번 나누어 먹다가 차츰 늘려서 사용해야 한다.

이 밖에도 위십지장염 및 궤양, 소대장염, 감기, 고지혈증, 변비, 몸이 찬 증상 등에 두루 사용한다.

고로쇠간장

민간에서 고로쇠 수액으로 간장을 담가 당뇨병 등에 식약으로 먹었다.

고로쇠간장 만드는 법

재료 고로쇠 수액 20L, 소금 10kg, 메주 2~3장
1. 항아리에 고로쇠 수액을 넣고 소금을 잘 푼다.
2. 그 안에 메주 2~3장을 한데 넣고 1개월간 두면 간장이 생긴다.
3. 메주를 꺼내어 손으로 주물럭거려 다른 항아리로 옮겨 된장을 만든다.
4. 간장을 떠내어 한 시간 정도 끓여서 식혀 다시 항아리로 옮겨 담아서 양지 바른 곳에서 오래 숙성시키면 양질의 고로쇠 간장이 된다.
※ 아홉 번 구운 죽염과 서목태 메주를 사용하면 당뇨병 등에 더욱 좋은 약용 간장이 된다.

고로쇠 유황오리탕

민간에서는 고로쇠나무와 유황오리를 한데 넣어 약을 만들어 각종
암에 약으로 먹었다.

고로쇠간장 만드는 법

재료 유황오리 1마리, 고로쇠나무 1*kg*, 살아 있는 다슬기 3*kg*, 마늘 1접, 금
  은화·민들레·짚신나물·초사인·신곡·유근피·지치·황기·대추 각
  200g, 감초 60g, 물 20L

1. 위 재료를 한데 넣고 오래 끓여서 오리고기가 흐트러지면 건더기를 건져내
  고 뜨거운 물 10L를 추가한다.

2. 다시 오래 달이면서 기름을 걷어낸 뒤 약물이 10L가 될 때까지 끓여서 15
  일간 나누어 먹는다.

3. 10일 뒤 다시 유황오리 1마리를 이와 같이 끓여 먹는데 2~3마리 해 먹으
  면 웬만큼 기력이 회복된다. 이때 7~8마리를 더 만들어 먹는다.

당뇨병과 고혈압에 좋은
고욤나무

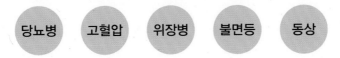

더러 마을 어귀에서 작은 감 모양의 무수한 열매를 달고 있는 울창한 나무를 볼 수 있다. 얼핏 감나무로 오인하기도 한다.

고욤나무는 감나무과의 갈잎큰키나무로, 키가 10m 이상 자라며 추위를 잘 견디는 수종이다. 껍질은 어두운 회색으로 불규칙하게 갈라지고 잎은 어긋난 타원형으로 두껍고 끝이 뾰족하며 가장자리가 밋밋하다.

잎 뒷면은 회녹색이고 잎맥 위에 굽은 털이 있고 암수딴그루로 어린 가지 밑 부분의 잎겨드랑이에 종 모양의 작은 연노란색 꽃이 핀다. 성숙한 열매는 지름 1.5cm 크기의 검은자주색으로, 여물기 시작할 때는 연한 노란색이었다가 다 익으면 어두운 자줏빛으로 변하면서 열매 껍질 표면에 흰 가루가 덮인다. 맛이 몹시 떫어서 항아리에 저장해 두었다가 먹어야 한다. 항아리에 볏짚을 넣고 오랜 시간 놓아두면 떫은 맛이 없어지고 단맛이 강해진다.

열매의 생김새에 따라 여러 가지 품종으로 나뉘지만 약으로는 동일하게 사용한다. 한방에서 열매를 따서 말린 것을 '군천자(君遷子)'라 하여 당뇨와 번열증(煩熱症) 등에 사용한다. 열매의 모양이 마치 소젖 꼭지를 닮았다고 하여 '우내시(牛奶柿)'라고도 한다. 감보다 열매가 작다고 하여 '소시(小柿)'라고 하는데, 열매가 작고 검은색 또는 노란색으로 익는 것이 고욤나무이고, 어린 가지에 털이 있는 것을 '민고욤나무'라고 한다.

고욤나무 열매는 10~11월에 채취해서 약으로 사용하는데, 성질이 차갑고 독이 없다. 맛이 달고 떫으며 설사를 멈추게 하고 소갈증을 해소해 주며 가슴이 답답하면서 열이 많은 증상을 없애 주고 피부를 윤택하게 만든다. 고욤은 민간에서 혈액을 맑게 해 주고 면역을 증진시켜 주면서 심혈관기계 질환에 약선식으로 사용해 왔다. 각기병·콩팥염·복수·방광염에 많이 먹으면 소변이 많아지고 고혈압과 중풍에도 좋다. 고욤은 딸꾹질을 멈추게 하는 효능도 있다.

고욤의 탄닌 성분은 혈압을 뚜렷하게 내리는 작용을 한다는 사실이 임상 실험에서 밝혀졌다. 그러나 고욤 열매는 몸을 차게 하는 성질이 강하여 많이 먹으면 설사하며 임산부는 유산될 수 있으므로, 신경통·류머티즘·부인병과 같은 냉병에는 많이 먹어서는 안 된다.

소변이 잘 나오지 않거나 희뿌옇거나 누런 탁한 색이면서 잘 나오지 않고 아랫배가 당길 때에도 고욤 열매가 좋은데 이때 가오리를 함께 먹으면 더욱 좋다. 가오리를 요리할 때 고욤을 넣거나 고욤으로 만든 식초를 넣고 가오리무침을 만들어서 먹으면 며칠 내로 좋아진다.

고욤 열매를 탕제 등으로 복용하는 중에는 감수·대극·원추리·술·참기름을 금하고, 복용 후 30분 이내에는 물을 적게 마시는 것이 좋다. 물을 많이 먹으면 냉기(冷氣)를 더하게 하며 기침이 잦아진다.

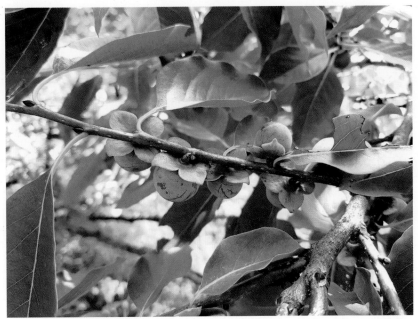

　고욤이 덜 익었을 때는 떫은맛이 강하지만 서리를 맞고 겨울철에 마른 나뭇가지에 매달려 있는 고욤을 먹으면 단맛이 난다.

　덜 익은 고욤 열매는 옷감의 물을 들이는 염료로 사용하며, 생것을 짓이겨 백납증에 환부에 자주 갈아붙이면 효과가 있다. 또한 동상 치료에도 고욤나무의 덜 익은 열매를 사용한다. 덜 익은 열매 1kg에 물 6L를 붓고 오랜 시간 달여서 동상 입은 부위를 담그는데 빨간 실핏줄이 있으면 환부를 사혈한 뒤 담그면 동상으로 인한 증상이 사라진다.

　고욤나무 잎은 감나무 잎보다 약효가 좋다. 잎에는 비타민 C와 P가 많이 들어 있어 혈압이 높아지는 것을 예방해 주고, 혈액 속 콜레스테롤의 양을 줄여 준다. 특히 알칼리 성분이 많아 탁해진 혈액을 맑게 해 주고, 림프구의 면역력을 높이며 백혈구의 탐식 기능을 올려 줌으로써 유기체의 저항성을 높여 준다.

고욤나무 잎을 오래 달여 마시면 당뇨병·고혈압·결핵성 망막출혈·변비·위장병 등이 치료되며, 불면증·두통·신경증·습진·심장병·알레르기성 여드름에도 효과가 있다.

고욤 탄닌즙

고욤의 탄닌은 방부 작용이 있어서 물에 풀리지 않기 때문에 나무물통의 도료 또는 우산 종이를 만드는 데 사용한다.

익지 않은 고욤을 다서 잘 갈아 나무통에 넣고 여기에 약간의 물을 넣은 뒤 하루 한 번씩 골고루 저어 주면서 5~6일 동안 놓아둔다. 이것을 천으로 걸러서 찌꺼기를 짜 버린다. 거른 물을 어둡고 찬 곳에 6개월 동안 놓아둔다.

고욤 탄닌즙은 뱀이나 벌레에 물린 상처, 동상, 화상에 치료 효과가 있다. 고욤 탄닌즙 10*ml*에 무즙을 같은 양으로 섞어서 하루 두세 번 식전에 먹는다. 7일 동안 먹고 3~4일 끊었다가 다시 먹는다. 무즙을 함께 먹는 이유는 고욤의 떫은 성분인 탄닌에 의해서 변비가 더 심해질 수 있기 때문에 변비를 막기 위해서 사용한다. 무즙이 매우면 약간 끓여서 사용하면 된다.

고혈압에 좋은 고욤식초

고욤으로 만든 식초를 아침저녁으로 생수에 희석해서 마시면 고혈압 환자에게 특별한 효능이 있다. 또한 술을 좋아하는 애주가들의 숙취 해소에 고욤초를 오이즙에 타서 먹거나 황태를 끓여서 고욤초를 타서 마시면 더욱 좋다. 고욤초의 각종 비타민과 북어에 들어 있는 메

티오닌 성분은 궁합이 잘 맞고 흡수가 잘된다. 이것이 번거로우면 생수에 고욤초를 타서 마시기만 해도 훌륭한 숙취 해소 음료가 된다.

고욤식초 만드는 법

재료 고욤 10*kg*, 막걸리 20L, 누룩 2*kg*, 항아리

1. 고욤이 서리를 맞아서 물렁해지면 꼭지를 따 버리고 항아리에 담아 둔다.
2. 여러 날이 지나 곰팡이가 생기면 막걸리 웃물인 맑은 술을 붓고 누룩을 불에 구워 넣는다.
3. 항아리 입구를 밀지 여섯 겹으로 단단히 동여매어 벌레가 들어가지 못하게 한다.
4. 3개월 뒤 다시 항아리에 물을 붓고 입구를 무명보자기로 묶어서 벌레가 들어가지 못하게 해서 6개월간 숙성시키면 고욤식초가 만들어진다.
5. 항아리에 있는 식초를 다 꺼내 먹으면 항아리에 다시 술을 붓고 구운 누룩을 넣는다. 이렇게 하면 몇 해가 가도록 더 이상 고욤을 더 넣을 필요가 없으며, 그 맛이 매우 달고 신 고욤초가 된다.

갑상선질환, 임파선염에 좋은
단풍마

갑상선 질환   가래   요통   타박상   암

단풍마는 민간에서 갑상선질환에 효과가 좋은 것으로 알려져 있다. 전국의 산과 들에 자생하는 여러해살이 덩굴식물로, 뿌리를 약으로 쓴다. 약명으로 '천산룡(穿山龍)'이라고 부르며, 단풍마와 비슷하게 생긴 부채마와 국화마 모두 약명과 쓰임새가 같다.

단풍마는 잎사귀의 모양이 단풍나무 잎과 비슷하게 생긴 데서 비롯된 이름이다. 줄기 덩굴은 2~3m까지 자라며, 뿌리는 옆으로 뻗으면서 가지를 치는데, 굵은 뿌리 옆에 잔뿌리가 돋아 있고 뿌리 전체가 단단하고 매끄러우면서 코르크층 얇은 막이 덮여 있다. 생명력이 강하여 한두 포기가 씨앗으로 번식되면 주변이 삽시간에 단풍마 군락지로 바뀐다.

단풍마는 혈액 속의 노폐물을 배출하여 혈액순환을 원활하게 해 주고, 소화 기능을 촉진하여 음식으로 인한 체기를 제거해 주고 콩팥 기능을 튼튼하게 해 주어서 소변을 잘 나오게 한다. 또한 피를 맑게 해 주어 고지혈증을 치료하고, 동맥경화와 심근경화증에 좋은데 특히 갑

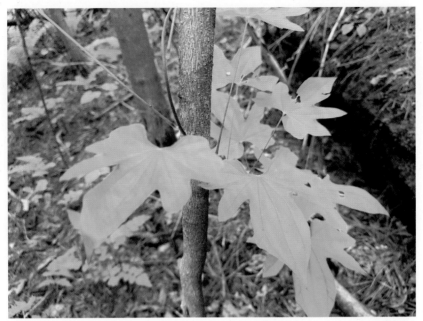

단풍마

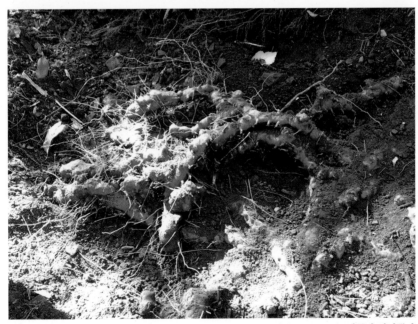

단풍마 덩이뿌리

상선종을 비롯한 갑상선기능항진 등에 뚜렷한 개선 효과가 있다.

중국의 임상보고에 의하면, 단풍마 뿌리를 알코올로 여과하여 농축 증류한 엑기스롤 갑상선종양 환자에게 복용시켜서 70% 이상의 환자에게서 유효한 효과를 거두었고, 갑상선기능항진증 환자에게서도 안구돌출 증상은 현저히 호전, 치료되었고, 심계항진, 손의 다한증 및 수전증 등의 증상도 개인의 차이는 있었지만 모두 호전되었다는 보고가 있다.

갑상선기능항진 또는 저하 증상이 있으면 부인들의 임신이 제대로 되지 않는데 이때 단풍마를 사용하면 효과를 볼 수 있다. 갑상선암을 비롯한 임파선 종양에도 단풍마와 함께 선화삼을 사용하면 대부분 호전된다. (선화삼은 병리적인 외사로 인한 기혈의 순환장애로 막혀 있는 모든 곳을 뚫는 힘이 강력해서 놀라운 효과가 있는데 전문가에 의해서 반드시 법제된 약을 사용해야 부작용을 예방할 수 있다.)

천식으로 인한 기침, 가래에 속썩은풀(황금)과 도라지, 단풍마를 함께 사용하면 좋다.

단풍마는 항암요법 중 방사선 치료의 부작용을 줄이는 효과가 있는 것으로 알려져 있고, 부작용 없이 고혈압을 치료하는 약이다.

북한의 『동의학사전』을 보면, 단풍마는 원인을 알 수 없는 요통이나 타박상에 효과가 있고, 녹말이나 당분이 많이 들어 있어서 춘궁기에 귀중한 식량 자원으로 사용했다고 한다. 또한 '뮤신'이 들어 있어서 음식물 분해 시 소화기관의 흡수를 도와주며, 위염 및 각종 염증성 질환을 치료하고, 폐결핵·암과 같은 소모성질환에 대한 면역력을 증강하는 약초로 두루 사용해 왔다고 되어 있다.

단풍마를 술에 담가 먹으면 자양강장 효과를 비롯한 중풍으로 인한 마비증상과 화농성골관절염, 어혈과 담이 든 증상 및 심장 근육 통증 억제 효과와 각종 질병에 대한 면역세포를 활성화하는 효과가 있다.

특히 갑상선암 · 임파선암 · 폐암 · 혈액암에 어성초 · 화살나무 뿌리 등을 함께 사용하면서 선화삼을 함께 사용해서 좋아진 보기가 있다.

신장이 허약해서 야기된 허리통증과 남성들의 고환이 당기면서 아픈 산증 및 근육과 뼈마디가 저리고 마비되는 증상에 효과가 크다.

단풍마는 흔한 약초이지만 쓰임새에 대해서 알고 있는 사람들이 많지 않기에 폭 넓게 사용되지 못했던 귀중한 약초 자원이다. 예전에 경남 통영 쪽에서 갑상선 질병을 잘 고치는 스님이 있었는데 수은을 법제해서 쑥 위에 올려놓고 그것을 태워 연기를 마시게 한 후 단풍마로 먹는 알약을 만들어 치료했다. 수은은 맹독성 약물이지만 법제하여 독성을 제거한 후 사용하면 나병과 같은 각종 난치성 피부병을 비롯한 갑상선암 · 암파선암 · 혈액암에 특효한데, 신의로 불리던 장병두 옹은 자신만의 독자적인 법제술로 수은을 처방에 응용해서 병원에서 포기한 수많은 난치병 환자를 치료해 주었다.

단풍마는 1일 30~40g을 사용한다. 독이 없어서 많이 먹어도 큰 탈이 나지 않으며, 뿌리의 겉껍질을 제거하고 수증기로 쪄서 말린 뒤 백복령과 함께 가루 내어 1일 10~15g씩 꾸준히 먹으면 위와 폐가 튼튼해지고 소변이 잘 나오면서 피부가 어린아이처럼 고와진다.

단풍마는 산간지방 밭 주변을 침범하여 자생지를 넓혀 가는 끈질긴 생명력 때문에 농부들이 몹시 싫어하는 잡초이다. 그러나 질병을 다스리는 쓰임새를 안다면 새로운 시각으로 평가할 것이다.

신경통과 관절염에 좋은
땅두릅(독활)

(중풍) (신경통) (관절염) (근육통) (몸살감기)

독활로 잘 알려진 땅두릅은 전국 각지의 양지나 반그늘에서 잘 자라며, 남해의 욕지도를 비롯한 섬 지역에서 주로 재배하고 있다. 꽃은 7~8월에 연한 녹색으로 피고, 열매는 9~10월에 작은 공 모양으로 검게 익는다. 바람에 흔들리지 않는다고 하여 '독활(獨活)'이라고도 부르며, 표준 이름은 '땅에서 나는 두릅'이라 하여 '땅두릅'이라고 한다.

이른 봄에 연한 새순을 잘라 두릅처럼 나물로 먹는데, 아삭한 식감과 특이한 향미가 있다. 뿌리는 도라지처럼 요리해 먹는다. 무더운 여름에 뿌리를 캐어 깨끗이 씻어 속심을 버리고 찬물에 담가서 쓴맛을 우려낸 뒤 무침을 만들어 신경통 환자의 약선식으로 한두 달 꾸준히 사용하면 좋아진다.

독활은 무거운 것을 들다가 허리를 다치거나 노동을 많이 해서 어혈이나 담이 들었을 때 술을 담가 먹으면 좋다. 이때 법제한 천남성이나 담소산 가루를 함께 먹고 땀을 내면 신통하게 잘 낫는다. 또한 치통에는 독활과 족도리풀을 한데 넣고 진하게 끓여서 입안에 5분 정도

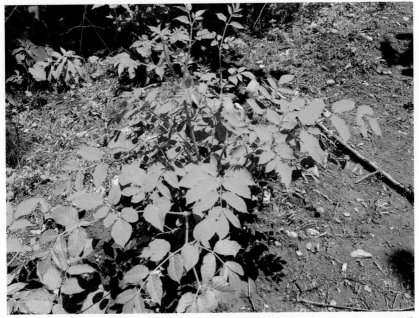

독활

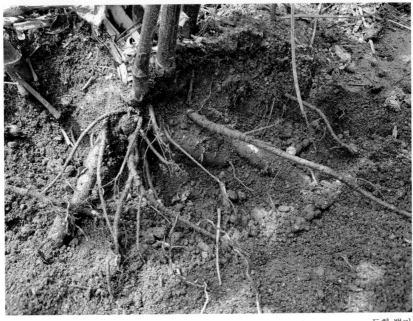

독활 뿌리

물고 있다가 뱉으면 진통 작용을 한다. 이 밖에도 하혈·자궁출혈 및 각종 출혈 증상에 까맣게 볶아서 달여 먹으면 잘 낫는데, 자연에서 자라난 오래된 것이라야 약성이 크다.

독활은 맛이 쓰고 매우며 성질은 따뜻하다. 한방에서는 신경통과 근육통에 없어서는 안 되는 중요한 약재로, 늦가을부터 이른 봄까지 뿌리를 캐어 잘게 썰어서 말린 것을 약으로 사용한다. 약으로 사용하려면 수십 년 자란 것이어야 효과가 우수하지만, 공급이 부족하다 보니 시중에 유통되는 약재 대다수가 재배 또는 수입한 것이다.

독활은 신경통·관절염·근육통·감기몸살·마비·중풍·암 등 온갖 질병에 없어서는 안 되는 소중한 자원이다. 위령선과 함께 신경통·관절염에 사용하는데, 이때 강활·해방풍 등을 함께 사용하면 효과가 크다.

독활이 신경통과 근육통에 효과적인 이유는 천연스테로이드복합물이 다량 함유되어 있기 때문이고, 칼륨 성분이 많아 식염의 과다섭취로 오는 피해를 막아 주기 때문에 혈압의 작용에도 중요한 역할을 한다. 또한 독활에는 아스파라긴·포도당·서당·녹말·단백질·섬유질·철분, 비타민 B1·B2·C, 사포닌 등이 들어 있다.

약리적으로 다량의 소염, 진통 성분이 함유되어 있어서 감기·두통·전신통·치통·중풍·외상으로 인한 통증 완화와, 신경통·반신마비·치통·척수신경근염(좌골신경통)·땀이 나는 증상·몸이 붓는 증상·류머티스즘 관절염·피부염 및 외상 등에 사용한다.

약으로 쓸 때는, 뿌리를 가을에서 다음해 봄 사이에 채취하여 햇빛에 말려서 사용한다.

독활에 들어 있는 정유 성분은 위장의 소화액 분비를 촉진하고, 장내 이상 발효를 억제하는 방향성 건위약으로 사용하고 있다.

한방에서 바람과 추위로 야기된 두통에는 방풍·천궁·고본·만형자 등을 배합하여 치료하고, 신경통·관절염 등에 독활기생탕(獨活奇生湯)을 사용한다.

간음(肝陰)과 신음(腎陰)이 부족하거나 풍습사(風濕邪)로 허리와 다리, 무릎의 근육이 땅기고 아프며 힘이 없고 차며 저린 데 쓴다. 또한 임신부의 허리, 배, 등이 시린데, 해산 후에 배가 몹시 아프고 팔다리가 오그라들며 저리고 힘이 없는 데 사용한다.

이 밖에도 항알러지 작용을 하는 아즐렌 성분이 들어 있어 알러지 증상을 개선하는 효과가 있다.

● 신경통·관절염·무릎통증으로 인해 부자연스런 증상 _ 말린 독활 뿌리 20g, 겨우살이 20g에 물 1L를 붓고 절반으로 줄 때까지 달여서 하루에 수시로 다 마신다. 이를 여러 날 먹으면 좋아진다.

● 통풍으로 뼛속에서 석회질이 나오면서 몹시 아플 때 _ 만병초 5g, 겨우살이 20g에 물 2L를 붓고 절반으로 줄 때까지 달인다. 이 물로 개다래 가루를 5~10g씩 하루 세 번 먹는다. 증상이 호전되면 하루에 10g을 세 번 나누어 먹는다.

독활기생탕

독활·당귀·백작약·상기생 각 2.8g, 숙지황·천궁·인삼·백복령·우슬·두중·진교·방풍·세신·육계 각 2g, 감초 1.2g, 생강 3쪽을 1첩분으로 1일 2첩을 달여서 복용한다.

독활기생탕에 오가피·우슬·속단·위령선 등을 증상에 맞추어서 적절히 사용하면, 관절염·요통·중풍마비·사지경련에 효과가 크다.

관절 통증을 없애 주는
마가목

관절염 신경통 중풍 고혈압 암

늦가을, 동해의 묵호항에서 쾌속선을 타고 3~4시간 동해로 펼쳐진 쪽빛 바다로 나가면 울릉도에 닿는다. 섬 전체가 비경인데, 등산 코스로 이름난 성인봉 능선을 따라 오르다 보면 계곡 전역에 고루 자생하는 마가목을 볼 수 있다. 울릉군에서는 예로부터 마가목을 꾸준히 가꾸어 섬 전역에서 가을 단풍과 함께 주홍빛 열매의 탐스러움을 만끽할 수 있다.

우리나라 중부 이북의 깊은 산에 자생하는 마가목은 키가 6~10m까지 자라며, 나무껍질은 회갈색이다. 잎은 어긋나고, 작은 잎 가장자리에 길고 뾰족한 톱니가 있다. 가지 끝에 흰색 꽃이 모여 피어나며, 열매는 파란색에서 노란색으로 변했다가 9월경에 주황색에서 빨간색으로 익는다.

마가목은 전 세계에 약 100여 종이 있고, 우리나라에는 당마가목(털눈마가목)·흰털당마가목·넓은잎당마가목·차빛당마가목·마가목·잔털마가목·녹마가목·왕털마가목·산마가목이 자생하는데 종

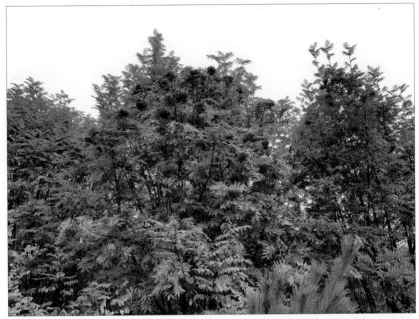
마가목

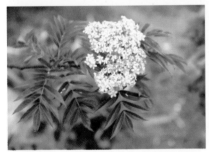
마가목 꽃

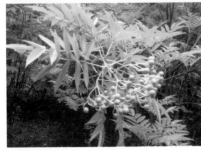
마가목 열매

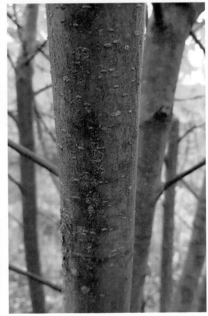
마가목 줄기

류에 관계없이 모두 같은 약으로 쓴다.

약명은 정공등(丁公藤)·천산화추(天山花楸)·마아목(馬牙木) 등으로, 껍질·가지·열매를 약용한다. '마가목'이라는 이름은 봄에 돋는 새싹이 말의 이빨처럼 생겨서 '마아목(馬牙木)'이라 불리던 것이 변한 것이다.

마가목 가지와 껍질은 신경통·중풍·고혈압·위염 등에 좋고, 열매에는 비타민이 많이 들어 있어서 잇몸에서 피가 나는 괴혈병에도 사용한다. 민간에서는 무릎 관절이 아프고 쑤실 때에 마가목 나무를 달여 먹곤 했다. 무릎통증에 마가목·엄나무·오가피·천삼·우슬 등을 함께 달여 먹고 관절 질환을 치병한 사람이 많다.

● 숙취·기침·요통 _ 마가목 열매 10~30g에 물 2L를 붓고 반으로 줄 때까지 달여서 하루에 수시로 다 마신다.

● 기관지 점막의 손상과 기침, 감기를 비롯한 호흡기 질병 _ 마가목 가지나 나무껍질 20~30g을 달여서 매일 음용한다. 특히 황사가 많은 계절에 마가목 열매와 배암차즈기를 한데 넣고 달여서 입 안을 헹구고 음용수로 꾸준히 먹으면 기관지 점막의 손상과 기침, 감기를 비롯한 호흡기 질병의 치료에 좋다. 배암차즈기는 기침에 뚝 소리가 날 정도로 잘 듣는다.

예로부터 마가목으로 지팡이를 짚고 다니기만 해도 관절의 모든병을 없애 주고 뼈를 젊은이처럼 튼튼하게 만들어 준다고 한다. 나뭇가지와 껍질을 달여서 음용수로 상복하고 퇴행성관절염을 치료한 김 모 씨(70세)가 있다.

김씨는 퇴행성관절염으로 눈비가 오거나 날씨가 흐리기만 하면 관절마디가 쑤시고 아파서 거동조차 힘들었다. 또한 병원에 가도 진통소염제 외에는 특별한 약이 없었다. 어느 날 마가목을 달여서 음용수로상복하기 시작했는데 두어 달쯤 지났을까. 신기하게도 지긋하게 쑤시고 아프던 무릎통증이 사라졌다. 밭에서 김을 매도 아프지 않고 달음질을 할 정도로 무릎 건강이 회복되었다. 이후 김씨는 현재까지 마가목을 꾸준히 먹고 있으며, 마가목을 집 주변에 심어 가꾸고 있다.

마가목 새순차

이른 봄에 마가목 새순을 따서 장아찌를 담그거나 발효액을 만들어음료로 먹거나 차로 먹는다.

마가목 새순차는 향과 맛이 좋아서 강원 이북 사람들이 즐겨 마셨다. 새순을 꾸준히 달여서 마시면 몸속의 노폐물이 배설되어서 약물의 흡수를 돕는 작용을 한다. 동맥경화의 예방과 치료에 좋고 고혈압을 개선하며, 암 환자에게 좋다. 하루 10~20g을 달여서 차로 마신다. 마가목새순차를 만들 때는 새순에 청주를 살짝 뿌린 뒤에 무쇠솥을달구어 300~350℃에서 덖은 뒤 바람이 통하는 그늘에서 말려 사용한다.

마가목 새순차 만드는 법

1. 마가목 새순에 청주를 살짝 뿌린다.
2. 무쇠솥을 달구어 300~350℃의 온도가 되게 한다.
3. 달구어진 무쇠솥에 마가목 새순을 넣도 덖은 뒤 바람이 통하는 그늘에서 말린다.

모든 관절질환에 좋은 마가오리탕

관절염을 비롯한 모든 관절 질환에 마가목을 1일 20~30g 달여 먹으면서 마가오리탕을 함께 먹으면 효과가 있다. 이 방법은 중풍으로 인한 사지마비에도 효과가 있고 간질병에도 좋다.

마가오리탕 만드는 법

재료 유황오리 1마리, 마가목 가지 1*kg*, 지네 300마리, 금은화·민들레 각 300g, 옻껍질 200g, 물 20L

1. 재료를 한데 넣고 국물이 절반이 될 때까지 달인다.
2. 오리고기가 풀어지면 체에 걸러 건더기를 버리고, 국물만 반으로 줄게 달인다.
3. 처음에는 소주잔으로 한 잔을 하루에 세 번 나누어 먹다가 차츰 늘려서 1일 200~300*ml*를 나누어 먹으면 효과가 있다.

※ **지네 법제** 생강을 두껍게 썰어서 프라이팬에 넓게 편 뒤 그 위에 지네를 올려놓고 뚜껑을 덮고 약 10분간 약한 불로 가열한다. 생강은 버리고 지네는 몸통 전체를 사용한다.

마가목청

'마가목 약엿'이라고도 불리는 전통 약선식은 강원도 이북의 일부 지방에서 관절염·신경통·근무력증·만성피로·숙취·요통 등을 치료하는 비방으로 혈액 속의 염증 수치를 낮추는 목적으로 사용되고 있다. 마가목의 독특한 맛과 향으로 인한 거부 반응을 보완하고, 음용하기 편리하도록 만들어진 비방이다.

재료 마가목 잔가지와 껍질(말린 것) 3kg, 맥아 · 엿기름 · 삽주 300g, 살아 있
  는 벌이 들어 있는 꿀 600g, 물 1.5말
1. 바람이 잘 통하는 그늘에서 말마가목 잔가지와 껍질을 가마솥에 넣고 물 1
  말을 붓고 하룻동안 뽕나무 장작불로 끓여서 건더기를 꺼내어 버린다.
2. 다시 물 5되를 붓고 마가목, 맥아 · 엿기름 · 삽주, 살아 있는 벌이 들어 있
  는 꿀을 한데 넣고 반나절을 끓인다.
3. 건더기를 체에 걸러서 버리고 약물만 뽕나무 장작불로 뭉근하게 끓인다.
4. 작은 기포가 일고 덩어리 거품이 일어날 쯤에 나무주걱으로 솥 안의 내용
  물을 퍼들어 주걱을 세워 보면서 점도를 살피고 마가목청이 되었으면 도자
  기에 옮겨 담는다. 내용물은 1kg 정도 나온다.

쓰임새가 많은 마가목 열매

마가목 열매는 맛이 시고 쓰며 성질은 평하고 독은 없다. 폐결핵 ·
고혈압 · 방광염 · 신장염 및 각종 암에 약으로 쓴다.

열매의 쓴맛은 파라소르브산의 모노글루코시드(0.8%)에 의한 것으
로, 카로틴 함량은 당근보다 높고 비타민 P 활성물질의 함량은 과일
가운데에서 높은 편으로, 씨에는 22%의 기름과 약간의 아미그달린이
있다. 또한 숙취 해소에 좋은 아스파라긴산은 콩나물과 비교 시 동량
에서 10배 이상 들어 있어 숙취 해소 등의 약용 소재로 다양한 가능성
을 가지고 있다. 이 밖에도 비타민 A · C, 안토시안 · 베타카로틴 · 글리
신 · 티로신 등이 들어 있다.

또한 열감기 등으로 인한 기침에 열매를 배암차즈기 또는 단방으로
달여서 먹거나 열매만을 농축시켜서 생수에 희석해서 사용하는데 농
축 발효액을 만드는 방법은 다음과 같다.

1. 잘 익은 마가목 열매를 꼬투리를 제거하고 밀봉할 수 있는 용기에 담고 손으로 주물러 열매를 터뜨린 뒤 5℃의 냉암소에서 1년간 숙성시킨다.
2. 1년 뒤에 약물만을 걸러내어 냉장 보관한다.
3. 이때 건더기는 다른 용기에 담고 술을 부어서 약술을 만들거나, 꿀을 부어 상온에 3~4개월간 두었다가 건더기를 짜서 걸러내면 숙취 해소와 더위를 없애는 음료로 좋다.

● 폐암으로 인한 기침 _ 마가목 나무와 마가목 열매에 벌나무 · 갈잎키나무 · 화살나무 · 꾸지뽕나무를 한데 넣고 달여 마신다.

● 만성피로, 심장 기능 개선 _ 열매를 술에 담가 약으로 먹으면 만성피로가 풀리고 심장이 튼튼해진다.

● 면역력이 떨어진 노약자 _ 마가목 생 열매와 사과, 당근, 요구르트를 한데 넣고 갈아서 꾸준히 먹으면 감기에 걸리지 않고 만성 변비 등이 개선된다.

마가목 시럽

마가목 시럽은 생열매로 만들어야 약효가 우수하며, 끓이거나 열로 추출하면 약효가 떨어진다. 해수와 천식에는 배암차즈기를 끓여서 음용하면서 마가목 시럽을 꾸준히 복용하면 웬만한 증상은 호전된다.

마가목 열매로 시럽을 만들어서 꾸준히 복용하면 목 안이 붓고 아픈 증상, 기침, 감기, 인후염에 큰 효과가 있으며, 숙취 해소 음료로도 좋다.

마가목 열매 시럽 만드는 법

재료 마가목 생열매 20*kg*, 설탕 또는 꿀 10*kg*

1. 늦가을에 빨갛게 익은 생열매 20*kg*을 믹서로 갈거나 절구로 찧어서 항아리 또는 유리병에 넣어서 통풍이 잘되는 서늘한 곳에 둔다
2. 처음에는 열매가 병 전체에 퍼져 있다가 얼마 후 바닥에 가라앉고, 2~3개월 뒤에 위로 뜨다가 3개월이 더 지나면 다시 아래로 가라앉는다.
3. 베보자기로 짜서 건더기를 버리고 약물만 유리용기에 넣어 두었다가 오랜 기간 숙성시키면 맛과 향이 독특한 마가목시럽이 된다.

※ 기호에 따라 꿀을 추가하기도 한다.

향후 마가목 열매와 배암차즈기는 관련 기관의 지속적인 연구가 진행된다면 여러 가지 건강식품 및 신약의 개발 소재로 중요한 자원이 될 것이다.

약으로 사용하는 마가목은 강원 이북의 심산에서 자생하는 것만을 사용해야 한다. 도심의 가로수 등으로 자라난 마가목은 공해로 오염되어서 약이 아닌 독이 될 수 있다.

치질에 특히 좋은
마타리

치질　습진　토혈　전립선염　폐암

　　마타리는 전 세계적으로 15종이 있으며, 우리나라에는 마타리·돌마타리·금마타리·뚝갈 4종류가 있다. 각 지방마다 가암취·마초·여랑화 등의 이름으로 달리 부르며, 한약명은 뿌리에서 된장 썩은 냄새나 젓갈 썩는 냄새가 난다는 뜻의 '패장(敗醬)'이다. 이른 봄에 어린 순을 채취해서 끓는 물에 삶아서 쓴맛을 뺀 뒤 국을 끓여 먹는다.

　　마타리는 전국의 산비탈·밭둑·논밭 등지에 자라는데, 높이 1~2m 정도 자라며 식물 전체에 짧고 흰색의 털이 모여 나고 싹 아래에서부터 뻗은 가지가 지상으로 갈라지면서 번식하거나 종자가 떨어져서 이듬해 싹이 나온다. 꽃은 8~10월경에 노란색으로 산방형으로 피어나고 뿌리는 원주형으로 길이가 15~25cm 정도 자란다.

　　마타리에는 정유를 비롯한 여러 가지 사포닌·탄닌·탄수화물 미량의 알칼로이드 성분이 들어 있다. 뿌리에는 4개의 사포닌이 들어 있는데 파트리니오시드 A·B·C·D가 있으며, 이중 주성분을 이루는 것이 파트리니오시드 D인데, 이 사포닌은 올레오놀산 C30, H48, 03을

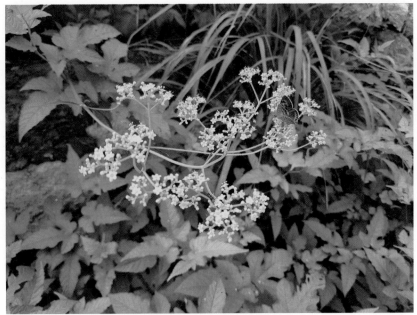

마타리

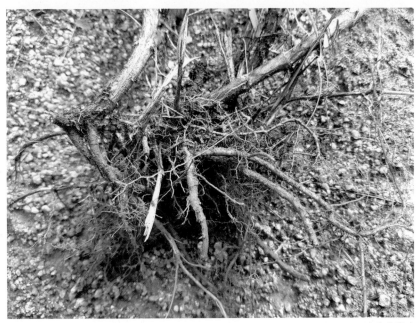

마타리 뿌리

아글루콘 포도당, 아라비노오스, 크실로오스로 이루어져 있고 이 밖에 정유 8% 휘발성산 1.5%와 미량의 알칼로이드 등이 들어 있다.

마타리 전초의 추출물은 간세포의 재생을 촉진하며 간세포 변성을 억제하는 작용이 있고 또한 산후의 배아픔·자궁내막증 등에 주로 사용한다.

임상실험에 의하면, 마타리 달인 물은 포도상구균과 용혈성연쇄상구균, 대장균, 이질아메바균 등에 강한 억균 작용을 한다.

민간에서는 뿌리를 지혈 목적으로 피를 토할 때, 코피 등에 사용하며 위장염·설사·폐결핵·골수염 등에 효과가 크다.

『동의보감』에 의하면, 마타리는 몸속의 죽은 피와 여러 해 된 나쁜 피와 고름은 삭혀 물이 되게 하고, 아이를 낳은 후 야기된 여러 가지 부인병에 사용하며, 화상·옴·버짐 등과 같은 피부질환, 간의 화기로 인해서 눈에 핏발이 선 증상과 눈에 예막과 군살이 생긴 증상 및 귀를 앓아 잘 듣지 못하는 중이염에 사용했다. 치질이나 치루로 항문에서 피와 고름이 날 때도 마타리 뿌리를 약한 불로 볶은 뒤 가루 내어 막걸리에 타 먹으면 효력이 있는데 예전에 서울의 모 한약방에서 마타리 뿌리 등으로 치질약을 만들어서 판매하기도 했다.

● 습진, 치질 _ 마타리 뿌리 15~20g에 물 2L를 넣고 반으로 줄 때까지 달여서 하루에 수시로 다 마신다.

● 각종 피부질환 _ 하루에 마타리 뿌리 15~20g을 물로 달여서 복용하고 전초를 생으로 짓찧어 바른다.

● 폐암 및 폐결핵 등으로 인해서 피를 토할 때 _ 마타리 뿌리 8~12g에 물 500L를 붓고 절반이 될 때까지 달여서 식후에 사용하면 효과가 있다.

● 장염으로 인한 설사 _ 신선한 마타리 뿌리 150g에 물 1L를 붓고 절반이 될 때까지 달여서 석이버섯 20g, 꿀 50g을 한데 넣고 다시 절반이 될 때까지 달여서 이틀간 나누어 먹으면 잘 낫는다.

● 산후 신장이 약해져서 생긴 허리 통증 _ 마타리 뿌리와 당귀·천궁·백작약 뿌리·계심(계피나무의 목심) 각 15g에 물 1L를 붓고 절반이 될 때까지 달여서 1일 3회 나누어 먹으면 좋다. 이때 잠자리에 들기 전에 멧돼지 쓸개 또는 웅담 1~2g을 술에 타서 마신 후 몸을 따뜻하게 하면 효과가 크다.

● 전립선염, 방광염 _ 마타리 뿌리 20g에 물 500ml를 붓고 300ml가되도록 달여서 하루에 수시로 다 마신다. 이렇게 달인 물을 일주일정도 마시면 개선된다.

● 40세 이후의 남성들에게 흔히 발병하는 전립선 관련 질환 _ 마타리 뿌리·인동덩굴·민들레 각 20g을 한데 넣고 달여서 하루에 수시로 다 마신다. 이때 단전·회음·족삼리·삼음교혈에 쌀알 크기의 쑥뜸을 매일 5장씩 꾸준히 뜨면 좋고 성기능 또한 강해진다.

● 자궁내막염 _ 율무 30g, 천웅(법제부자) 3g, 마타리 뿌리 9g에 물 1L를 붓고 절반이 될 때까지 달여서 1일 3회 따뜻하게 데워 먹는다.

● 산후 오로가 멎지 않을 때 _ 마타리 뿌리·당귀 각 7.2g, 속단·작약 각 10g, 천궁·대나무 껍질 각 5.4g, 숙지황 18g에 물 1L를 붓고절반이 될 때까지 달여서 1일 3회 나누어 식전 공복에 먹으면 좋다.

● 유행성 이하선염(볼거리) _ 신선한 마타리 잎을 짓찧어 생석고 30~50g과 오리알 흰자에 함께 섞어서 환부에 붙였다가 하루 뒤에떼어내면 잘 낫는다.

- 중이염, 축농증 _ 마타리 뿌리 24g, 느릅나무 열매 12g에 물 1L를 붓고 절반이 될 때까지 달여서 1일간 수시로 먹으면서 돌복숭아 생잎의 즙을 내어 약솜에 묻혀 콧속에 넣으면 효과가 있다.
- 폐암과 폐농양 등으로 열이 나면서 기침과 함께 피고름이 날 때 _ 마타리 뿌리 · 박하 각 10g, 약모밀 · 닭의장풀 · 산도라지 각 20g을 한데 넣고 달여서 먹는다.
- 맹장종양 _ 마타리 뿌리 · 금은화 · 생율무 · 제비꽃 각 30g, 채송화 · 아출 각 15g, 삼릉 8g을 한데 넣고 달여서 먹는다.

마타리는 인체에 치명적인 독은 없으나 단방 약재로 사용할 때 비위장이 약해서 구토와 빈혈이 잦은 허약자는 사용하지 않는 것이 좋고, 파와 마늘은 피하는 것이 좋다.

폐 건강을 좋게 하여 기침과 기관지염을 낮게 하는
만삼

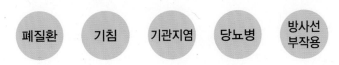

폐질환　기침　기관지염　당뇨병　방사선 부작용

만삼은 초롱꽃과의 더덕 속 여러해살이풀로, 뿌리를 약으로 쓴다. 뿌리 모양은 도라지 비슷한데 자연에서 오래된 것은 뿌리가 1m까지 자라는 것도 있다. 잎사귀를 포함한 풀 전체에 작은 솜털이 돋아 있고 줄기를 자르면 흰색의 유즙이 나온다.

잎은 어긋나고 가장자리가 밋밋하고 잎맥과 줄기 및 잎자루 전체에 잔 솜털이 나 있으며 2~3m까지 자란다. 꽃은 흰색이고 씨앗은 아주 작아서 눈에 잘 보이지 않을 정도이다. 우리나라에는 강원도 중북부 해발 600m 이상 되는 산지에 드물게 있고, 북한의 함경남북도·평안도에 많이 자생하는 것으로 알려져 있다.

근래에는 밭에서 대량 재배하고 있는데, 인공 재배한 만삼은 뿌리가 잘 썩기 때문에 2~3년 내에 캐어 약초로 쓴다. 자연산은 새끼손가락 이상의 굵기로 자라려면 최소 5년 이상 성장해야 한다. 사람들의 발길이 닿지 않는 강원도 민통선 일대에서 드물게 어른 팔목 굵기의 수십 년 된 만삼이 발견되며, 약효가 재배한 것에 비해 훨씬 강하다.

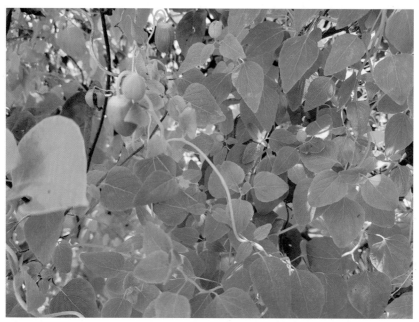
만삼 덩굴

오래된 만삼으로 술을 담가 먹으면 남성들의 발기부전과 성욕 감퇴 증상이 개선된다.

만삼은 맛이 달며 약성은 평하고 비장과 폐에 작용하며, 독은 없다. 가을에서 봄 사이에 뿌리를 캐어 약으로 쓴다. 뿌리를 약으로 쓰는 식물은 여름에는 뿌리의 약성이 줄기와 잎으로 올라오므로 처서 이후에 뿌리를 캐어 약으로 쓴다.

뿌리에는 펙틴·덱스트린·수지·정유·사포닌·스테로이드·배당체·이눌린 및 알카로이드 등의 성분이 함유되어 있고, 약리 실험에서 강장 작용, 항면역 작용, 적혈구와 혈색소량의 증진 작용, 방사선 치료 후 줄어든 백혈구 수를 늘리는 작용 및 거담 작용 등을 한다.

방사선 치료로 인한 부작용에는 만삼·삼지구엽초·엉경퀴 각 20g

에 물 2L를 붓고 1.5L가 되도록 달여서 1일 5~6회 나누어 먹으면 효과가 있다.

이 밖에도 만삼은 당뇨병으로 인한 갈증과 가슴속이 답답한 증상과 오래된 해수, 기침 가래에 피가 섞여 나오는 증상을 멎게 해 준다.

예로부터 만삼은 몸이 허약해서 기운이 없으면서 수척해지는 사람들에게 특별한 약으로 사용해 왔는데, 이런 체질자들은 비위 기능이 차갑고 허약해서 음식을 먹으면 자주 체하는 예민한 신경의 체질자로 불면증을 겸해 있기도 하다. 이때에는 만삼 40g, 대추 20g에 물 2L를 붓고 1.5L가 되도록 달여서 1일 5~6회 나누어 먹으면 좋다.

토종닭 또는 오골계에 오가피와 만삼을 함께 넣은 만삼계탕은 유익한 약선 음식으로, 평소에 음식을 많이 먹어도 살이

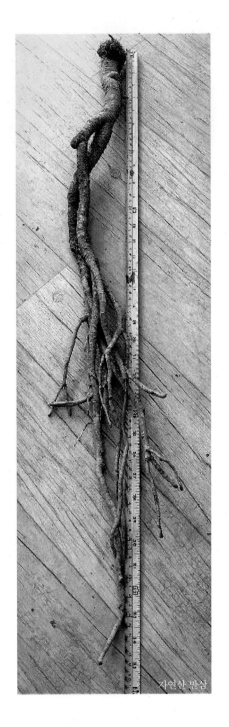

자연산 만삼

찌지 않고 몸이 마르면서 수척해지는 증상에 좋은 효과를 발휘한다. 오골계 한 마리를 해 먹으면 피부에 윤기가 흐르면서 피곤한 것이 없어지는데 특히 수술 후 회복기 환자 또는 폐결핵 및 당뇨병으로 인해 살이 빠지고 몸이 수척해진 증상에 개선 효과가 뚜렷하다. 이후 3~4마리 정도 더 먹으면 대부분 살이 찌면서 건강한 체질이 된다. 살찌는 음식으로 자라고기와 사슴고기 등이 좋다지만 만삼으로 약닭을 해 먹어 본 사람들은 만삼계탕만큼 좋은 음식이 없다고 할 정도이다.

또한 만삼은 보혈·강장 작용이 큰 약초로, 만삼·더덕·지치·하수오를 한데 넣고 달인 물로 술을 만들어 먹거나 찹쌀로 빚은 소주를 부어 약술을 만들어 먹으면 정력이 좋아지면서 성적 쾌감 지수를 상승시킨다.

만삼 강정주

만삼으로 술을 담가 하루에 50~60ml를 식후에 약으로 먹으면 수명을 늘려 주고 뼛속 진액을 생성시켜 원기를 올려 주어 백 가지 병을 예방한다. 강정주를 만들어 먹는 방법은 다음과 같다.

만삼강정주 만드는 법

재료 만삼·더덕·지치·하수오 각 600g, 파극·새삼씨·산마·대추·인삼·산수유·감초 각 200g, 물 40L, 찹쌀 6kg, 누룩 2kg

1. 모든 약재와 물 40L을 솥에 넣고 물이 30L로 줄 때까지 달인다.
2. 약재를 건져낸 뒤 이 물을 식혀서 씻어서 건져 놓은 찹쌀 6kg으로 고두밥을 짓는다.
3. 찹쌀 고두밥에 누룩 2kg을 부수어서 버무려 식힌 뒤 항아리에 넣고 만삼 달인 물을 부어 5~10일간 숙성시키면 만삼강정주가 된다.

또한 이와 비슷한 효과를 얻기 위해서 만드는 약술이 있다.

만삼·지치·더덕·하수오 각 600g에 찹쌀로 빚은 소주 10~12L를 붓고 6개월간 냉암소에 보관해 두었다가 약재를 꺼내 버리고 1일 50~60㎖씩 식후 약으로 먹어도 된다.

만삼엿

이 밖에도 만삼으로 엿을 만들어 먹으면 면역력을 길러 주고 허약 체질을 개선하는데, 엿을 만드는 방법은 아래와 같다.

만삼엿 만드는 법

재료 만삼(자연산) 6*kg*, 더덕 3*kg*, 물 30L, 엿기름 1.8*kg*

1. 오래 묵은 자연산 만삼 6*kg*, 더덕 3*kg*을 한데 넣고 물 30L를 부은 다음 약한 불로 20L가 되도록 달여서 베보자기로 약재를 걸러낸다.
2. 달인 약물에 엿기름(겉보리로 싹 틔운 것) 1.8*kg*을 넣고 다시 10L가 되도록 달인다.
3. 베보자기에 밭쳐 약재를 걸러 낸 뒤 국물을 다시 약한 불로 졸이면 엿이 된다.
4. 이때 만삼을 곱게 갈아 함께 섞어 알약을 만들어서 1일 20~30g을 식후에 먹는다.

만삼 이용법

● 만성빈혈·만성호흡기질환·만성신장염·병후 허약자의 전신 강장 _ 만삼 1,3*kg*, 둥굴레 200g을 가루 내어 토종꿀에 재워 두었다가 1일 1회 30~40g씩 3회 식전에 먹는다.
● 기관지염·급만성기관지염·폐결핵 등의 증상으로 기침을 자주 할

때 _ 뽕나무 뿌리껍질 25g, 빈랑 1.5g, 만삼·도라지·패모·마두령 각 10g, 머위꽃·살구씨·오미자·들깨 각 5g, 목향 2g 이상의 약재를 가루 내어 1회 10g씩 1일 3회 식후 1시간 뒤에 먹으면 좋다. 적어도 3개월 내지 6개월 정도면 대부분 호전 또는 치료된다.

● 오래된 해수 천식 기침 가래에 피가 섞여 나올 때 _ 만삼 40g에 물 2L를 붓고 800㎖가 될 때까지 달여서 하루에 수시로 다 마신다. 이를 여러 날 먹는다.

● 재생불량성빈혈로 적혈구 수가 적어지고 가슴이 답답한 느낌과 맥이 없으면서 입맛이 없고 두통이 있을 때 _ 만삼·백출·산마·칡뿌리·감초 각 12g을 달여서 1일 3회 식전에 나누어 먹는다.

● 몸이 허약하고 기운이 없고 식욕이 떨어지면서 배가 불러오면서 설사하거나, 만성위염, 아이를 낳은 후 쇠약해진 증상, 갱년기, 신경쇠약증, 신장염 _ 만삼 가루 10g, 물 500㎖를 붓고 20분간 끓인 뒤 토종꿀을 넣어 공복에 마시면 특별하다.

인삼이 체질적으로 맞지 않는 사람들의 보음, 보양 목적으로 만삼 (또는 더덕)을 대용하면 된다. 만삼과 더덕은 자연산을 사용해야 약효가 우수하므로, 재배한 것은 약리 효과보다는 건강 증진을 목적으로 먹는 것이 것이 좋다.

만삼과 쓰임새가 비슷한
더덕

폐질환 기침 기관지염 고지혈증 동맥경화

흔히 알고 있는 더덕은 여러해살이 덩굴식물로, 전국의 높고 낮은 산에 자생하며, 밭에서 대량 재배도 한다. 강원도에서는 토질적으로 배수가 잘되는 마사토 지형에 인위적으로 벌목 후 더덕 씨앗을 뿌려서 재배하여 상품성이 좋다.

더덕은 줄기와 잎이 매끄럽고, 특유의 향기가 난다. 산에서 더덕 싹을 건드리면 주위에 더덕 향이 퍼져서 그곳이 더덕 자생지임을 알게 된다. 줄기를 자르면 나오는 흰색의 끈적한 유즙은 벌레에 물리거나 풀에 벤 상처에 바르면 잘 낫는다. 맛은 쓰고 달면서 약성은 조금 차가운 편이다.

더덕은 약보다는 더덕무침·장아찌·구이·튀김 등의 전통음식으로 알려져 있으며 더덕술로 유명하다. 수십 년 이상 오래 묵은 자연산 더덕 중 뿌리에 물이 찬 것은 산삼만큼 귀한 약으로 여겨져서 고가에 거래가 이루어졌다. 예전에 강원도 횡성 쪽에서 한 뿌리에 1kg이 넘게 나가는 오래된 자연산 더덕이 놀라운 가격으로 경매에 낙찰된 적이 있고, 필자 또한 10여 년 전에 780g 나가는 산더덕 한 뿌리를 강원도 인제군 서화면 일대의 약초꾼에게서 받은 적이 있다. 그 뒤로는 이보다 오래 된 더덕을 본 적이 없다.

더덕은 오래 묵어서 굵고 향기가 짙은 자연산이 약효가 좋다. 연한 순은 생으로 쌈 또는 무침을 만들어 먹으면 향이 좋고, 덩굴을 그늘에서 말려 두었다가 차로 마셔도 좋고, 입욕제로 쓰면 만성피로를 없애 주고 피부에 생긴 잡티와 건선 등에 좋다. 근래에는 더덕 향을 추출해서 화장수로 혼합 제조한 제품이 시판되고 있다.

더덕에는 사포닌·이눌린·플라보노이드 등의 성분이 들어 있다. 폐농양·유선염·기관지염·각혈·폐암·대장암에 사용하며, 병후 회복기 환자에게 사용하면 좋다. 콜레스테롤 수치를 떨어뜨려서 동맥경화를 예방하면서 혈압을 낮추고, 피로 해소 효과가 있으며, 해수·천식 등에 매우 좋은 약으로, 폐와 비위장의 기능을 강화하면서 신장의 기능을 튼튼히 해 주어서 강장 효과 또한 뛰어나다.

● 고지혈증·동맥경화 _ 더덕 50g에 물 2L를 붓고 반으로 줄 때까지 달여서 하루에 수시로 다 마신다.

● 폐와 위장의 진액이 부족해서 때때로 미열이 나면서 기침이 오랫동안 계속되거나 입안이 마르는 증상, 급만성기관지염·폐결핵 _ 더덕·속썩은풀 각 12g, 뽕나무잎·백편두·맥문동·하늘타리 씨앗·감초 각 6g을 달여서 1일 3회 빈속에 먹으면 된다.

● 폐농양·편도선염 _ 더덕과 민들레 각 20g을 달여 먹으면 좋다.

● 고환이나 음낭이 커지거나 당기면서 아픈 증상 및 고환염, 생식기가 붓거나 아플 때 _ 더덕 80g, 물에 불려서 염분을 제거해서 말린 다시마, 회향(볶은 것) 각 20g을 가루 내어 식전 공복에 따뜻한 청

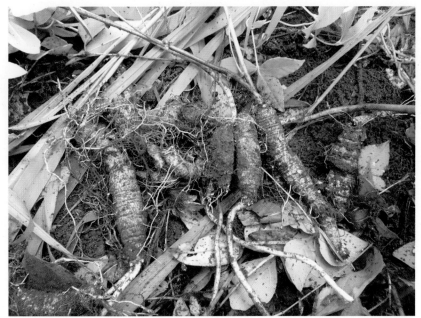

더덕

주에 타서 20g씩 먹으면 효과가 있다.

● 마른 기침이 오래도록 멎지 않을 때 _ 산더덕 20g, 산도라지 10g에 물 2L를 넣고 800ml가 될 때까지 달여서 하루에 수시로 다 마신다. 이를 여러 날 반복하면 좋아진다.

● 오후 무렵이면 머리가 무겁고 아프면서 어지러운 증상과 부인들의 백대하 _ 돼지고기 200g에 더덕 60g을 한데 넣고 끓여서 돼지고기 와 국물을 함께 먹는다.

● 찬물이나 술을 먹고 체하여 가슴이 답답하고 음식을 먹기 힘들 때 _ 더덕과 볶은 팥을 한데 넣고 진하게 달여 수시로 먹으면 낫는다.

● 산모가 젖이 나오지 않을 때 _ 큰 잉어 한 마리에 더덕 600g을 넣 어 달여 먹으면 곧 젖이 잘 나오면서 몸의 부기가 내린다.

기침과 가래를 삭여 주는
배암차즈기(곰보배추)

기침   가래   천식   피부병   암

　우리나라 전역의 묵정밭, 길옆, 논두렁 등의 양지녘에는 기침을 뚝 소리 나게 멎게 해 주는 배암차즈기가 자란다. 배암차즈기는 꿀풀과에 딸린 여러해살이풀로, 한방에서는 '천명정(天明精)'·'설견초(雪見草)'·'과동청(過冬青)'이라고 부른다. 한겨울 눈속에서도 얼어 죽지 않고 자라는데, 키는 15~90㎝ 정도이고, 6월에 연보라색의 자잘한 꽃이 가지 끝에 흩어져 피고 씨앗 꼬투리가 들깨와 비슷하게 생겼다. 배추와 닮았지만 잎이 작고 잎사귀의 모양이 올록볼록하여 생김새가 곰보와 비슷하다고 하여 '곰보배추'라고도 하는데, 사람들은 이 이름을 더 많이 부른다. 가을에서 봄 사이에 채취해서 그늘에서 말려서 약으로 쓰는데, 추운 지방에서 자란 것이 효과가 좋다.

　배암차즈기를 민들레·달래·씀바귀 등을 비롯한 각종 산야초와 함께 쌈채소로 먹으면 피가 맑아지고 면역력이 증진된다. 시중에 암에 좋은 배추 품종이 개발되어 고가에 유통되고 있지만 눈밭에서 추위를 견디며 자란 배암차즈기의 항암 효과가 더욱 크다.

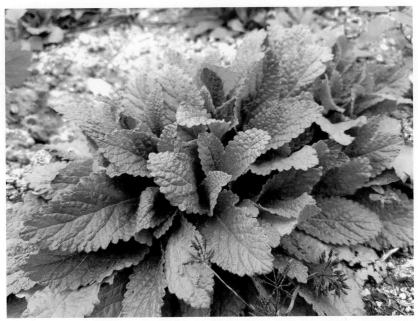

배암차즈기(곰보배추)

배암차즈기는 약리 실험에서 플라보노이드, 히스피둘린, 에우카포놀린, 에우카포놀린-7, 글루코시드, 정유, 사포닌, 강심배당체 등이 들어 있어서 기침을 멎게 하고 가래를 삭이며 온갖 균을 죽이는 작용과 면역력을 증진시키는 효과가 뛰어나다. 특히 기침과 가래에 효과를 본 사람들이 여럿 있다.

20년 전에 모 병원장이 본인이 감기를 앓고 난 이후로 기침이 멎지 않고 여러 달 고생한 적이 있는데 당시 국내외에서 시판중인 온갖 약을 사용했지만 호전되지 않자 필자에게 배암차즈기 두 근(1.2kg)과 마가목 열매 등을 가져갔다. 한 달이 지나 다시 방문했는데, 배암차즈기를 먹은 뒤로 기침이 감쪽같이 사라지더란다. 이렇게 신기한 풀이 있다는 게 의문스러워서 기침으로 고생하던 주변 사람들에게 나누어 주었는데 다들 자신과 똑같은 효과를 보게 되었다고 한다. 그는 이후로도 수년간 배암차즈기를 애용했다.

배암차즈기는 기침뿐만 아니라 오줌에 피가 섞여 나오는 증상, 자궁출혈, 배에 물이 차는 증상, 편도선염, 자궁염, 생리불순, 인후염, 자궁물혹, 냉증, 질염, 갑상선염 등에 사용한다.

어린이 천식과 비염에도 놀라운 효과가 있어서 일부에서 배암차즈기 끓인 물로 막걸리를 만들어서 사용해 왔는데, 특히 천식에 뛰어나서 막걸리 한 되에 수십만 원씩을 받고 팔던 이도 있었다.

● 기침 · 가래 · 천식 _ 배암차즈기 20g에 물 2L를 넣고 반으로 줄 때까지 달여서 하루에 수시로 다 마신다. 또 배암차즈기 · 마가목 열매 · 산도라지를 한데 넣고 달여 마시면 효과가 더욱 좋다. 이때 등 부위의 풍문 · 폐유혈에 쌀알 크기의 쑥뜸을 매일 5장씩 뜨면서 전중 · 중완 · 곡지혈에 침을 맞으면 대부분 2~3개월 내에 낫는다.

배암차즈기는 1일 30~40g을 끓여서 음용수로 사용해도 되고, 농축하여 알약을 만들거나 술을 담그기도 한다. 또한 발효액을 만들어 먹어도 좋다(마가목 열매를 같이 써도 된다).

간이 허약하면 눈이 침침해지면서 머리가 무겁고 정신이 흐릿한 증상 등이 나타나는데, 이때 배암차즈기 발효액을 꾸준히 마시면 증상이 개선된다.

배암차즈기 발효액을 암 환자에게 사용해서 항암 효과를 증진시키고자 할 때는 왕고들빼기 · 민들레 · 어성초 · 쇠비름 등을 함께 넣으면 좋다.

1. 배암차즈기 생것 10kg에 꿀 6kg을 함께 버무려 유리병 또는 항아리에 켜켜이 다져 넣는다.
2. 냉암소에 3~4개월간 넣어 두었다가 꺼내어 약물을 거른다.
3. 약물을 다른 용기에 담아 밀봉하여 보관했다가 꺼내어 식후에 소주잔으로 1~2잔씩 먹는다.
※ 이때 생천마 1kg을 썰어서 함께 재워 두었다가 사용하면 간 기능이 허약해서 나타나는 두통과 빈혈에 더욱 좋다.

이 밖에도 배암차즈기는 각종 피부병과 콧병에 상당한 효과가 있는데, 잎사귀를 생으로 짓이겨 1일 20~30분간 콧속에 넣어 두었다가 꺼내기를 반복하면 좋다.

● 질염·자궁암 _ 배암차즈기 600g에 물 5~6L를 붓고 10여 분 끓여서 질을 자주 씻는다. ※ 쇠비름 생즙을 주사기에 담아 질 안으로 3~4일에 한 번씩 넣으면 잘 낫는데 이와 같은 방법으로 자궁암을 치병한 사례가 있다.

● 위암·자궁암·난소암·간암 _ 돌나물·산미나리·민들레 등과 함께 녹즙을 내어 먹거나, 고로쇠나무·겨우살이·어성초·만병초 등과 함께 달여서 사용한다.

배암차즈기는 전통 문헌에 효과에 대한 기록이 많지 않은 이유로 한방에서 거의 사용하지 않고 있다. 하지만 날로 악화되고 있는 환경오염으로 인한 천식, 비염, 아토피피부염 등을 개선 치료하는 약초자원으로서 식품과 제약 등으로 개발 가능성이 무궁한 식물 자원이다.

신장질환에 좋은
뽕나무

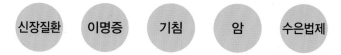

신장질환 이명증 기침 암 수은법제

봄이 무르익을 무렵 시골 논밭둑에서 흔히 볼 수 있는 토종 열매로 '오디'가 있다. 오디는 뽕나무의 열매로, 까맣게 익으면 순하게 달큰한 맛이 나는데 생것 그대로 먹기도 하고, 즙을 내어 먹거나 술을 담가 두었다가 약으로 먹기도 한다.

뽕나무는 전국의 산과 들, 돌이 많은 개울가 등지에서 흔히 자생하며, 수십 그루 혹은 수백 그루씩 군락을 이루고 있다. 뽕나무는 약명으로 상(桑), 가지는 상지(桑枝), 잎은 상엽(桑葉), 뿌리는 상근(桑根), 뿌리껍질은 상백피(桑白皮), 열매인 오디는 상심자(桑椹子)라고 부른다. 뿌리껍질은 기침, 위암, 식도암, 대장암, 폐암에 사용한다.

뽕나무는 뿌리를 깊고 넓게 내려서 사방식재수로 좋은 수종이다. 목질은 단단하면서 갈황색의 예쁜 무늬가 있어서 그릇 등의 공예품을 만들 때 사용한다. 뽕나무는 농가에서 누에고치를 기르면서 밭에 대량으로 재배해 왔으나 잠사업이 사양길로 접어들면서 농경지 확보를 위해 캐내면서 개체수가 다소 감소했다. 그러나 근래에는 약용 자

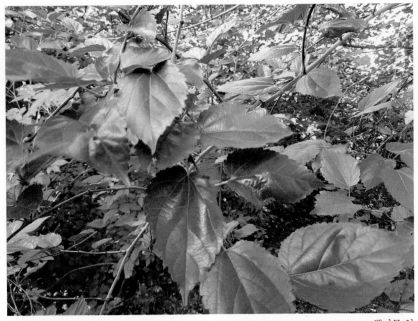

뽕나무 잎

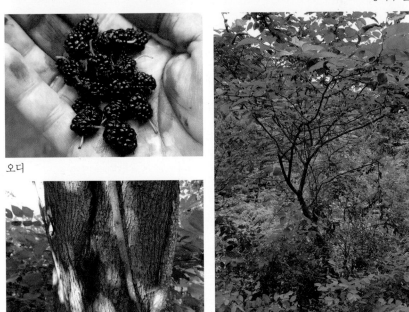

오디

뽕나무 줄기

뽕나무

원으로 우수한 평가를 받으면서 전국의 산림에 식재되고 있어서 향후 대체식품 및 신약자원으로 이용 가치가 높아질 것으로 예상된다.

우리나라에 자생하는 뽕나무는 꾸지뽕나무·가새뽕나무·산뽕나무·뽕나무 등 다양한데 꾸지뽕나무를 제외하고는 약효와 쓰임새가 유사하다. 꾸지뽕나무는 뽕나무와는 달리 가시가 있고 열매를 늦가을에 따서 약으로 쓴다.

뽕나무는 잎사귀보다 꽃이 먼저 피면서 열매가 달리는데 특히 열매는 신장을 강화하는 약초로 잘 알려져 있다. 열매를 약초로 이용할 때에는 푸른색의 덜 익은 열매를 채취하여 그늘에서 말려 사용하고, 잎사귀는 새순을 채취해서 떡을 만들어 먹는다. 또한 연한 순을 물에 삶아서 무침을 만들어 먹거나 말려서 가루 내어 차로 마시면 변비와 혈압을 정상화시키는 효과가 있다.

신장이 약해지면 배뇨기 이상으로 몸이 자주 붓고 소변이 시원하게 나오지 않거나 가끔 귀에서 벌레 울음소리 같은 소리가 들리는 이명증이 생기면서 성욕 또한 감퇴한다. 이때 뽕나무의 열매인 오디를 잘 활용하면 큰 효험을 볼 수 있다.

오디술은 수명을 늘려 주고 젊음을 찾아 주는 보양주로, 민가에서 흔히 담가 두고 손님을 대접했다. 경옥고를 먹을 때 오디술을 먹으면 효과가 더욱 좋다. 오디를 곱게 갈아서 고운체로 걸러 씨를 제거한 뒤 설탕을 넣고 조려서 잼을 만들거나 설탕으로 켜켜이 재워 효소를 만들어 먹으면 만성피로를 개선하고 스태미나를 강화시켜 주며 피부를 곱게 하는 효과가 있다.

오디로 식초를 만들어 먹으면 간염·간경화·신장염에 좋고, 특히 흰 머리카락을 검게 해 주는 효능이 있다.

오디 식초 만드는 법

1. 검게 잘 익은 오디를 따서 가볍게 물에 씻어 물기를 뺀다.
2. 오디를 주물러 으깨어 항아리에 넣고 1년간 발효시킨다.
3. 발효시킨 오디를 체에 걸러 국물만 다시 항아리에 넣고 1년을 더 숙성시키면 오디식초가 된다.

뽕나무는 뿌리·잎·가지 전체를 약으로 사용하며, 심지어는 타고 남은 재까지도 독성이 강한 약재를 법제할 때 쓴다. 수은을 먹는 약으로 법제할 때 땔감으로 사용하기도 하고, 수은이 함유된 주사(朱砂)를 먹을 수 있는 구전수비주사로 만들 때에도 사용한다. 전혀 버릴 것이 없는 약나무이다.

주사는 수은을 함유하고 있기에 법제가 무엇보다 중요하다. 법제는 약제에 들어 있는 독성을 없애는 방법으로, 주사를 완벽하게 법제한 약을 '구전수비주사(九前水飛朱砂)'라고 부른다.

구전수비주사 만드는 법

1. 바람이 불지 않는 넓은 공간에서 커다란 옹기 함지박을 놓고 물을 담는다.
2. 물 위에 삼베보자기 여섯 겹을 펼쳐서 놓고 물 윗면에 잠기게 한 뒤 뽕나무재를 띄운다.
3. 주사를 곱게 갈아서 ②의 재 위에 던져 놓고 얼마 후에 물을 거른다.
4. 베보자기를 햇볕이 드는 자리에 놓아두고 수분이 증발되면 가루를 턴다. 이것을 부채로 바람을 일으키면 뽕나무재는 날아가고 주사만 남는다.
5. ④를 위와 같은 방법으로 여덟 번 더 반복한 뒤 주사를 약주발에 넣고 물을 부어서 갈아서 베보자기로 이물질을 걸러 내면 구전수비주사가 완성된다.

모든 소화기장애에 좋은
산사나무

(식체
육체) (고지혈증) (고혈압) (만성장염) (복통)

산사나무는 키가 3~6m까지 자라며, 정원수로 귀하게 쓰이는 관상수이자 약용수이다. 서울 동대문구에 있는 영휘원(永徽園)에 가면 천연기념물 506호로 지정된 산사나무가 있다. 키는 10m, 줄기 둘레는 2m로, 지면에서 약 4.5m 높이에서 많은 가지가 사방으로 뻗어 반구형(半球形)을 이루는데, 그 모습이 아름다워 우리나라 대표 산사나무로 알려져 있다.

산사나무는 우리나라 전역에 자생하며, 4~5월에 흰 꽃이 피고, 9~10월에 둥근 모양에 흰 반점이 있는 열매가 붉게 익는다. 가을에 잘 익은 과실을 따서 잘게 썰어 햇볕에 말려 약으로 쓴다. 지역에 따라 '아가위나무', '동배', '이광나무' 등으로 부른다.

산사 열매를 한방에서 '산사자'라고 부르는데, 초가을에서 늦가을 사이에 채취하여 시루에 쪄서 말려서 약재로 쓴다. 산사자에는 '리파아제'라는 지방 분해 효소가 들어 있어서 소화 촉진 효과가 있으며, 특히 여러 날 소화가 되지 않아 위장에 적(積)이 된 증상에 좋다. 한방

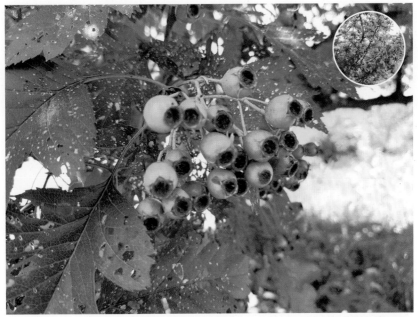

산사나무 풋열매

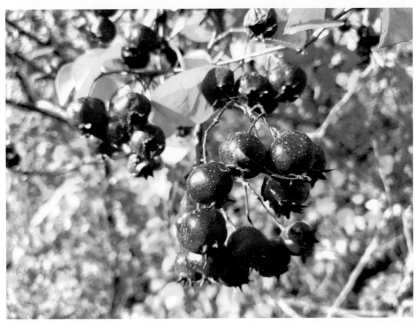

산사나무 열매(산사자)

에서는 복통·구토·설사·만성장염 등 소화기질환 치료에 천연 소화
제로 써 왔다. 비위를 따뜻하게 하고, 고기를 먹은 뒤 체했을 때나 속
이 더부룩할 때 효과가 있다. 이때는 하루 20g을 달여서 음용수로 마
신다.

산사자에 들어 있는 사포닌·플라보노이드 성분은 어혈을 풀고 혈
압을 낮춰 피를 깨끗하게 하므로 고지혈증·동맥경화증 환자에게 특
히 좋다. 중국에서 산사자를 고혈압과 고지혈증 환자들에게 투약해서
치료한 임상 사례가 여럿 있고, 다양한 연구를 진행하고 있다.

산사나무 뿌리는 중풍을 예방하고 피를 멎게 하며, 이질·설사병·
관절통증에 특별한 효능이 있고, 가래에 피가 섞여 나오는 증상에도
사용한다. 폐암·폐결핵 등으로 피를 토하거나 침이나 가래에 피가 묻
어나올 때에 산사나무 뿌리와 부처손을 노랗게 볶아서 차로 마시면
효과가 있어서 민간에서 항암 약재로 활용하고 있다. 또한 피부에 부
스럼이 나면서 붉은반점 등으로 가려운 증상과 머리에 바람이 들어서
아픈 증상에 사용한다.

안양에 사는 칠순 노인이 부인이 아프다며 전화를 걸어 왔다.

"안사람이 일주일째 음식을 먹지 못하고 물 한 모금 넘기는 것조차
힘들어서 병원을 다니며 약을 먹고 침을 맞는데 통 차도가 없네요."

"제가 약초 몇 가지를 알려드릴 테니 달여서 드십시오. 그러면 좋아
집니다. 하루 4시간 간격으로 산사 가루를 약초(지실·신곡) 달인 물
로 먹으면 음식을 먹을 수 있게 됩니다. 먼저 삼일간은 죽을 먹고 이
후 밥을 드시되, 고기는 열흘이 지나서 먹어야 재발하지 않습니다."

이후 부인의 병세가 회복되자 노인은 고맙다며 사과 한 상자를 답례

로 보내 왔다.

산사자를 물과 함께 뭉근히 달여서 차로 마시면 잦은 설사를 비롯한 소화불량으로 나타나는 모든 불편한 증상을 없애 준다.

● 만성소화불량 · 식체 _ 약한 불에 볶은 산사자 20g에 물 2L를 붓고 반으로 줄 때까지 달여서 하루에 수시로 다 마신다.

산사자차 만드는 법

1. 산사자 30g은 깨끗하게 씻어서 주전자에 넣어 끓인다.
2. 물이 끓기 시작하면 불을 약하게 하여 30분간 더 끓여 주어 유효 성분이 우러나게 한다.
3. 충분히 끓고 나면 건더기를 건져내고 냉장 보관하면서 하루에 서너 번, 50~100ml씩 따뜻하게 먹는다.

산사자에는 유기산과 비타민 C가 많아 미각을 자극하여 식욕을 증진하지만, 위산과다 질환을 앓는 사람들은 삽주와 함께 가루를 내어 꿀로 환을 빚어서 1일 10g 정도를 사용하는 것이 좋다.

산사자로 만드는 소명환

소명환은 고기를 먹고 체하거나 술과 음식으로 인해 여러 날 음식을 먹을 수 없을 때 효과가 있다. 음식으로 인한 체기를 비롯한 식도염 · 위염 · 소장염 · 대장염 · 만성소화불량 · 복통 · 설사 · 신경성위장병 · 위궤양 · 위암과 같은 모든 소화기 질병에 좋다.

소명환에 쓰는 산사자는 술에 담가 찌고 말리기를 반복하고 볶아서 사용한다. 산사자 외에 박하 · 정향 · 꿀 등 10여 가지 약재가 첨가되는데, 각 약재마다 법제하여 곱게 갈아 사용한다. 꿀을 뭉근히 조려서 산국화로 만든 누룩을 넣고 탄환 크기로 알약을 빚어, 산사자 달인 물 또는 엿기름 달인 물과 함께 씹어 먹으면 효과가 크다.

신경성위염은 현대인의 질병으로 불릴 만큼 흔한 질병으로, 소화가 안 되며, 명치끝이 답답하고, 조금만 신경쓰면 바로 체하거나 트림과 구토를 자주 한다. 특별한 원인을 찾을 수 없는 위장질환은 보통 신경성위염으로 진단 받는데, 정확한 원인을 찾아내지 못할수록 증상은 심해진다.

담적은 과식·폭식·흡연·음주 등으로 소화되지 못한 음식물과 노폐물이 위 점막 외벽에 쌓이면서 위장 외벽이 단단해지고 그로부터 발생한 독소에 의해 생기는 질병이다. 손으로 명치 부위를 누르면 단단한 저항이 느껴진다. 담적은 신경성위염과 각종 암을 비롯하여 당뇨질환이나 여성질환뿐만 아니라 두통·구취·건망증·전신피로 등의 원인으로, 이와 같은 담적에는 소명환을 산사자 달인 물로, 하루 3~4회 식후 또는 식간에 수일간 먹으면 낫는다.

음식을 먹고 체한 식적은 염소똥처럼 동글동글한 변과 설사 증상이 반복되면서 입냄새가 심하고 대변 냄새가 고약하다. 밀가루 음식, 달거나 찬 음식을 많이 먹거나, 잠잘 때 벽이나 바닥 등 찬 곳을 찾아다니고, 잠잘 때 머리에서 땀이 많이 나는데 식사 시간이 불규칙하고 폭식과 과음에서 비롯된다.

식적에는 소명환을 엿기름 달인 물이나 식혜와 함께 먹으면 치료되는데, 평소에도 엿기름을 달여서 자주 마시면 좋다. 예전과 달리 육식을 즐기는 현대인들의 식생활에 꼭 필요한 것이 소화제이다.

● 음식으로 인한 체기가 없어지지 않고 여러 날 반복될 때 _ 산사자

20g, 엿기름 40g에 물 1L를 붓고 절반이 될 때까지 달여서 하루에 수시로 다 마신다.

- 고기를 먹고 체했을 때 _ 산사자 10g, 능이버섯 10g에 물 1L를 넣고 절반이 될 때까지 달여서 하루에 수시로 다 마신다. 여러 날 반복해서 마시면 대부분 7일 내에 좋아진다.

- 생선을 먹고 식중독에 걸렸을 때 _ 산자자 30g에 물 1L를 붓고 절반이 될 때까지 달여서 하루에 수시로 다 마신다.

두뇌 건강에 좋아 수험생에게 꼭 필요한
석창포

건망증 간질환 눈질환 축농증 성인병

석창포는 공해로 인한 각종 스트레스와 질병을 이겨내는 약초이다. 예로부터 건망증을 치료하고 두뇌를 총명하게 하는 약재로 널리 알려져 있다. 석창포는 면역력을 증강시켜 주는 약초로, 어려서부터 석창포를 계속 먹으면 머리가 영리해질 뿐만 아니라 일체의 잔병을 앓지 않는다. 한약 '총명탕'의 처방에 석창포·원지·복신(복령 속심)이 들어간다. 석창포는 기억력을 좋게 해서 머리를 맑게 하고, 원지와 복신은 심신의 안정을 도모한다. 총명탕을 상복하면 차츰 머리가 맑아지고 기억력이 좋아지며 의지가 강건해진다.

석창포는 천남성과의 상록성 여러해살이풀로, 뿌리줄기가 옆으로 뻗으며 번식하고 마디와 수염뿌리가 많으며 뿌리에서 독특한 냄새가 난다. 우리나라에는 제주도, 중남부 지방의 개울가와 들판 습지에서 주로 자생한다. 뿌리줄기는 분지가 잘되며, 잎사귀는 난초와 유사한 2열의 줄 모양으로 길이 30~50㎝까지 자라며, 3~5월에 꽃줄기가 나오고 6~7월에 황록의 연한 꽃이 수상꽃차례로 핀다.

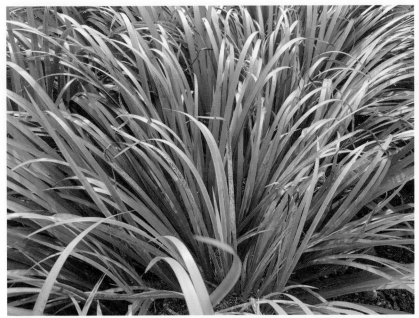

석창포

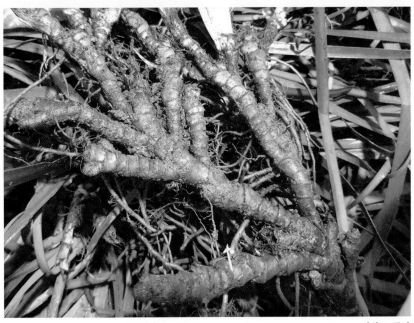

석창포 뿌리

석창포 씨앗이나 뿌리 한 쪽이 전답 부근에 떨어지면 얼마 지나지 않아 석창포 밭으로 변해 버린다. 농민들은 석창포를 없애려고 온갖 방법을 쓰지만 여간해서는 죽지 않는 끈질긴 생명력을 지니고 있다.

석창포는 주로 뿌리줄기를 약용한다. 성질이 따뜻하면서 평하고 맛은 맵고 독이 없어서 오장육부를 보하고 구규(인체의 아홉 개의 구멍)의 소통을 원활히 해서 눈을 밝게 하고 목소리를 좋게 한다. 또 뱃속의 벌레를 죽이고, 명치 밑의 막혀 있는 음식물을 내리게 한다.

석창포는 음력 5월에서 12월 사이에 뿌리를 캐어 그늘에서 말린 다음 약용하며 가루 내어 사용하거나 달임물로 먹는다.

석창포와 백복령을 가루 내어 늘 상복하면 몸이 가뿐해지고 오래 살며 늙지 않게 하고 눈과 귀가 동자처럼 밝아지는데 예전에 명나라의 요신이라는 사람이 석창포와 복령을 가루 내어 30년간 매일 1냥(37.5g)씩 꾸준히 먹었더니 100세의 나이에도 기억력이 어린아이와 같았으며, 눈이 밝아서 달빛 아래에서 책읽기를 즐겼다고 전해진다.

석창포환

석창포 뿌리줄기를 캐어 응달에서 말려 쌀 씻은 물에 하룻밤 담가 둔 뒤 꺼내어 다시 잘 말려서 이것을 가루 내어 꿀을 섞어서 녹두알 크기로 환을 빚어 식후 20~30알씩 꾸준히 먹으면 기억력과 청력이 좋아진다.

석창포술

석창포 생즙 20L와 찹쌀 한 말로 지은 고두밥과 보드랍게 가루 내어 만든 약누룩 600g을 함께 고루 섞어서 반죽한 다음 막걸리를 빚어서 반주로 식후에 늘 상복하면 장수하고 머리가 총명해진다.

석창포는 영지버섯처럼 휘발성이 있는 약초이기 때문에 장시간 센 불로 달이면 약성이 파괴되면서 수증기로 증발해 버리기도 하므로 약한 불에 달여서 사용해야 한다. 가루 내어 사용해도 된다.

석창포 베개

스트레스를 많이 받는 수험생과 직장인들의 베갯속 재료로 석창포·원지·박하·메밀껍질을 한데 넣고 베개를 만들어 사용하면 숙면하는 데 큰 도움이 되며, 머리를 맑게 하는 뚜렷한 효과가 있다.

석창포 입욕제

석창포 잎사귀와 뿌리를 포함한 전초를 그늘에 말려 두었다가 입욕제로 사용하면 좋다.

문헌 속 석창포에 관한 기록을 보면, 온몸에 열독이 번져서 물집이 잡히면서 헌집이 생기는 열독창과 옻독 등에는 석창포 가루를 요 위에 두껍게 편 다음 그 위에서 5~7일간 잠을 자면 환부가 씻은 듯이 낫는다. 또한 중풍으로 의식이 흐린 증상과 건망증, 간질 등에 사용하며, 입맛이 없고 소화가 잘 안 되는 위의 통증과 목이 쉰 데, 부스럼, 습진에는 외용한다.

석창포의 약리 성분은 뿌리와 줄기에 들어 있는 0.5~0.8%의 갈라메놀·아사론·팔미틴·세키숀 등의 정유 성분으로, 이 성분은 잎사귀에 0.25%쯤 들어 있다. 이 밖에 페놀성 물질, 팔미틴산 그리고 갖가지 미량 원소들이 함유되어 있다.

석창포는 이명증에 상당한 효험이 있다. 이명증은 귀에서 바람 부는 소리 또는 물소리와 벌레 울음소리 등이 들리는 증상으로, 신장이 허약해서 간을 양생하지 못해서 간과 쓸개의 뜨거운 기운이 위로 치밀어 오르거나 간과 신장의 기운이 부족 또는 항진되어 생기는 경우가 많다. 간의 기운이 이상 항진되면 지나치게 화를 잘 내고 시력이 약해진다. 분노의 감정은 눈에 잘 나타나고 눈이 피로할 때 푸른색을 보면 가장 잘 치유되는데 청색은 간의 기를 주관하는 빛이기 때문이다. 또한 황달병이 생기면 눈 흰자위에 가장 먼저 나타나서 눈알이 노래지는데 이는 간과 관계된 질병이다.

피를 맑게 정화해서 눈을 밝게 하고 이명증을 없애는 데 석창포 만한 것이 없다.

석창포 뿌리줄기를 가루 내어 한 숟가락씩 오래 먹거나 천마 가루와 겸복해도 효과가 좋다.

간암과 간염 등에 석창포는 항암 효과가 센 것으로 알려져 있으며, 꾸지뽕나무 뿌리·청미래덩굴·느릅나무 뿌리껍질·어성초·겨우살이·부처손·조릿대·화살나무 등을 한데 넣고 달여서 마시면 위암에 유익하다.

이 밖에도 석창포는 만성비염·시력 저하·축농증·두통·중풍·고혈압·고지혈증·동맥경화·당뇨에 효과가 있으며, 각종 암에는 석창포·짚신나물·어성초·겨우살이·까마중·꾸지뽕나무·계수나무 가지·부처손·청미래덩굴·왕고들빼기를 한데 넣고 달여 먹으며 암세포의 성장이 억제되는 항암 효과가 강해진다.

재배한 석창포나 수입한 것은 약성이 현저히 떨어지므로 우리나라 자연산을 사용해야 효과가 크다.

아토피피부염, 여드름에 좋은
쇠비름

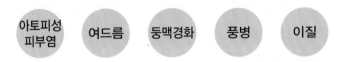

무 · 배추 등 채소를 수확하고 난 밭에 무리 지어 자라는 흔한 풀 쇠비름은 농민들이 싫어하는 '우등생 잡초'이다. 흔하디 흔한 이 풀을 어찌나 생명력이 강한지 땡볕에 뿌리째 뽑아 두어도 웬만해서는 죽지 않고 수천 개의 씨앗을 남겨두고 죽는데 이듬해 그 자리에서 수백 포기의 쇠비름이 다시 돋아난다. 쇠비름은 뿌리째 뽑혀도 빗물과 같은 적은 양의 수분으로도 생명력을 연장시켜 꽃을 피우고 씨앗을 남겨두는 강인한 생명력이 있다.

쇠비름의 씨앗은 한 포기에서 수천 개가 열리는데 눈에 보이지 않을 정도로 작으며 고운 모래알 같다. 쇠비름 씨앗은 바람에 날리거나 빗물에 씻겨서 땅 위에 자리를 잡으면 어김없이 싹을 틔운다. 이처럼 강인한 생명력을 지닌 쇠비름에는 영양소와 약성이 뛰어나서 꾸준히 먹으면 오래도록 건강하게 살게 해 준다 하여 '장명채(長命菜)'라고 부른다.

쇠비름은 한약명으로 오행초(伍行草) · 마치채(馬齒菜) · 산채(酸酸

菜) · 장명채(長命菜)라고 부르는데, 전국의 밭이나 그 주변에 무리 지어 자란다. 풀 전체에 털이 없고 매끈하며, 땅위를 기면서 자란다. 비옥한 땅에서 자란 쇠비름은 한 포기 무게가 1kg이 넘기도 한다.

꽃은 노란색이고 씨앗이 검은색으로 다섯 가지 색을 지니고 있고 오행의 기운으로 자란다 해서 '오행초(伍行草)'라고 부른다. 쇠비름은 온대에서 열대에 걸쳐 넓게 자라고 있다.

쇠비름에는 오메가-3지방산의 일종인 에이코사펜타엔산(EPA, eicosapentaenoic acid)가 들어 있어서 항균 작용과 함께 피부가려움증을 개선하고 잡티를 없애 주는 작용을 한다. 특히 쇠비름에 많이 들어 있는 오메가-3는 관절염 · 통증 · 류머티즘 관절염 질환을 치료하고 예방한다. 또한 항균 작용이 강해서 몸속 세균과 기생충을 없애 주고 아토피나 여드름과 같은 피부질환을 치료한다.

쇠비름은 예로부터 피부병에 사용해서 효과를 본 사례가 많은데 습진 · 무좀 · 피부가려움증 · 각종 염증에 쇠비름을 진하게 달여서 환부에 자주 바르면 잘 낫는다. 특히 고약을 만들어 바르면 오래된 종기나 무좀을 치료하는데 쇠비름 고약을 만드는 방법은 아래와 같다.

들기름 1L를 끓이면서 쇠비름 말린 것 600g을 넣고 쇠비름이 바싹 튀겨지면 꺼내어 버리고 저절로 빠진 머리카락 한 줌, 송진 300g, 단사 40g, 유향 40g을 넣고 잘 저어 준 뒤 기름이 절반으로 졸면 유황 40g을 넣고 잘 저어서 작은 도자기에 붓는다. 이것이 식으면 땅을 30cm 정도 파서 묻어 둔 뒤 1년 후 꺼내어 고약으로 사용한다.

쇠비름 고약을 땅속에 묻는 것은 화독이 있기 때문이다. 그러므로 만들어서 곧바로 사용할 수 없다. 또한 쇠비름을 오랜 시간 달여서 고를 만들어서 기초제에 개어 피부에 바르는데 특히 아토피피부염 · 여

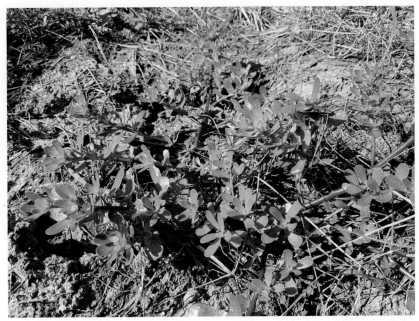

쇠비름

드름 · 화농성피부질환 등 다양한 피부질환에 더없이 좋다.

쇠비름 6, 설탕(또는 꿀) 4의 비율로 넣고 잘 버무려서 발효액을 만들어 생수 9, 쇠비름 발효액 1의 비율로 희석하여 꾸준히 먹으면 질염 · 자궁염 · 우울증 · 정신질환 · 각종 암 · 고지혈증 · 관절염 · 신경통 등 다양한 증상에 사용한다.

몸속에 오메가-3가 부족하면 우울증이나 정신분열증 · ADHD를 일으킬 가능성이 높아지는데 이때 쇠비름을 꾸준히 먹어서 오메가-3를 공급해 주면 뇌가 건강해진다.

쇠비름에 들어 있는 비타민과 오메가-3는 콜레스트롤과 중성지방의 수치를 낮춰 주고 혈관 벽에 쌓인 지방을 제거해 주므로 혈액순환을 원활하게 해 주어서 동맥경화 · 심근경색 등의 혈관질환 등을 예방해 준다. 또한 쇠비름은 악창과 종기를 치료하는 효과가 커서 천연화장품이나 비누를 만들 때 자주 사용하는데 강력한 항균 작용이 있기 때문이다. 쇠비름 달인 물을 입욕제로 사용하면 피부가 고와지면서 탄력이 생기는데 세숫물에 희석해서 꾸준히 사용하면 여드름과 잡티를 제거해 준다.

또한 쇠비름은 건강식품으로 만들어서 사용하면 더없이 좋다. 쇠비름은 생으로 초무침 · 물김치 · 발효액 · 국 등을 만들어서 봄부터 가을까지 먹을 수 있는 유익한 풀이다.

닭을 사육할 때 신선한 쇠비름을 사료에 섞어 주면 질병 없이 건강할 뿐 아니라 계란에도 각종 영양소의 함량이 높아져서 사람에게 유익하다.

필자는 계란을 목적으로 토종닭을 10여 마리 키우고 있는데 쇠비름을 사료에 섞어 먹인 이후로 폐사한 닭이 한 마리도 없을 정도로 쇠비름은 사람과 동물에게 유익한 식물이다.

『본초강목』의 쇠비름 효능

각종 부스럼과 사마귀에 생쇠비름을 찧어서 붙인다. 쇠비름은 갈증을 멎게 하고 포만감을 느끼게 하여 음식 생각이 나지 않게 해 준다. 쇠비름은 여성의 적백대하를 치료하고, 생즙을 마시면 음식을 먹으면 토하는 증상과 다양한 오줌병을 치료하며, 창과 칼에 다친 상처와 출혈을 멎게 해 준다. 또한 몸 안의 어혈로 인한 적취를 치료하며 입술이 부르트고 얼굴에 부스럼이 난 증상에 생즙을 바르면 치료된다.

말의 땀과 같은 이물질이 피부로 흐르는 증상과 화살의 독에 감촉

되어 과민반응을 일으키는 곳에 바르면 낫는다.

다리와 음낭이 붓는 것을 치료한다.

고(膏)를 만들어 사용하면 습진·건선·대머리, 곤장을 맞아서 살이 해진 곳과 또한 36종의 풍병(風病)을 다스린다. 끓여서 죽을 만들어 먹으면 이질을 낫게 하고 영양실조를 동반한 이질과 복통을 치료한다.

『개보본초』에는 이렇게 적고 있다.

쇠비름을 오래도록 먹으면 나이가 들어도 머리가 세지 않는다. 또한 부스럼을 치료하며 기생충을 없앤다. 생것을 찧어서 즙을 내어 먹으면 몸속의 나쁜 물질을 배출시키고 기생충을 제거한다.

빗에 낀 때와 섞어서 뿌리가 깊은 종기에 붙여 둔다. 또한 태워서 오래된 식초의 앙금과 섞어서 먼저 뜸을 뜬 다음 그곳을 막아 두면 종기의 뿌리가 빠진다.

신장 기능을 강화해 주는
싸리나무

신장질환　피부질환　위장병　출혈　암

'나무가 고요히 서 있으려 해도 바람이 그치지 않고, 어버이를 잘 모시려 했더니 어버이가 기다려 주질 않네.'

싸리나무를 보면 고인(故人)이 되신 아버님이 생각난다. 아버님은 자식들의 잘못을 나무라실 때 가끔 싸리나무 회초리를 드셨다. 흔한 싸리나무 한 포기를 바라보면서 추억을 회상하고 또한 새로움으로 거듭날 수 있는 삶도 감사한 일이다.

싸리나무는 줄기가 곧으면서 유연하고 질겨서 물건을 담는 종다래끼, 곡식의 잡물을 제거하는 키, 약초 등을 말리는 발 등 생활용품의 재료로도 좋다.

싸리나무는 우리나라 전역의 산과 들 양지바른 곳에 자생한다. 일반적으로 '싸리'라고 불리는 싸리나무와 올싸리는 동아시아 특산종으로, 척박한 경사지에서도 잘 자라는 습성 때문에 비탈진 경사지의 사방식재용으로 비수리와 함께 심는다. 싸리나무는 추위에 강하고 콩과의 두류식물처럼 뿌리에 뿌리혹박테리아가 많아 대기 중에 질소 성분

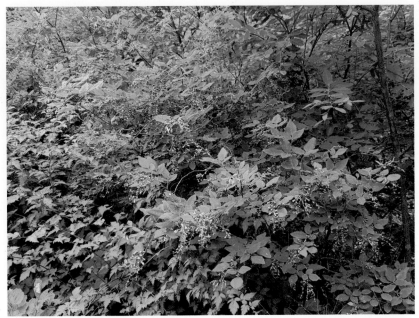

싸리나무

을 저장해서 땅을 비옥하게 만든다.

키는 3~4미터까지 자라며, 8~9월에 붉은색 꽃이 피고 지기를 반복하는데 소박한 아름다움이 있다. 꽃은 꿀을 많이 함유하여 밀원식물로 가치가 있는데, 싸리나무 꿀은 위장병에 특히 좋은 약이다. 싸리나무 꽃을 따서 그늘에서 말려 두었다가 차로 달여서 꾸준히 먹으면 신장이 약해서 손발이 자주 붓는 증상에 뛰어난 효과가 있다.

우리나라에는 싸리, 참싸리, 물싸리, 조록싸리, 잡싸리, 괭이싸리, 꽃참싸리, 왕좀싸리, 좀싸리, 풀싸리, 해변싸리, 고양싸리, 지리산 싸리, 진도싸리 등 20여 종이 있는데, 모두를 '호지자(胡枝子)' 또는 '야합초(野合草)'라는 약명으로 부른다.

싸리나무 잎에는 알칼로이드 · 플라보노이드 · 아스코르빈산이 들어 있고, 껍질·줄기·잎에는 사포닌이, 뿌리에는 여러 종류의 알칼로이드가 들어 있다. 플라보노이드와 레스페딘 성분은 간의 콜레스테롤을 낮추고 소변을 잘 나오게 해서 몸속의 질소를 몸 밖으로 배출시키는 작용을 한다.

싸리나무는 머리가 어지러운 증상과 두통, 폐열로 인한 기침, 심장병, 백일해, 코피를 멎게 한다. 여름과 가을에 잎과 줄기를 채취하여 신선한 것을 그대로 쓰거나 잘게 썰어 그늘에서 말려서 사용한다. 또한 싸리나무 뿌리는 풍습으로 인한 다리통증·어혈·냉대하·관절염·요통 등에 두루 사용한다.

● 머리가 어지러운 증상과 두통, 폐열로 인한 기침, 심장병, 백일해, 코피 _ 1일 30~50g에 물 3L를 붓고 2L가 될 때까지 달여서 먹는다.

● 만성신부전증 _ 싸리나무 30g, 으름덩굴 10g, 감초 4g을 한데 넣고 달여서 먹는다. 또는 싸리나무 40g, 접골목 20g을 한데 넣고 달여서 먹는다.

● 신장염·신부전증·신장질소혈증·고혈압·동맥경화, 신장 기능이 허약해서 나타나는 일체의 증상 _ 접골목·옥수수수염·싸리나무 각 20g에 물 2L를 붓고 1.5L가 되게 달여서 하루에 수시로 다 먹는다. 이를 여러 날 계속하면 증상이 개선된다.

● 위십이지장궤양·암 _ 싸리나무·겨우살이·느릅나무 뿌리·짚신나물·발계·까마중 각 20g을 달여서 사용하면서 죽염과 고백반 양강을 한데 넣어 만든 신종산을 함께 사용하면 좋다.

● 코피 및 각종 출혈 _ 싸리나무 가지와 잎사귀 30g에 물 2L를 붓고 800㎖가 될 때까지 달여서 하루에 수시로 다 먹는다. 이를 2~3일 계속하면 대부분 낫는다.

싸리나무 기름

무좀·버짐·화농성피부염을 비롯한 온갖 피부병에 싸리나무 기름을 사용하면 특효하다. 싸리나무 기름을 만들어 냉장고에 보관해 두고 필요한 만큼 꺼내서 피부약으로 바르면 좋다. 이때 박하유 0.1~0.2%를 첨가하여 사용하면 더욱 좋다.

싸리나무 기름 만드는 법

준비물 항아리(크기 다른 것) 2개, 싸리나무, 황토, 새끼줄, 왕겨 7가마, 톱밥 3가마

1. 먼저 땅을 50~60㎝ 깊이로 파서 그 구덩이에 높이 70~80㎝ 크기의 빈 항아리를 입구가 땅 위로 나오게 묻는다.
2. 땅에 묻힌 항아리보다 조금 작은 항아리로 입구가 땅속 항아리 입구 속으로 10~20㎝ 정도 들어가는 항아리 안에 싸리나무 줄기를 5~10㎝ 길이로 잘라서 채운다.
3. 싸리나무를 넣은 항아리 입구를 베보자기로 덮어서 철사로 묶은 뒤 항아리를 거꾸로 엎어 땅속 항아리 입구와 맞물린다.
4. 항아리를 물에 적신 새끼줄을 촘촘하게 감은 뒤 그 위에 황토를 반죽해서 2~3㎝ 두께의 옷을 입힌다.
5. 왕겨 7가마, 톱밥 3가마를 섞어서 항아리 위에 덮어서 불을 지펴 3~4일간 가열한다.
6. 은근한 열기에 싸리나무 진액이 땅속 항아리로 내려와 고이면 무명천으로 앙금을 걸러낸 뒤 다시 끈적한 액체가 될 때까지 약한 불로 농축시킨다.

관절염과 신경통에 좋은
오갈피나무

관절염　신경통　만성피로　보행장애　비만증

　오갈피나무는 전국의 심산의 응달지형 습지에서 가끔 관찰되는 약재로, 뿌리껍질을 '오가피(伍加皮)'라는 약재로 써서 흔히 '오가피'라고 부르며, 약 10여 종의 유사종도 모두 '오가피'로 통한다. 자연산 오가피는 대부분 10~20년 정도 자라면 가지가 썩는데, 더러 환경적인 변화에 인해서 수십 년 이상 묵은 오가피가 관찰되기도 한다.

　우리나라를 비롯하여 중국·일본·러시아에 자생하는데, 우리나라에 자생하는 오가피 중 가시가 달려 있는 오가갈피는 가시오가피·왕가시오가피·민가시오가피이고, 일반 오가피는 오가피·섬오가피·지리산오가피·중부오가피·차색오가피·서울오가피·당오가피 등이 있다. 모두 민간이나 한방에서 중풍이나 허약체질을 개선하는 약재로 사용해 왔다.

　오갈피나무 줄기에는 갈고리 모양의 가시가 있고, 잎은 손바닥 모양으로 다섯 장이며, 꽃은 흰색으로 줄기 끝 중앙에서 피고, 9~10월에 열매가 검게 익는다.

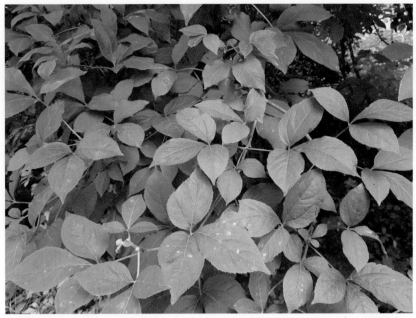

오갈피나무

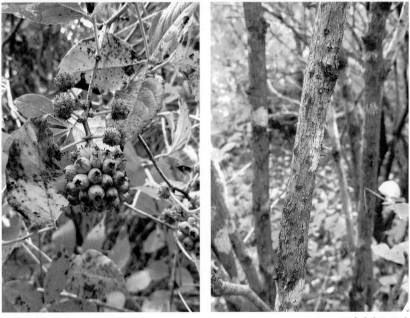

오갈피나무 열매

오갈피나무 줄기

오갈피나무는 단백질, 탄수화물, 무기질, 지방, 비타민 A·B, 사포닌, 탄닌 등 영양소가 골고루 들어 있으며, 신경계 질환에 특수한 활성 작용을 하는 것으로 알려져 있다. 봄에는 어린 순을 나물로 먹고, 껍질과 뿌리껍질은 약용 외에 차나 술의 재료로 이용한다. 오가피 잎사귀를 이른 봄부터 가을까지 연한 것을 수시로 채취하여 쌈이나 장아찌를 만들어 먹는다. 또한 잎사귀를 바람이 잘 통하는 그늘에서 말려 가루 내어 차로 마시고, 국수·빵, 과자·떡 등에 넣기도 한다.

오갈피나무는 남녀노소 많이 먹어도 부작용이 없는 단방약으로, 연하게 달여서 음용수로 마시면 면역력을 증강시키고 지구력을 향상시켜 준다. 최소 3개월 이상 꾸준히 복용해야 효과가 있으며, 벌나무와 함께 사용해도 된다. 뿌리껍과 가지로로는 오가피술을 담그는데, 오가피술이 좋다고 해서 폭음하면 오히려 건강을 해칠 수 있으므로 술은 약으로 매일 한두 잔을 마시는 것이 좋다.

오가피술

오가피술은 어혈·중풍후유증·신경통·관절염 등에 좋으며, 자양 강장 효과가 있다.

오가피술 만드는 법

재료 오가피 뿌리껍질과 가지(말린 것), 술(알코올 함량 30%)
1. 오가피를 보관 용기에 담고 술을 오가피 분량의 3배로 부은 뒤 밀봉한다.
2. 술을 3~4개월 두었다가 약주로 사용한다.
※ 오가피가 생것일 때에는 알코올 도수 40% 이상의 술로 담아서 사용해야 숙성 과정에서 변질되는 것을 예방할 수 있다.

밥만 먹으면 졸려서 잠을 자는 사람에게 오가피는 좋은 약이다. 이는 간과 위장의 기능이 허약한 데서 야기된 증상으로, 매일 오가피 뿌리 40~50g을 진하게 달여서 음용수로 상복하면 2~3개월 뒤부터 증상이 개선되고 군살이 빠지면서 체력이 정상으로 돌아온다. 오가피가 비만에 직접적인 작용을 한다고 볼 수는 없지만 많은 비만 환자가 평소 몸이 무거워서 움직이기 싫어하고 쉽게 피로해지는 증상이 있으므로 이를 개선하면 자연스럽게 군살이 빠지게 된다.

오가피는 남자들의 음낭습양(음부에 땀이 차고 진물이 나면서 가려운 증상)과 여자의 냉(냉대하와 음부가 가려운 증상)에 사용하며, 이때 황백피와 개느삼 뿌리, 사상자를 함께 달인 물로 환부를 씻으면 잘 낫는다.

예전에는 오갈피나무를 약재로 사용할 때 근피(뿌리의 껍질)나 목피(나무의 겉껍질)를 사용했으나, 근래에는 오갈피나무의 뿌리껍질과 줄기껍질을 채취할 만큼 수령이 많은 오가피가 드물기 때문에 나무의 뿌리줄기와 잎사귀까지 약으로 사용한다. 우리나라에 자생하는 오가피는 약리 성분이 외국산에 비교하여 훨씬 높은 것으로 보고되었다.

고문헌에 기록된 오가피의 약효는 간과 근육과 뼈를 튼튼하게 해주고 신경통을 낫게 하며, 어린아이가 뼈가 연약해서 세 살이 되어도 걷지 못하는 보행 장애가 있을 때 달여 먹이면 걸을 수 있다고 한다.

필자가 알고 있는 지인은 무릎관절염으로 무릎에 물이 차면서 붓고 아픈 증상이 생겨서 오가피 · 오미자덩굴 · 쇠무릎지기 · 참가시나무를 한데 넣고 달인 물을 6개월간 먹고 깨끗하게 치병했다. 또한 당뇨병과 고혈압으로 고생하던 사람이 오가피 뿌리 달인 물을 수년간 복용하고 혈당과 혈압이 정상이 된 보기가 있다.

10여 년 전, 강원도 인제군 상남면에서 한약방을 하던 최 모 씨가 어느 노인의 이야기를 들려 주었다.

예전에 자신이 살던 동네에서 오가피와 산작약을 한데 넣고 30년간 꾸준히 달여서 복용한 노인이 있었다. 이 노인은 오가피와 산작약 달인 물과 쌍화탕을 꾸준히 복용하면서 오가피의 약성이 산삼과 비슷하여 자신이 근래에도 하루에 100리를 걸어 다녀도 지칠 줄 모르고 칠순이 넘은 나이에도 성욕이 왕성해서 잠자리가 서럽다고 했다고 한다. 그러면서 오가피가 산삼만큼 좋은데도 사람들은 오가피가 흔하다는 이유로 깊이 알려고 하지 않는다고 안타까워했다고 한다.

이는 오가피가 지구력을 강화시키고 성기능을 향상시킨다는 약성을 확인시켜 주는 좋은 임상 사례이다.

● 만성피로·무릎통증 _ 오가피 30~40g에 물 3L를 붓고 1L가 될 때까지 달여서 하루에 수시로 다 마신다.
● 뼈를 다쳐서 접골이 되지 않을 때 _ 오가피 30g에 단풍나무 가지 10g을 한데 넣고 물 2L를 붓고 절반이 될 때까지 달여서 하루에 수시로 마시면 된다. 이때 강원도에서 '개똥나무'라고 부르는 말오줌나무(접골목)를 한데 넣어서 사용하면 좋다.

오가피 사촌
가시오가피

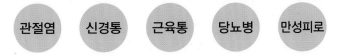

관절염　　신경통　　근육통　　당뇨병　　만성피로

깊은 산 뽀얀 가시옷을 입은 작은 약나무를 '가시옷나무'라고 부르며 온갖 질병을 다스리는 데 썼다. 근래에는 이 나무를 자연 속에서 찾아볼 수가 없다. 언론을 통해 효능이 알려지면서 남획으로 인해 종적을 감춘 이 나무는 바로 '가시오가피'이다.

가시오가피는 구 소련학자 브레크만에 의해서 '기적의 약효를 지닌 천연 약물'이라는 논문으로 소개되면서 세상의 주목을 받았다. 구 소련학자들의 연구 발표에 의하면, 가시오가피의 효능은 방사능을 비롯한 갖가지 화학물질의 독을 풀어 주고 혈액 속의 콜레스테롤의 수치를 현저히 낮추며, 당뇨병을 개선하고 신경장애 및 지구력과 집중력을 향상시켜 준다고 했다. 그리고 뇌의 피로를 풀어 주고 성기능을 향상시키며 모든 신체 기능에 활력을 주고 온갖 질병을 예방하는 효능이 있다고 발표했다. 동물 실험에서 가축들에게 가시오가피를 사료로 먹인 소는 일반 소에 비교해 산유량이 많아졌으며 닭은 성장 속도가 매우 빨라졌고, 벌은 꿀의 생산량이 60% 늘었으며, 밍크는 불임률이 현저하게 줄고 새끼의 사산율도 현저하게 줄었다는 연구 결과가 있다. 러시아 가시오가피 약효가 우리나라 인삼을 능가한다는 러시아 학자의 일부 연구 자료가 있지만, 이는 과장된 표현이다.

가시오가피 농축액을 사람들에게 장기간 복용시킨 결과 지구력과 집중력이 향상되어 능률이 높아졌으며, 운동선수들의 순발력과 지구력이 향상되어 더 좋은 기록이 나왔고, 허약한 사람이나 만성 질병을 앓는 사람은 회복이 훨씬 빨라졌다는 연구 결과가 있다. 또한 고혈압과 저혈압 환자 모두 혈압이 정상으로 돌아왔으며, 당뇨병 환자는 혈당치가 현저하게 개선되었고, 신경쇠약·우울증·불면증 환자들이 안정을 찾았다는 보고가 있다.

북한에서도 오가피 달인 물을 노동자에게 먹였더니 암산 능력이 100% 높아졌다는 보고가 있고, 흰쥐를 이용한 실험에서 강한 방사선을 맞은 흰쥐에게 가시오가피를 먹였더니 76%가 살아났으나 먹이지 않은 쥐는 84%가 죽었으며, 또 유선암 및 구강암 환자 각 80명에게 가시오가피를 먹여 상당한 치료 효과를 거두었다고 한다.

이처럼 훌륭한 약성을 지닌 가시오가피는 옛 소련의 우수리 강 유역 일본의 북해도 우리나라의 백두산 일대와 북한의 고산지대 남한에서는 지리산·태기산·계방산·치악산·설악산 등의 해발 900~1,200m의 고산지대에 드물게 자생한다. 키는 1~2m 정도 자라고, 줄기와 잎자루에 가늘고 긴 가시가 촘촘히 나는 것이 오가피와 구분된다. 가시오가피는 추운 지방에서 잘 자라는 식물로, 남한의 저지대에서는 종자 결실이 이루어지지 않으므로 번식이 어렵다. 한때 가시오가피를 농가의 고소득 작물로 유망하다 하여 러시아에서 씨앗을 수입하여 비싼 값으로 농민들에게 보급하였으나 발아되지 않아서 농

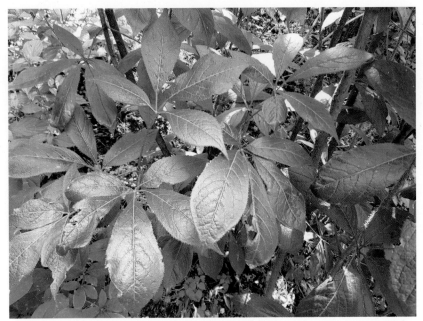

가시오가피

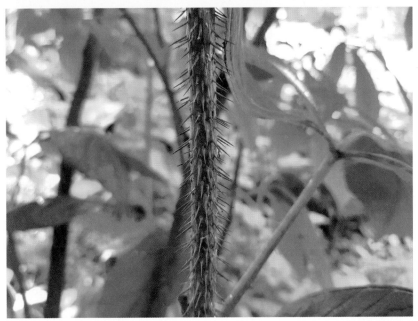

가시오가피 줄기

민들이 피해를 본 적이 있다.

가시오가피는 근육이 욱신거리면서 바늘로 찌르듯이 아프고 뼈마디가 저리는 증상에 효과가 좋다. 그러나 체질적으로 열이 많은 사람은 가가시오가피를 연일 다량 복용할 경우 몸에서 신열이 나서 잠을 못 이룰 수 있기에 체질을 고려해서 오가피를 사용하는 것이 좋다.

● 몸이 허약하고 차가워서 한여름에도 추위를 타는 사람 _ 가시오가피 20g, 경포부자 4g을 한데 넣고 물 1L를 붓고 절반이 될 때까지 달여서 하루 세 번 나누어 먹는다.

● 면역력 증강, 지구력 강화 _ 가시오가피 10g, 인삼 20g에 물 3L를 붓고 1L가 될 때까지 달여서 하루에 수시로 마신다.

최고의 화상 치료제
오이풀

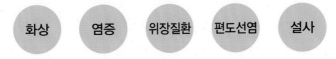

화상 염증 위장질환 편도선염 설사

화상을 입으면 피부가 손상을 입을 뿐만 아니라, 몸속에 열독이 들어가 심장에 이르면 사망까지 할 수 있다. 이때에는 소변이 잘 나오도록 유도해서 장부에 열독이 쌓이지 않도록 해야 하는데, 토종 오이 생즙 또는 생칡즙을 먹이거나 호박이나 수세미 줄기를 잘라 절로 흘러나오는 물을 먹이면 효과가 있다.

예로부터 화상 치료에 좋은 것으로 잘 알려진 토종 오이보다 더욱 뛰어난 화상 치료제가 우리 산과 들에 있다. 화상 치료에 가히 성약(聖藥)이라 불릴 만큼 놀라운 약성이 있는 오이풀이 그것이다. 화상으로 인한 상처에 외용제로뿐만 아니라 내복제로 사용하면 몸속의 온갖 독소와 노폐물을 제거하는 효과가 크다. 오이풀은 화상으로 인한 몸속 외에 쌓인 독을 제거하는, 자연이 준 훌륭한 약초 자원이다.

오이풀을 약명으로 '지유(地楡)'라고 부르는데 이는 '땅속에서 자라는 느릅나무'라는 뜻이다. 화상을 비롯한 온갖 염증성 질병에 느릅나무보다 뛰어난 효과가 있다. 오이풀은 잎사귀를 뜯어서 냄새를 맡으면 오이향이 나서 '오이풀'이라고 부른다. 우리나라 산과 들판, 논두렁 밭두렁에서 자라는 여러해살이풀로. 줄기는 30~100cm까지 곧게 자라고, 잎은 긴 잎자루 끝에 작은 잎이 7~12개 달리는데, 가장자리에는 작은 톱니가 있다. 꽃은 둥글게 뭉쳐 7~10월경에 붉은보라색으로 피며, 열매는 8~11월에 익는데 검은자주색으로 오리나무의 열매와 매우 유사하다. 흰색의 꽃이 피는 오이풀도 있다. 11월에 씨앗을 받아서 이듬해 봄에 뿌리고 새순이 올라오면 포기나누기하여 번식시킨다.

오이풀 뿌리는 늦가을에서 이른 봄에 캐어 약으로 사용하는데 맛은 쓰고 달며 성질은 약간 차가운 편이다. 약성은 대장과 간에 작용하며, 독이 없고 모든 피부질환에 외용제뿐 아니라 내복약으로 이용한다.

이른 봄에 오이풀의 연한 잎사귀를 먹거나 전초를 생즙 내어 마시면 화상으로 인한 열독과 몸속에 쌓인 온갖 독소를 제거하며, 더위를 예방하는 효과가 있다.

오이풀의 뿌리와 잎에는 탄닌·탄수화물·단백질·지방·무기질·필수 아미노산·칼슘·철·구리·아연 및 각종 비타민이 많이 들어 있다. 뿌리의 약리 실험에서 지혈 및 지토, 항균 작용이 뚜렷한 것으로 확인되었으며, 소대장염 및 암으로 인한 출혈과 자궁암과 위암의 출혈로 대변에 피가 섞여 나오는 증상에 지혈 및 항암 효과가 크다. 또한 위산과다·설사·편도선염·옻독·독사독·인후염·산후에 전신 뼈마디가 쑤시면서 열이 나는 산후골열증·월경과다·소대변 출혈·대장염 등에 사용한다.

또한 오이풀 뿌리를 캐어 잘게 썰어 말린 약재를 알코올에 담가서 화상·습진·무좀·화농성피부염 등에 바르면 진물이 흐르는 증상이 곧 개선되며 항균 작용이 뛰어나다.

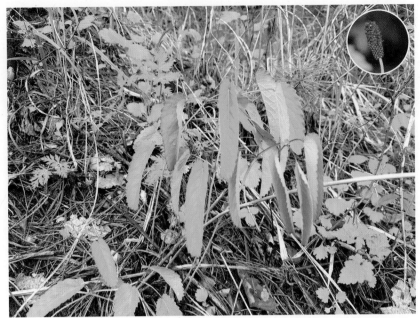
오이풀

오이풀은 모든 피부질환에 사용하는데, 독사·독벌레·개에 물린 상처에 생으로 짓이겨 붙이면 독이 빠져나온다. 특히 아토피피부염에는 뱀딸기·어성초·삼백초·도꼬마리 등을 함께 사용하면 효과가 좋고, 피부암에 외용제로 사용해서 개선된 사례도 있다.

● 피부 트러블 _ 오이풀 뿌리와 백지를 곱게 가루 내어 오소리기름에 개어 환부에 바르면 곧 낫는다.

● 편도선염, 설사 _ 오이풀 뿌리 20g에 물 1L를 붓고 반으로 줄 때까지 달여서 하루에 수시로 다 마신다.

● 화상, 습진, 피부소양증 _ 오이풀 생즙을 내어 바르거나 오이풀 뿌리 50~60g에 물 3L를 붓고 2L가 되게 달여서 차게 수시로 마시면

서 뿌리를 곱게 가루 내어 유채기름이나 바셀린에 개어서 환부에 바르면 대부분의 화상이 깨끗하게 낫는다. 이때 오배자·황백·장군풀 뿌리 등을 함께 사용하면 더욱 좋다.

● 급만성위염 및 궤양 _ 소태나무 1.5㎏, 삽주 뿌리 1㎏, 오이풀 500g을 잘게 썰어서 한데 넣고 물 6L를 부은 다음 약한 불로 3L가 되게 달여서 1일 3회에 나누어 식후 50~60㎖씩 꾸준히 먹으면 대부분의 증상이 호전 또는 치료된다.

● 급만성소대장염 _ 오이풀 뿌리 50g에 물 1L를 붓고 반으로 줄 때까지 달여서 1일 3~4회 나누어 먹는다.

● 만성골수염 _ 오이풀 뿌리 40g, 백화사설초 20g을 한데 넣고 물 3L를 붓고 2L가 되게 달여서 수시로 먹으면 좋다.

● 위장의 열로 인하여 입 안에 염증이 생겨 냄새가 나는 구내염 _ 소루쟁이 뿌리 40g과 족도리풀 5g을 곱게 갈아서 죽염에 개어 치약을 만들어 양치질을 자주 하면서 하루에 오이풀 뿌리 40g씩을 달여 먹으면 좋아진다.

● 만성위장질환·소대장염 _ 오이풀의 뿌리를 수증기로 쪄서 말린 뒤 가루를 내어 밥을 지을 때 함께 넣어 먹으면 대부분의 증상이 개선된다.

● 대장암·간암 _ 말린 오이풀 뿌리 20g에 물 2L를 붓고 절반이 될 때까지 달여서 하루에 수시로 다 먹는다. 이를 여러 날 계속한다.

오이풀 약술

오이풀로 담근 약술은 몸속에 쌓여 있는 납 및 중금속 등 온갖 독소를 제거하여 만성피로를 개선하며, 심혈관질환과 같은 성인병을 예방해 준다. 위염 및 소·대장 염증과 구내염 등에 좋다. 오이풀을 뿌리째 채취하여 찹쌀로 만든 소주에 담가 두었다가 약으로 사용한다.

오이풀 약술 담그는 법

재료 오이풀(생것) 1kg, 소주(찹쌀로 빚은 알코올 30도 이상의 소주) 5L
1. 오이풀을 채취하여 깨끗이 씻어 물기를 없 뒤 용기에 넣는다.
2. 오이풀에 소주를 붓고 밀봉한 뒤 빛이 들지 않는 서늘한 곳에 보관한다.
3. 3~4개월 뒤에 약재를 꺼내어 버리고 하루에 30~40ml씩 식후에 약으로 먹는다.

각종 암으로 인한 출혈로 대변에 잠혈 반응이 있을 때 변의 색은 검은색 또는 진한 커피색이다. 소대장암에는 느릅나무 뿌리껍질·물푸레나무 껍질·황백나무 껍질·앵속각(덜 여문 양귀비 열매)·고로쇠나무 등을 오이풀 뿌리와 함께 사용하면 좋다.

일체의 부인과 질환을 낫게 하는
왕고들빼기

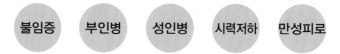

왕고들빼기는 한해살이풀로, 키가 2m에 이를 정도로 이른 봄부터 가을까지 왕성하게 자란다. 지역에 따라 '사라구'·'수애뚱'·'방가지 뚱'·'왕고즐빼기'라고 부르며, 잎의 모양과 잎맥의 붉은 색깔 등이 용의 혓바닥을 닮았다고 해서 '용설채'라고도 부른다. 줄기나 잎에 상처를 내면 쓴맛이 나는 흰 유액(lactose)이 나온다. 상추가 우리나라에 알려지기 전에는 왕고들빼기의 어린잎이 상추를 대신했다고 한다. 왕고들빼기는 재배종 상추(Lactuca sativa)와 같은 속인데, 중국 한자명인 '산와거(山萵苣)'는 '야생에서 나는 상추'란 뜻이다.

한글 이름 '왕고들빼기'는 '아주 큰 고들빼기'라는 뜻이지만 고들빼기와는 다른 속의 종이다. 우리나라 사람들은 옛날부터 고들빼기처럼 잎과 뿌리를 이용해서 김치를 담가 먹었던 식물들을 모두 비슷한 이름으로 불렀다. 왕고들빼기는 풀 전체를 쌈으로 먹거나 김치를 담가 먹을 만큼 흔하지만 이 풀의 다양한 쓰임새를 아는 사람들은 그리 많지 않다.

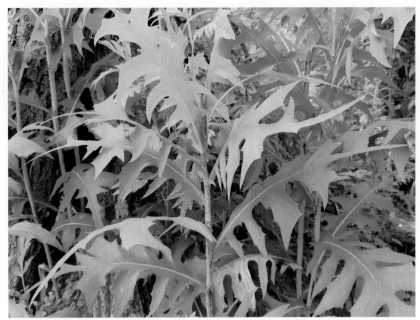

　민간의학연구가 고(故) 이한구 옹은 생전에 왕고들빼기는 흔하지만 쓰임새가 다양해서 여러 증상에 잘 쓰면 산삼 못지 않다고 했다.

　함경북도 부근에서 민약 연구를 하던 사람들은 왕고들빼기를 잘 게 썰어서 그늘에 말려 두었다가 노인들의 신장 기능이 약해서 생긴 무릎, 관절질환, 양기 부족, 오줌이 자주 마려운 증상에 사용해서 큰 효험을 보았다고 했다.

　왕고들빼기는 길옆·밭둑·휴경지 등에서 잘 자라는 흔하디흔한 풀이다. 흔한 만큼 쓰임새도 다양하다.

　뿌리를 캐어 말려서 노랗게 볶아 연하게 달여서 보리차 마시듯이 한 달 이상 먹으면 대부분 효과를 알 수 있다. 왕고들빼기를 6개월간 먹고 10여 년간 원인을 알 수 없는 무기력증과 만성피로를 치료한 이가 있고, 여드름·기미·주근깨와 같은 피부질환을 치료한 사람들이 있다. 또한 각종 염증, 간경화·간암을 사철쑥과 함께 사용해서 효과를 크게 본 사람이 있고, 중풍으로 인한 반신불수와 고혈압에 왕고들빼기 달인 물을 여러 날 먹으면서 사향청심환을 함께 먹고 좋아진 사례도 있다.

예전에 집에서 기르던 소나 말이 더위를 먹거나 병이 나서 먹이를 먹지 않을 때에는 싸라기에 왕고들빼기와 대마 씨앗을 넣고 죽을 쑤어서 먹이면 곧 회복되었다. 산토끼는 병이 나면 본능적으로 왕고들빼기·씀바귀·민들레 같은 쓴풀을 먹어서 병을 고치는데, 왕고들빼기는 평소에도 토끼가 매우 좋아하는 풀이다. 그래서 일부 지역에서는 왕고들빼기를 '토끼풀'이라고 부른다.

왕고들빼기 줄기에 상처를 내면 하얀 유즙이 나오는데 이렇게 나온 진액은 시간이 지나면 검게 변한다. 이 진액을 걷어서 말렸다가 배앓이에 물에 타서 먹으면 잘 낫는다. 일제강점기 말년에는 양귀비 농사를 짓던 사람들이 왕고들빼기 진을 양귀비진과 섞어서 아편으로 속여서 유통하기도 했다.

혈액이 탁하면 암이나 심장병과 같은 무서운 질병이 생긴다. 왕고들빼기에 들어 있는 플라보노이드는 혈액을 맑게 해 주어서 심장병·동맥경화·암을 예방한다. 또한 왕고들빼기에 들어 있는 비타민 C·폴리페놀·플라보노이드 함량이 높고 우수한 항산화 활성을 보여 기능성 식품이나 제약으로의 개발 가능성이 매우 높다. 비타민 C, 토코페놀은 세포막을 구성하고 있는 불포화지방산의 산화를 억제함으로써 세포막의 손상과 조직의 손상을 막는 작용을 한다. 불포화지방산은 혈액 속의 콜레스테롤 수치를 낮추고 동시에 HDL 콜레스테롤 생산을 높이는 역할을 해서 심장병을 예방하는 작용을 한다.

왕고들빼기는 만성피로를 없애 주고 몸 안의 독소를 배출시켜 오래도록 일을 해도 피곤함을 모르게 해 준다. 또한 미세먼지로 인한 몸 안의 독소를 몸 밖으로 배출하여 피를 맑게 하며, 고혈압·고지혈증·심장질환·유선염·자궁염·인후염 등을 예방하고 개선하는 데 도움을 준다. 왕고들빼기를 즙을 내어 먹거나 쌈을 꾸준히 먹으면 변비가 없어질 뿐 아니라 배변 후 잔뇨감이 개선된다.

왕고들빼기는 생으로 먹어도 될 만큼 독이 없어서 많이 먹어도 탈이 나지 않는다. 간암·간염·간경화에 산청목·까마중·짚신나물·왕고들빼기를 한데 넣고 달여서 먹으면 좋은 결과가 있을 뿐 아니라 만성피로를 개선하고 피를 맑게 하므로 시력 약화와 소화기계 질환에 폭 넓게 사용할 수 있다.

왕고들빼기로 만드는 산와거탕

왕고들빼기는 한 번에 많은 양을 먹어야 효과가 좋다. 씀바귀·민들레 또한 암·고혈압·당뇨 등의 성인병에 효과가 좋은데, 많이 먹어야 효과가 있다. 그런데 아무리 몸에 좋은 약이라도 쓴맛이 강한 약을 한 번에 많이 먹는 것은 쉽지 않다.

왕고들빼기를 약으로 먹으려면 매일 2kg 이상을 먹어야 하는데 생것으로 먹기에는 거의 불가능하며, 달여 먹는다고 해도 쓴맛이 강하여 쉽지 않다. 이것을 어떻게 달이는가에 따라서 많이 먹을 수도 있고 그렇지 못할 수도 있다. 일부에서는 꿀·올리고당·설탕 등을 넣어 먹으면 되지 않느냐고 묻지만 오히려 쓴맛을 감추기 위해서 단맛을 넣는 것은 좋지 않다. '화극토(火克土)'라고 하여 쓴맛은 단맛과 상충되므로 효과를 떨어뜨릴 뿐만 아니라 해롭기까지 하다. 왕고들빼기를 많이 먹으려면 산와거탕을 만들어 먹으면 된다.

산와거탕을 달일 때 불을 때는 나무는 뽕나무나 오리나무를 사용해야 약맛이 순하면서 부드러워진다. 약의 성질은 쓴맛은 오행(五行) 중에서 화(火)에 속하므로, 불의 성질이 극강한 양성보다는 중성이나 음성을 지녀야 부드럽고 순해진다.

산와거탕 만드는 법

재료 왕고들빼기(생것) 100*kg*, 엿기름 3*kg*, 물 30L
1. 큰 솥에 왕고들빼기 50*kg*를 넣고 24시간 달여서 체에 걸러 건더기를 버리고 국물만 둔다.
2. 이 물에 다시 왕고들빼기 50*kg*을 넣고 물을 보충해서 하루를 더 끓여서 식혀서 체에 걸러 국물만 둔다.
3. 이 물에 엿기름 3*kg*를 넣고 다시 1일을 달여서 체에 걸러 국물만 둔다.
4. 이 약물을 1일 3~4회 나누어 먹는다.

산와고

산와고는 산와거탕을 뽕나무 장작불로 오래 고아 만든 엿이다. 매 식후 밥숟가락으로 반을 따뜻한 물에 풀어서 먹는다. 산와고는 자궁암·위암·소장암·대장암·직장암·난소암 등의 암세포 성장을 억제하고 손상된 조직을 회복시키는 효과가 있다. 산와고로 혈액암을 치료한 사례가 있다. 또한 왕고들빼기와 민들레를 트럭 한 대 분량을 먹고 간암을 고친 사람이 있다.

왕고들빼기 약술

왕고들빼기 뿌리로 술을 담가 먹으면 양기 부족으로 인한 유뇨증, 발기부전, 여성의 불감증에 좋은 효과가 있다. 또한 불면증에도 좋다.

왕고들빼기약술 만드는 법

재료 왕고들빼기 뿌리(생것) 2*kg*, 소주 4L(알코올 함량 30%)

1. 왕고들빼기 뿌리 2*kg*을 씻어서 물기를 없앤 뒤 술병에 담는다.
2. 술병에 소주 4L를 붓고 6개월간 밀봉해 둔다.
3. 왕고들빼기 약술을 날마다 잠자리에 들기 전에 소주잔으로 1~2잔 먹는다.

불임증에 좋은 백문어탕

제주도에 살고 있는 ○씨는 결혼한 지 10여 년이 되도록 자식이 없어서 근심하다가 접시꽃 뿌리와 흰 수탉 한 마리에 문어 한 마리를 넣어서 국을 여러 번 끓여 먹고 자식을 낳았다고 한다. 이때 왕고들빼기 달인 물을 함께 먹으면 더욱 효과가 좋다. 이 처방은 냉증 · 생리통 · 불임 · 불감증 · 자궁암 · 자궁염과 같은 부인병에 사용하면 된다.

백문어탕 만드는 법

재료 흰접시꽃 뿌리 600g, 수탉 1마리, 문어 3*kg*짜리 1마리, 물 20L

1. 솥에 모든 접시꽃 뿌리와 물을 넣고 국물이 절반으로 줄 때까지 달인다.
2. 약재를 건져낸 뒤 털과 내장의 똥만 제거한 수탉을 함께 넣어 끓인다.
3. 수탉의 고기가 풀어지면 뼈를 꺼내 버리고 다시 이 국물에 3*kg*쯤 나가는 문어 한 마리를 통째로 넣어서 오랫동안 삶는다.
4. 약물이 3~4L로 줄면 베보자기로 짜내어 국물만 쓴다. 이것을 매일 3회, 식후 1시간 뒤에 1컵씩 마신다. 한 번 먹고 나서 4~5일쯤 쉬었다가 다시 만들어 먹기를 반복한다. 이때 왕고들빼기 달인 물을 함께 먹으면 더욱 좋다.

해독 작용이 뛰어난
잔대

(농약
중독)　(뱀독)　(가래)　(기침)　(산후풍)

　　잔대는 우리나라 산과 들의 양지쪽에 흔히 자생하는 여러해살이풀로, 키는 40~100cm까지 자라며, 뿌리 하나에서 여러 개의 줄기가 나와 곧게 자란다. 7~9월에 고깔 또는 종 모양의 보라색 꽃이 2~3cm 정도의 크기로 피고, 뿌리는 굵고 잔털이 많다. 일본·중국·만주 지방에도 자라고 있다.

　　근래에는 일부 농가에서 잔대를 대량 재배하고 있으며, 중국 등 동남아시아 지역에서 수입품이 많이 들어오고 있으나 자연 상태로 자란 토종 잔대와 수입품은 육안으로 구분되며 약효도 차이가 많다. 재배 잔대는 뇌두의 길이가 짧고 야생 잔대는 가늘고 긴 것이 특징이다.

　　잔대의 번식은 씨앗 또는 뿌리 나누기로 가능하며, 씨앗은 가을에 (9~10월) 채종해서 파종하면 쉽게 발아되며, 뿌리나누기는 늦가을에 하는 것이 생장이 잘된다.

　　잔대는 이른 봄에 새순을 채취해서 국을 끓여먹거나 생으로 쌈을 싸서 먹는데, 뿌리는 겉껍질을 제거하고 초무침 또는 장아찌를 담가

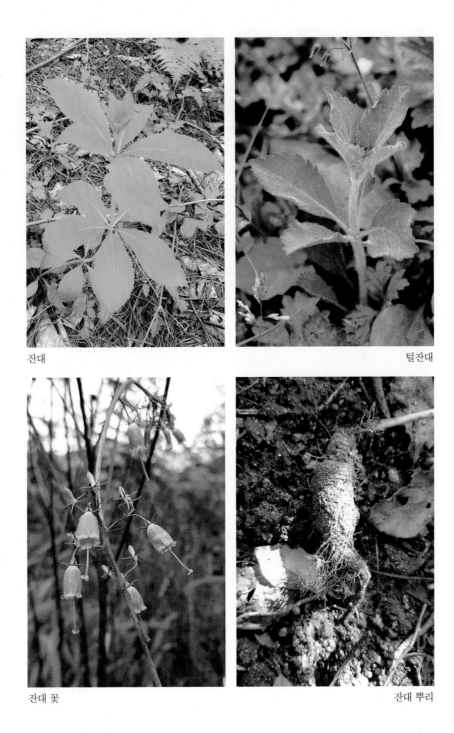

잔대

털잔대

잔대 꽃

잔대 뿌리

먹거나 구워서 먹는다.

잔대의 줄기나 뿌리 절단면에서 나오는 흰색의 유즙을 피부가 갈라지거나 벌레에 물려 아픈 데, 사마귀에 바르면 좋다.

잔대는 약명으로 '남사삼(南沙蔘)'·'사삼(沙蔘)'·'토당삼(土當蔘)' 등으로 부르며, 강장 효과를 지닌 보익 약재로 쓴다. 민간에서는 '딱주'·'딱지'·'제니'·'백마육' 등으로 부르고 있다. 일부에서는 뿌리 모양이 인삼과 유사하다는 이유로 약성 또한 비슷하게 평가해서 사용한다. 그러나 생김새는 유사해도 쓰임새에 차이가 있고, 약성이 따뜻한 인삼과 달리 잔대의 성질은 평하고 맛이 달며 기의 흐름을 원활히 해 주어 보음하는 작용이 있으며, 체질에 관계없이 남녀노소 누구에게나 잘 맞는 약초이다. 늦가을에 뿌리를 캐서 그늘에 말렸다가 하루 10~20g을 물로 달여 먹거나 가루 내어 먹으면 좋다.

잔대는 예로부터 기를 보하며 온갖 독을 푸는 해독제로 두루 사용해 왔다. 문헌에는 뱀독·농약 독·중금속중독·버섯중독 등을 해독하는 약초로 기록되어 있다. 또한 잔대에는 사포닌·전분이 들어 있어서 기관지염과 폐렴에 효과가 있으며, 가래를 삭이고 기침을 멎게 한다. 또한 자궁염·생리불순·자궁출혈·자궁암·폐암 및 각종 암 등 온갖 질병에 효험이 있다.

예전에 그라목손이라는 맹독성 농약(제초제)을 음독한 환자에게 잔대와 천마를 동량으로 섞어서 생즙을 내어 먹으라고 알려 주어 위기를 넘긴 사례가 있다.

10여 년 전 모 건설사 사장의 친부가 그라목손을 음독한 이후 사경을 헤맨다고 연락이 왔다. 서둘러 지리산 쪽에서 잔대와 천마를 구해 주었더니 생즙을 복용시킨 이후 병원 혈액검사에서 농약의 잠혈 반응이 없어지고 정상으로 회복되었다.

- 미세먼지로 인한 공해, 농약중독 _ 잔대 20g에 물 2L를 넣고 800ml가 될 때까지 달여서 하루에 수시로 마신다.
- 폐열로 인해 기침과 가래가 심할 때 _ 잔대를 산도라지 · 산더덕 · 맥문동 등과 함께 달여 먹는다. 입이 마르면서 인후가 건조하고 마른기침이 잦은 증상과 끈적한 가래와 함께 때로는 피가 섞여 나오는 증상에도 사용한다.
- 해수 · 천식 _ 오래 묵은 잔대 뿌리 10개와 개 허파 1개를 함께 달여서 국물과 개 허파를 먹으면 치된다. 개고기를 먹지 못하면 소 허파에 소주를 붓고 잔대를 넣어서 달여서 사용해도 된다.
- 폐결핵과 천식으로 인한 잦은 기침 _ 잔대 뿌리 말린 것 15~20g과 산도라지 10g을 달여서 수시로 마시면 좋은데, 이때 감초 1~2g을 한데 넣고 달이거나 꿀을 타서 마셔도 된다.

잔대는 드물게 수십 년 이상 오래 묵은 것이 발견되는데 산삼과 마찬가지로 해마다 뇌두가 생기며, 생장 여건이 열악하거나 산짐승의 피해를 입으면 성장을 멈춘 채 땅속에서 잠을 잔다. 잔대 수령은 싹이 붙어 있던 싹 갈이 숫자를 세어 보면 대략적으로 가름할 수 있는데 싹 갈이 숫자가 많으면서 굵고 큰 것일수록 오래 묵은 것이다.

우리나라에 자생하는 잔대는 털잔대 · 둥근잔대 · 덩굴잔대 · 넓적잔대 · 도라지잔대 · 개잔대 · 층층잔대 등 30여 종에 이른다. 모두 약성과 쓰임새는 동일하며, 특산종인 층층잔대는 여성들의 산후풍에 상당한 효험이 있다. 민간에서는 주로 소변을 보지 못하는 증상과 열이 나면서 생기는 갈증에 늙은 호박과 함께 잔대를 사용하고 있다.

● 고질적인 산후풍 _ 늙은 호박의 씨앗을 파내 버리고 그 안에 생잔대 뿌리를 가득 채워서 달여 마신다. 처음에는 2~3개면 웬만한 증상은 즉시 낫는다. 이후에도 증상이 남아 있으면 7~8개를 먹는다. 손발이 자주 부으면서 기력이 떨어져 있으면 미꾸라지 1㎏을 함께 넣고 달여 먹으면 치료된다.

● 출산한 산모를 위한 보약 _ 한약 처방의 보허탕(인삼 · 백출 각 6,g, 당귀 · 천궁 · 황기 · 진피 각 4g, 감초 2.8g, 생강 3쪽)에 잔대 10g을 첨가해서 사용한다. 어지럼증과 두통이 겸해 있으면 천마를 10g을 추가로 넣고 숨이 찬 증상에는 육계 · 건강(검게 볶은 것) · 도라지 각 4g을 함께 사용하면 된다.

● 감기, 허약체질을 개선 _ 늦가을에 생잔대 뿌리를 채취하여 손질한 뒤 얇게 썰거나 말려서 가루 내어 토종꿀에 재워 두었다가 겨울에 따뜻한 물에 타서 마신다.

잔대는 당뇨 및 암과 같은 만성질병을 앓고 있는 환자들의 식이요법에 찬으로 활용하면 매우 좋다. 뿌리를 캐어서 더덕처럼 가볍게 두들겨서 양념장을 발라 구워먹거나 생으로 무쳐 반찬으로 먹는다. 이밖에도 잔대 뿌리에 전분을 묻혀서 튀김을 만들거나 장아찌를 담가 먹는다. 평상시 잔대를 찬으로 먹으면 허약 체질이 개선되고 원기를 증진시키며 피부가 어린아이처럼 고와진다.

● 당뇨로 인해 음식을 먹어도 배가 고프고 변이 굳어지는 증상, 혀가 붉어지면서 입맛이 없고 기력이 떨어지는 증상 _ 잔대를 늘 반찬으

로 먹으면서 겨우살이와 함께 달임물을 만들어 상복하면 좋다.

기침과 인후염을 낮게 하는 잔대술

잔대로 술을 담가 6~7개월 보관했다가 식후에 소주잔으로 반 잔 내지 한 잔을 약으로 먹으면 폐가 약해서 생긴 기침·가래·인후통증·변비·불면증 등에 좋다.

잔대술 만드는 법

재료 잔대 6㎏, 전통소주 5L(찹쌀로 빚은 알코올 함량 30% 이상 되는 술)
1. 오래 묵은 잔대 1㎏을 물에 씻어서 물기를 없앤 뒤 용기에 담는다.
2. 소주 5L를 부은 뒤 햇볕이 잘 드는 곳에 보관한다.

면역력을 키워 주는 잔대청

잔대청을 만들어 날마다 식전 반 밥숟가락씩 먹으면 오래된 당뇨로 인한 체력 저하와 소화불량에 좋다. 이때 사리염을 함께 먹으면 더욱 좋다. 또한 초여름 파란 솔방울과 함께 잔대를 넣어 엿을 내어 알약을 만들어 먹거나 술에 담가 먹으면 산후풍과 잇몸질환에좋다.

잔대청 만드는 법

재료 잔대 6㎏, 산마 3㎏, 삽주 1㎏, 백모근·엿기름 각 1.2㎏, 만병초 300g, 물 30L
1. 모든 재료를 한솥에 넣고 물이 절반으로 줄 때까지 달인다.
2. 체로 걸러서 건더기를 버리고 다시 국물만 오래도록 고아 조청을 만든다.

기침과 가래의 특효약
진달래

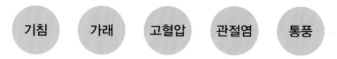

기침 가래 고혈압 관절염 통풍

전국의 산과 들에 피어나 봄을 알리는 진달래는 우리 민족의 꽃으로, '참꽃'이라고도 불린다. 한자어로는 '두견화(杜鵑花)'라 한다.

진달래는 잎보다 꽃이 먼저 피는데, 제주도에서는 3월 초순이면 피며, 서울에서는 4월 중순에 활짝 피고 설악산과 한라산 · 지리산 산정 가까이에서는 5월 말경에 활짝 핀다. 꽃 색도 다양해서 분홍색 · 진분홍색 · 흰색에 자주분홍색까지 있다. 특히 한라산이나 설악산 산정 등에서 나는 진달래는 꽃 색이 짙고 잎에 털이 많이 나 있어서 '털진달래'라고 한다. 꽃이 흰 것은 '흰진달래'라 부른다.

진달래는 꽃도 아름답지만 우리 생활 속에서 식용, 약용으로 다양하게 이용되고 있다. 선조들은 삼월삼짇날에 진달래꽃 화전을 먹으며 봄맞이를 하였고, 진달래꽃으로 술을 빚어 마셨다. 특히 충남 당진시 면천면의 진달래술은 중요무형문화재로 지정될 정도로 명성이 자자하다. 약성이 따뜻하여 월경불순 · 자궁출혈 · 토혈 · 고혈압 등에 약으로 쓴다. 민간에서는 꽃잎을 꿀에 재어 천식에 먹는다. 기침 감기에는

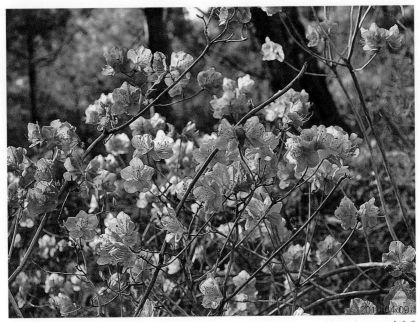
진달래

진달래꽃과 가지 30g에 물 2L를 붓고 500㎖가 될 때까지 달여서 꿀을 넣어 하루에 4~5회 나누어 마신다.

참고로, 진달래와 비슷한 산철쭉은 진달래꽃보다 크고 화관의 윗부분에 진한 자주반점이 뚜렷하여 바로 구별되며, 꽃 밑에서 끈끈한 점액물이 나와 있는 점도 진달래와 다르다. 산철쭉의 꽃은 독성이 강하여 먹을 수가 없다. 그래서 이 꽃을 '참꽃'과 구별하여 '개꽃'이라 불렀다. (경상남도 밀양에서는 진달래꽃이 진 뒤에 연달아서 핀다고 하여 연달래라고도 한다). 어린 시절 앞산에 올라 철쭉꽃을 참꽃으로 오인하여 먹었다가 죽을 뻔한 기억이 있는 꽃이다.

진달래는 일반적으로 황토질의 산성 토양에서 잘 자라고 질소 성분이 많은 땅은 좋아하지 않는다. 진달래가 우리나라 전역의 산지에 나는 것은 진달래가 살기에 좋은 환경인 까닭이다.

어린 시절, 이른 봄 산에 올라 꽃이 채 피지 않은 진달래 가지를 꺾어서 물병에 꽂아 방 안에 놓아두면 얼마 후 꽃이 피어 그 꽃을 따서 먹었던 기억이 있다.

어느 봄날, 나와 어머니가 감기에 걸려 기침을 몹시 하자 이웃집 노인이 참꽃으로 만든 엿이라며 주기에 먹었더니 기침이 감쪽같이 없어진 적이 있다. 이후 기침에 참꽃을 활용한 발효액을 만들어 기침감기에 사용해 보았는데 진달래 발효액은 기침 감기뿐만 아니라 해수, 천식에도 뛰어난 효능이 있었다.

진달래 발효액을 만들 때에 들어가는 진달래꽃은 심산의 물 맑고 공기 좋은 곳에서 채취해서 사용해야 하며, 도심에서 자란 것은 중금속 등 환경오염으로 인해서 사용하지 않는 것이 좋다. 진달래꽃 수술에는 설사와 어지럼증을 유발하는 독성이 있지만 발효액이나 술을 담글 때는 수술을 포함한 꽃 전체로 담그는 것이 좋고 음식으로 활용할 때는 수술을 제거하고 사용해야 한다.

진달래 발효액이나 술은 오랜 기간 숙성되면 독성이 중화되지만 진달래술을 약으로 음용할 때는 1회 50ml 미만을 섭취하는 것이 좋다.

진달래 발효액

진달래꽃만 한 자루 따다가 항아리에 넣고 토종꿀을 부은 뒤 부풀어 오른 꽃을 10일 간격으로 한두 번씩 뒤집어 준다. 깊은 산에서 주워 온 청석 한 덩어리를 넣고 밀봉해서 바람이 잘 통하는 그늘이나 땅속에 묻어 둔다. 이후 6개월 후 발효된 진달래즙을 체에 걸러서 산도라지 농축액 또는 마가목 발효액과 한데 넣고 약한 불로 달여서 절반이 되도록 조린 다음 밀봉해 두면 진달래 발효액이 된다. 진달래 발효액을 만들 때 토종꿀이나 자연산 목청을 구하기 어려우면 양봉꿀로 대신해도 되지만 약효에 차이가 있다. 치료가 되지 않는 오래된 기침에 진달래꽃 발효액을 서너 번 복용하는 것만으로도 깨끗하게 사라진 예가 있다.

진달래 발효액을 복용하면 폐의 기운을 돋워 기침 감기에 걸리지 않게 하며, 인체의 신진대사가 원활해져 소화 또한 왕성하게 되므로 위가 약한 사람들의 만성식체 등에 적당량을 활용해도 매우 좋은데 사람의 체형과 크기에 따라서 사용량에 주의가 필요하다.

잎과 꽃가지에도 수술에는 심장 맥박을 느리게 하며 혈압을 낮춰 주는 효능이 있는데 이것은 안드로메도톡신의 작용이지만 이 또한 약성이자 독성이므로 사용 시 복용량에 주의해야 한다.

이 밖에도 진달래에는 아잘레아틴, 아잘레인, 아비쿨라린, 히페로시드, 쿠에르세틴, 탄닌질, 정유(0.4%), 우르솔산, P-히드록시안식향산, 프로토카테킨산, 바닐린산, 시린가산이 들어 있다.

잎·꽃·줄기로 달인 물은 혈압을 낮추고 핏줄을 확장하는 작용이 있는데, 잎과 꽃은 줄기보다 작용이 강하고, 줄기는 꽃 필 때보다 겨울에 채취한 것이 좋다.

봄철 어린 가지와 잎을 채취하여 혈압 내림약·관절염 치료약·통풍 치료약으로 사용하며, 꽃을 따서 진달래술을 만들어 류머티즘성 관절염·고혈압에 등에 사용한다. 그러나 복용량이 많으면 부작용이 있으므로 진달래 가지와 잎은 1일 10~15g을 달여서 하루 3회 나누어 먹는 것이 좋다.

결석과 신장질환에 좋은
참가시나무

결석 신장질환 비만 위하수 요통

참가시나무는 너도밤나무과의 상록교목으로, 키는 10~20m로 자라며, 제주도, 울릉도, 경남 욕지도, 전남 보길도·흑산도 등의 바닷가 주변에 자생한다. 나무껍질은 검은 회색이며, 어긋나는 잎은 끝이 뾰족하고 윗부분에 날카로운 톱니가 있다. 갈색으로 익는 열매는 도토리처럼 생겼다. 주목할 만한 성분으로 엘라그산·카테콜·라넬라놀·시클로이노시톨·프로로쿠에르톨·호박산 등이 들어 있다. 약리 실험에서 방광결석 형성수술을 한 생쥐에게 60일간 투여한 결과 결석이 생기는 것을 억제하는 효과가 있는 것으로 확인되었다.

참가시나무와 구기자나무 뿌리껍질, 광나무 열매, 삼지구엽초, 뱀도랏의 씨앗을 한데 넣고 달여서 꾸준히 사용하면 성적 교감도와 정력이 세지면서 신장이 약해져서 생긴 허리통증과 무릎통증, 손과 발이 붓는 증상에 효력이 크다.

참가시나무는 약명으로 '죽엽청강력(竹葉靑岡櫟)'이라 부르는데, 모든 결석 질환에 참가시나무만 한 약이 없을 정도로 방광·신장·쓸

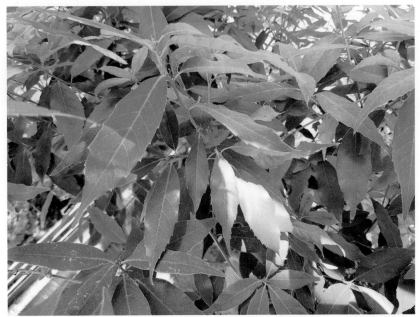

참가시나무

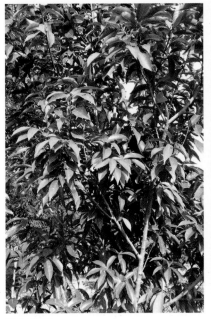

참가시나무

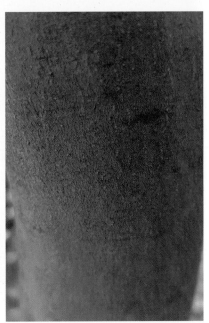

참가시나무 줄기

개·요로 등에 생긴 모든 결석을 녹여 소변으로 배출시킨다. 긴병꽃풀·마디풀·꼭두서니와 함께 온갖 결석질환에 사용하며, 효과를 본 사람들이 많다.

결석은 동물성 지방질·설탕·수산 성분을 많이 섭취하는 식습관이 있는 사람, 일반적으로는 남성보다 여성에게 더 자주 발병하는 것으로 알려져 있다. 결석은 혈액 속의 콜레스테롤이 굳어져 생긴 것과 담즙이 굳은 빌리루빈 결석이 있으며 소변 속의 침전물과 염분 등이 굳어져 생긴 요로 및 방광결석이 있다. 특히 요로와 방광결석은 배변 시 아랫배가 당기면서 통증이 심하고 요도로 돌이 빠져나올 때에 아픈 것이 더욱 심해진다. 한방에서는 오줌에 돌이 섞여 나온다고 해서 '석림증(石淋症)'이라고 부르는데 극심한 통증이 수반된다.

참가시나무는 혈액 속에 축적된 콜레스테롤의 수치를 낮출 뿐만 아니라, 결석을 녹여 없애는 작용이 강하고, 혈압을 낮추고 심장의 부담을 덜어주는 작용을 한다. 예전에 신장결석으로 여러 날 고생하던 이가 참가시나무를 3개월간 달여 먹고 깨끗하게 나아서 결석 환자 여럿을 참가시나무로 치료해 준 적이 있다.

참가시나무는 신장을 튼튼하게 해 주어 소변을 잘 나오게 할 뿐만 아니라 정력을 강하게 해 주고 혈중의 콜레스테롤 수치를 낮추어서 동맥경화나 심장질환의 예방과 치료에 큰 도움이 된다.

● 산정결석·담낭결석 _ 참가시나무 30g, 금전초 10g에 물 3L를 넣고 2L가 될 때까지 달여서 하루에 수시로 다 마신다. 또는 참가시나무의 잎·가지 30g에 물 2L를 붓고 반으로 줄 때까지 달여 마셔도 된다.

● 소변이 나오지 않고 아랫배가 당기면서 아픈 증상이 오래도록 지

속될 때 _ 참가시나무 20g, 벌나무 40g에 물 3L를 붓고 절반이 될 때까지 달여서 하루에 수시로 다 마신다. 이를 1개월가량 지속하면 대부분 좋아진다.

기운을 보충하고 부인과 질환에 좋은
참당귀(산당귀)

부인병　산후풍　원기부족　신경통　빈혈

　여성들의 대표적인 보약 처방으로 구성된 사물탕에 들어가는 당귀는 모자라는 혈액을 보충해 주면서 맑게 하는 작용을 한다. 당귀는 2년 이상 자란 것을 약초로 사용하고 있으며 '당귀(當歸)'라는 약명과 관련된 전설이 전해져 오고 있다.

　중국의 명나라 사람 왕용은 결혼한 지 일 년이 채 되지 않은 새색시를 남겨두고 약초를 캐기 위해 산으로 들어간 이후 소식이 끊겼다. 아내는 3년여 동안 남편을 기다리다가 결국 가난을 견디지 못하고 재가했다. 그 후 그녀는 월경이 끊어지고 몸이 쇠약해져 언제 죽을지 모르는 병에 걸리게 되었는데, 때마침 산에서 돌아온 왕용이 캐온 약재를 얻어 달여 먹고 병이 씻은 듯이 나았다. 그러나 그녀는 이미 다른 사람의 여자가 된 처지. 왕용은 '장부당귀(丈夫當歸)' 즉 '마땅히 돌아올 사람은 돌아온다'는 말을 남기고 돌아설 수밖에 없었다. 아내에 대한 야속함이 서린 그 말은, 그 후 그가 사용한 약재에 '당

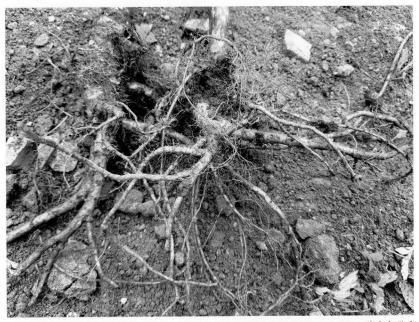

참당귀 뿌리

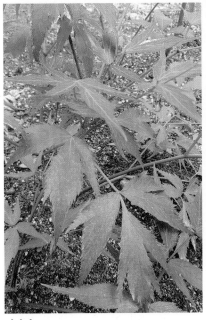

일당귀

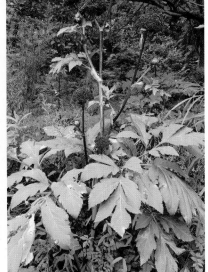

참당귀

귀'라는 이름으로 남았다.

우리가 일반적으로 접할 수 있는 참당귀는 경상남북도, 강원도, 경기도 지역의 산속 습윤한 계곡에서 자생하는 2~3년생 초본으로, 줄기 전체에 자주 빛이 돌고 뿌리는 굵으면서 강한 향기가 난다. 시중에서 흔히 '당귀'라고 부르는 쌈채소는 재배하는 '일당귀'이다.

당귀 뿌리에는 데커신(Decursin) · 데쿠시놀(Decursinol) · 노다케닌 (Nodakenin) 등의 콤마린(Coumarin) 유도체와, α-피네네(Pinene) · 리모네네(Limonene) · β-오데스몰(Eudesmol) · 에레몰(Elemol) 등을 주로 한 정유 성분들이 함유되어 있다. 이들 정유 성분이 여성의 자궁기능을 조절하고, 진정 · 진통 · 항균 · 통경 · 지사 작용을 하며, 비타민 E 결핍과 빈혈을 치료하는 효과가 있다.

당귀는 '하늘이 여성에게 내린 약재'라는 말이 있을 정도로 여러 가지 효능이 있다. 당귀에는 비타민 B12 · 엽산류 등의 물질이 많이 들어 있어서 적혈구가 모자라거나 혈색소가 감소될 때 골수의 조혈 기능을 근본적으로 강화시켜 주는 효능이 있다. 이 밖에도 당귀는 혈액순환을 촉진할 뿐만 아니라 혈액을 새로 만들고 깨끗하게 해 주는 작용을 하므로 고지혈증과 고혈압에도 사용한다. 또한 혈관 속의 혈전을 없애 주어서 심장질환을 예방하고 혈액을 건강하게 하므로 여성들의 자궁을 튼튼하게 만들어 준다. 여성들의 생리 주기 조절에 작용하고, 생리통 · 가슴이 두근거리는 증상 · 건망증 · 불면증 · 정신불안 등의 심혈허(心血虛) 증상을 진정시킨다. 신경통이나 관절통도 완화된다.

당귀는 헤모글로빈 수치를 증가시켜 주기 때문에 빈혈 치료에 큰 도움이 된다. 중국당귀나 일당귀의 뿌리로 만든 당귀는 보혈 작용이 있지만 참당귀의 뿌리로 만든 당귀는 보혈 작용보다는 피를 원활히 순환하게 해 주는 활혈 작용(活血作用)이 더 뛰어나며, 항암 효과 및 혈압 강하 작용이 있다.

당귀는 어지러우면서 이명, 근육경련, 혈관질환으로 인해 생긴 내출혈·혈류 정체·종장(腫腸)·통증을 개선해 준다. 더불어서 대장 속을 부드럽게 해 주어서 대변을 통하게 하는 효능이 있는데, 이때에는 육종용·우슬 등의 약재를 배합하여 사용하면 대장이 건조해서 생긴 변비를 다스린다. 빈혈이나 현기증에는 당귀와 천궁을 함께 배합하거나 당귀만을 사용해도 된다.

당귀는 몸속의 나쁜 기운을 몰아내어 나쁜 피가 머리에 닿을 수 없도록 만들어 주기 때문에 탈모증 개선과 치료에 도움이 된다. 또 온몸이 가렵고 피부가 헐고 아픈 증상, 어린아이들의 태열과 아토피피부염으로 인한 가려움증과 상처에 좋다. 이때에는 생지황·당귀·적작약·천궁·방풍 각 4g, 깽깽이풀·박하 각 2g을 넣고 달여서 하루에 두 번 나누어 먹는다.

그러나 당귀는 비위장이 약해서 소화기능이 약한 사람과 설사가 잦은 사람에게 사용해서는 안 되며, 몇 시간 전까지 피를 토하다가 지혈이 된 경우에도 사용하지 않는 것이 좋다. 당귀를 장기간, 다량으로 사용하면 인후통, 콧구멍의 작열감 등이 나타나기도 하는데, 이때는 금은화·생지황 등을 함께 사용하면 된다. 임산부의 경우 자궁을 수축시키는 효능이 있어서 출산기가 임박해서 유산의 위험이 있으므로 가급적 복용을 하지 않는 것이 좋다. 또한 산모가 태동이 불안정하고 아랫배가 당기고 아프면서 피가 나오는 등의 유산에 위험이 있을 때에는 숙지황 12g, 천궁·지각 각 6g, 찹쌀 75g, 생강 3쪽, 대추 2개를 함께 달여 먹는데 만약에 열증(熱證)이 있으면 금은화를 더 넣어서 사용한다. 이 약을 1첩으로 하여 달여서 먹는다. 이때 전문가와 상의하기 바란다.

● 산후풍 _ 호박에 당귀와 잔대를·넣고 달여 먹는다.

● 생리불순, 생리통, 생리전증후군 _ 당귀·천궁·작약·숙지황 각 10g에 물 1L를 붓고 절반이 될 때까지 달여서 1일 3회 식전 공복에 따뜻하게 먹으면 효험이 크다.

일부 처방에서 당귀의 몸뚱이와 잔뿌리를 분류해서 사용하는데 몸뚱이는 피를 만들어 주면서 심신을 안정시키는 효능이 크고 잔뿌리는 혈액순환을 원활히 해 주어서 손발을 따뜻하게 해 주는 효능이 크다. 그러나 일반적으로 한방에서는 잔뿌리와 몸뚱이를 분류하지 않고 사용하고 있다. 선천적으로 약함을 보해 주어서 각종 질병을 예방하고 건강하게 해 주는 공진단에 가감되는 당귀는 잔뿌리를 제거한 몸통만을 약재로 사용한다.

산당귀로 만드는 사향공진단(麝香拱辰丹)

공진단(拱辰丹)의 '拱(공)' 자는 껴안는다 또는 떠받든다는 뜻이며, 辰(진)은 진(辰)은 북극성 즉 중심 또는 근원을 의미한다. 단(丹)은 불로장생을 꿈꾸며 도를 닦는 사람들이 먹는 약을 의미한다. 공진단은 '우리 몸의 원기를 복돋워 주는 명약'이라는 의미로, 사향공진단 처방은 선천적으로 허약한 사람이라도 꾸준히 먹으면 원천적 기운을 올려 주어 자연히 백병이 발생하지 않게 해 주는 효능이 있다.

노화로 인한 체력 저하, 면역력·기억력 감퇴, 알코올성 간질환, 스트레스로 인한 간기능 저하 잔병치레가 많거나 선천적 허약체질의 소아성장 혈액순환장애로 몸이 무겁고 팔다리에 쥐가 날 때 수험생의 집중력 강화와 직장인의 스트레스와 음주로 인한 만성피로 빈혈에 관련한 모든 증상에 좋다. 또한 부인병과 갱년기 증후군 및 정력증강 불면·초조·두통·우울증·동맥경화·부정맥·협심증·심근경색·고혈압·당뇨·갑상선기능항진증과 저하증, 면역력 저하로 인한 잦은 감기·구내염·구순염·만성인후염·만성기관지염·폐렴·천식 등에 사용한다.

간과 신장이 약해져서 야기된 두통과 어지럼증 및 햇볕을 보면 눈물이 흐르는 삼눈과 만성피로·산후풍·중풍 및 중풍 후유증·노년기 허로증과 면역력 증강에 놀라운 약성을 발휘한다.

공진단에 들어 있는 사향은 스트레스로 인한 모든 울체병에 막힌 곳을 뚫어 주고 기순환을 원활하게 해 주어서 정신건강을 증진시키고 녹용은 기운을 보강시키고 오장육부의 기능저하와 원기부족·피로회복에 도움이 되며 만성피로와 소아 청소년의 허약증, 잦은 감기 등에 면역력 개선에 탁월한 효과가 있다. 또한 당귀·산수유 등의 약물은 혈을 보충해서 빈혈·가슴 두근거림·생리불순 등의 혈기가 부족한 사람에게 우수한 처방이다.

산수유는 씨앗을 제거하고 외피를 약용하는데 음을 왕성하게 하여 정액을 보충하고 신장에 기를 올려 주어서 골수를 보하고 허리와 무릎을 따듯하게 해 준다.

녹용은 정력을 강화시켜 주고, 자궁을 튼튼하게 해 주며, 정액과 골수를 보하며, 뼈와 근육을 튼튼하게 하며 혈액을 건강하게 하며 근육을 튼튼히 하고 심장쇠약·빈혈·발육부진 등에 효과가 있다.

사향공진단 만드는 법

최상품 녹용 분골 120g을 뽕나무 숯불로 구워서 사슴뿔 표면의 잔털을 깨끗하게 제거한 후 얇게 썰어서 잣기름을 바른 창호지에 싸서 다시 뽕나무 숯불로 녹용 표면이 노랗게 굽는다. (녹용 중에 분골은 숫사슴의 연한 뿔이 올라올 때 절단한 상단부로 모양이 말의 안장과 유사하게 생긴 30㎝ 내외의 절각 부위이며, 숫사슴의 혈기가 골수와 함께 담겨 있어서 최상품으로 평가한다.) 산수유 속씨를 제저하지 않으면 정액이 저절로 새는 유정증이 생기므로 반드시 씨앗을 뺀 것을 사용해야 한다.

녹용 표면의 잔털을 제거하는 이유는 복용 시 잔털이 폐로 들어가면 염증을 비롯한 여러 가지 병리적 증상을 유발하기 때문이다. 또한 뽕나무 숯불의 화기는 녹용 표면의 잔털 속심까지 녹여 내기에 뽕나무 숯불을 사용하며, 위의 방법으로 법제한 녹용에 산당귀 100g을 넣는데 산당귀는 잘 말려서 잔뿌리를 제거한 몸통만을 술로 씻어서 사용한다.

사향은 동물성 향료로 '무스크'라고도 하는데 사향노루의 사향선(腺)을 건조시켜 얻는 분비물이다. 사향은 옛날부터 생약으로서 강심·흥분·진경제(鎭痙劑)로, 또 졸도했을 때 정신이 들게 하는 약으로 이용했다. 사향노루의 수컷의 배꼽과 음경 사이에 있는 일종의 생식선으로, 온몸의 막힌 기혈 순환을 촉진하고, 중추신경의 기능을 항진시키고, 정신을 맑게 해 주며 병에 대한 저항력을 강화하며 심장을 강하게 하여 신진대사를 촉진하고 모든 호르몬의 분비를 왕성하게 하는 작용을 한다. 시중에는 사향삵·사향곰·사향쥐 등에서 채취한 유사사향 유통되고 있는데, 효능은 사향노루의 것이 단연 으뜸이다.

절편한 녹용은 산삼이나 천마로 담근 술에 30분 정도 담가 두었다가 꺼내어 말리는데 절반 이상 마르면 다시 위에 담가 두었던 술을 뿌려서 말린다. 약술에 담그거나 뿌리는 이유는 약의 기운을 따뜻하게 덥혀서 몸속의 흡수를 돕기 위함이다.

위와 같은 방법으로 법제한 녹용과 산당귀에 산수유 100g, 사향 15g, 숙지황 50g, 진삼 15g, 구증구포 토화삼 40g, 산양산삼 50g, 오미자 50g, 호골 등의 약재를 곱게 분말해서 꿀(목청)로 3g 크기로 환을 빚어 더운 술이나 물로 1일 2회, 1알씩 복용한다. (1알은 3g으로 한다.)

목청을 중탕으로 내려서 열을 가해 밀을 제거한 뒤 약재 가루와 버무려서 공진단을 빚는다.

기침이 나면 패모·귤껍질·오미자를 가하여 쓴다. 일부에서는 사향 대신 상대적으로 저가인 침향(枕香)이나 목향(木香)을 대용하지만 효과는 미비하므로 차이가 크다.

뇌신경질환, 중풍에 좋은
천마

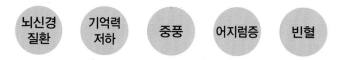

뇌신경
질환　기억력
저하　중풍　어지럼증　빈혈

깊은 산 드물게 외줄기로 연붉은 꽃과 함께 솟아나온 풀이 있다. 생긴 모양이 매우 특이한데, 사람들은 그 뿌리가 인간의 뇌신경의 대부분의 병에 좋은 신비스러운 약인지 모르고 그냥 지나친다.

천마는 예로부터 중풍·만성두통 등 모든 뇌신경질환에 명약으로 사용되어 왔으나 자연에는 개체 수가 많지 않아서 매우 귀하게 여겨 왔던 약초이다. 한방에서 뿌리를 '천마(天麻)'라 부르며, 어지럼증에 뛰어난 효과가 있어서 '정풍초(定風草)', 줄기가 붉으면서 화살과 같다 하여 '적전(赤箭)', 스스로 움직인다 하여 '독요초(獨搖草)'라고 부른다. 또한 산들바람에는 줄기가 흔들거리지만 태풍과 같은 비바람이 불 때는 오히려 더욱 줄기가 단단해져서 흔들림이 없다 하여 바람을 물리치는 약으로 중풍에 반드시 사용할 것을 권장하는 약초이다.

천마는 참나무 군락 주위에서 가끔 관찰된다. 차나무나 굴참나무 그루터기에서 자라는 균사체에 붙어사는 난초과에 딸린 두해살이풀로 반기생 식물이다. 천마의 싹대는 30cm에서 1m까지 자라며 외줄기

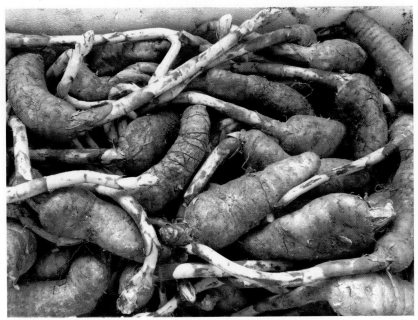

천마

로 곧게 뻗고, 잎사귀는 없으며 뿌리는 고구마처럼 생긴 덩이 뿌리이다. 6~7월에 피는 꽃은 긴 타래 모양으로 줄기 끝에 곧게 모여 피는데, 엷은 노란색 또는 연붉은색을 띠고 있다. 동물의 음경과 유사하면서 고약하리만큼 독특한 맛과 냄새 때문에 '홀아비좆', '수사자의 좆'이라는 별명이 있다.

천마는 늦가을에 뿌리를 캐어 약으로 사용한다. 자연에서 천마를 채취할 때는 초여름에 천마가 자라는 곳에 표시를 해 두었다가 늦가을에 캔다. 천마는 생으로 먹는 것이 가장 효과적인데 특히 중풍으로 인한 초기 증상에 생즙을 내어 먹으면 신효하다. 생즙 대신 발효액을 사용해도 효과가 있다. 유통기한이 짧고 쉽게 변질되므로 대부분 쪄서 말려 약재로 사용하고 있지만, 생으로 썰어서 통풍이 잘되는 곳에서 말린 것이 찐 것보다 우수하므로 생편 건조를 사용하면 더욱 좋다.

근래에는 농가에서 천마를 대량 생산하여 식품이 원료로 쓰는데 약리작용은 자연산이 좋다. 자연산 천마를 먹으면 명현 반응이 나타나 수시간 잠을 자기도 하는데 특히 머리를 많이 쓰는 업무에 시달리는 사람들에게 좋다.

예전에 모 기업의 기획 업무를 담당하던 두뇌를 많이 쓰는 지인이 만성두통과 기억력 저하 및 무기력증을 호소하기에 필자가 자연산 생천마 2kg을 주어서 5회 정도 나누어 먹고 계속해서 곤한 잠에 취해 여러 번 문의하기에 상세히 설명해 준 적이 있다. 그리고 얼마 지나지 않아서 흐릿했던 머릿속이 개운해지고 맑아져서 기억력이 어린 시절로 돌아간 것 같다고 했다.

● 두통, 빈혈 _ 천마 20g, 당귀 10g에 물 2L를 붓고 800ml가 될 때까지 달여서 하루에 수시로 다 마신다.

천마술

천마 특유의 냄새로 인해 생으로 사용하기 어려우면 생약재를 편으로 썰어서 흑설탕과 꿀을 함께 넣어 발효액을 만들거나 술에 담가 사용한다.

천마술 만드는 법

재료 천마(생것) 1kg, 술(알코올 함량 35% 이상) 5L, 술병
1. 생천마 1kg을 깨끗이 씻어서 물기를 제거한다.
2. 천마를 두툼하게 썰어서 술병에 넣고 술 5L를 붓는다.
3. 햇볕이 잘 드는 곳에 1년 이상 놓아두었다가 약술로 사용한다.

천마 발효액

천마 발효액을 수개월간 복용하고 원인을 알 수 없는 두통으로 몇 십 년간 고생하던 이가 깨끗이 나은 사례가 있다. 교통사고 후유증으로 뇌사 상태의 환자에게 고무호스를 이용해서 생천마즙을 먹이자 기적적으로 회복된 사례도 있다.

천마 발효액 만드는 법

재료 천마(생것), 생수, 꿀, 흑설탕

1. 생천마를 얇게 썬다.
2. 용기에 천마를 한 켜 담고 생수와 꿀, 흑설탕을 얹는다. 다시 천마와 꿀, 흑설탕을 켜켜이 채운다.
3. 천마 재운 용기를 밀봉하여 바람이 잘 통하는 곳에 놓아둔다.
4. 가스가 끓어오르면 가스를 제거해 가며 보관한다.
5. 6~8개월 뒤에 꺼내어 체에 걸러 건더기는 버린다.
6. 약물을 다른 용기에 옮겨서 냉수나 천마 달인 물을 타서 희석하여 마신다. 이때 희석 비율은 생수 5, 발효액 2이다.

천마는 동물을 대상으로 한 임상실험에서 발작을 멈추는 작용, 항쇼크 및 경련을 진정시키는 작용 혈압 강하 작용 등이 있는 것으로 확인되었다. 또한 수험생들의 건망증과 스트레스 등에는 천마·석창포·백복신·원지 등으로 환을 만들어 1일 3회 식간에 4~5g씩 꾸준히 먹으면 효과가 있다.

천마는 식물 중독이나 식품으로 인한 중독 및 농약 중독에도 뛰어난 효과가 있다. 농약을 치다가 중독되었거나 음독으로 인해 중독되었을 때 생천마를 갈아서 즙을 먹이거나 생칡대와 생천마를 동량으로 갈아서 즙을 내어 수시로 먹고 회복된 사례가 있다.

환자 회복식으로 좋은 천마밥

천마를 이용한 건강식인 천마밥을 만들어 환자식으로 사용하면 좋다. 천마밥은 여름철에 식욕을 잃었을 때 만들어 먹거나, 암 환자나 중풍 환자식으로 사용한다.

천마밥 만드는 법

재료 천마 20g, 쌀 5컵, 닭고기 100g, 우엉 1뿌리, 당근 1개, 버섯 20g, 토란 5개, 튀김두부 2장, 간장·청주 약간
1. 천마는 물 3컵에 1시간가량 담가 두고, 쌀은 씻어서 30분가량 불린다.
2. 한 시간 뒤에 천마를 물에서 건져 잘게 자른다. 이때 천마를 담가 두었던 물은 밥물로 사용한다.
3. 나머지 재료도 썬다.
4. 쌀에 모든 재료를 얹고, 간장과 청주를 약간 넣어서 밥을 짓는다.

이 밖에도 천마는 강장약으로 성기능 장애와 육체의 피로를 없애 주고, 두통·간질·구토·신경쇠약·불면증·중풍으로 인해 팔다리가 오그라드는 증상·팔다리의 경련·근육마비·현기증·반신불수 등에 오래 복용하면 반드시 효과를 본다.

『본초강목』에는 "천마의 맛은 맵고 성질은 평하고 독이 없으며 풍습으로 인한 여러 가지 팔다리 또는 전신마비 증상과 팔다리가 오그라드는 증상 및 어린아이들이 잘 놀라는 것을 치료한다. 또한 허리와 무릎이 시리고 아픈 것을 낫게 해 주며 근육과 뼈를 튼튼히 해 주고

성기능을 향상시켜 주며 오래도록 먹으면 모든 병을 없애 주고 장수하게 해 준다"고 되어 있다.

『동의학사전』에 의하면, "천마는 간경에 작용하고 경련을 멈추고 간의 화를 내리며 풍습을 없애 주며, 약리 실험에서 진경, 진정 및 진통 작용이 있는 것으로 확인되었으며, 머리가 어지럽고 아픈 데, 경풍, 간질, 중풍으로 말을 못하는 데 팔다리가 오그라드는 증상에 사용한다"고 되어 있다.

이 밖에도 천마는 신장병·위장염·소대장염·고혈압·심장질환·각종 암 등에 좋다. 또 진통·진경·어린이 뇌막염·간질병 등에 사용하며, 열독과 옴 및 독충에 물린 데에는 천마의 생줄기를 짓찧어 붙이면 효과가 있다.

중풍과 고혈압에 좋은 천마오리탕

중풍으로 인한 후유증과 고혈압 환자에게 천마와 오리를 함께 끓여 만든 천마오리탕을 먹인다. 3~4일간 서너 차례로 나누어 오리고기와 천마 국물을 함께 먹되 한 번에 너무 많이 먹지 않는 것이 좋다.

천마오리탕 만드는 법

재료 천마(말린 것) 50g, 녹각 30g, 오리 1마리, 청주 1L, 물 5L
1. 오리의 털과 내장을 제거한다.
2. 천마와 녹각을 오리 뱃속에 넣고 명주실로 묶는다.
3. 청주 1L와 물 5L를 붓고 3~4시간 약한 불로 끓인다.
4. 이것을 3~4일간에 걸쳐 식전 공복에 조금씩 먹는다.

천마는 알려진 약성 외에도 청혈(淸血)·해독(解毒)·소염(消炎) 항암 효과가 뛰어난 것으로 알려져 있다. 천마는 혈액속의 정체된 죽은 피를 몰아내고 가슴속에 맺혀 있는 담과 습을 제거하고 염증을 없애며 온갖 독을 해독하는 작용이 있다.

생천마를 먹을 때 맛과 향 때문에 힘들면 요구르트와 사과를 함께 넣고 갈아서 먹으면 된다. 암 환자들의 면역력 증강식품으로 활용하면 더욱 좋다.

● 피부암 _ 생천마를 갈아서 즙을 내어 거즈에 묻혀서 환부에 자주 갈아 붙이면 통증 및 증상 개선 효과가 있다.

● 성기능이 떨어지고 기력이 부족할 때 _ 천마 가루를 1일 10~20g씩 꾸준히 먹는다. 어지럼증·두통·감기로 열이 나면서 온몸이 저리고 쑤시는 증상에도 효과가 있다.

● 만성두통 _ 말린 천마 20g에 물 1L를 넣고 절반으로 줄 때까지 달여서 하루에 수시로 다 마신다. 생즙을 먹어도 된다.

● 앉거나 일어설 때 아찔하면서 몹시 어지러운 증상·빈혈 _ 말린 천마 20g, 당귀 20g에 물 1L를 넣고 절반으로 줄 때까지 달여서 하루에 수시로 다 마신다.

수은중독, 중금속, 미세먼지 해독에 효과 좋은
청미래덩굴

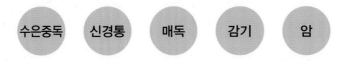

몸속에 노폐물이 축적되어 외부로 배출되지 않으면 더러 정신이 흐릿하면서 몸이 무겁고 피로가 누적되어 신경이 예민해진다. 또한 밤잠을 설치거나 소변이 탁한 증상과 알코올 분해 능력으로 현저하게 감소하는 등의 증상이 나타난다. 그런데도 병원 검진 시에는 별다른 이상 소견이 발견되지 않는다. 이는 몸속에 여러 가지 독성 물질이 축적되어 있다는 증거로, 이때 청미래덩굴이 탁월한 효과를 보인다.

청미래덩굴은 수은중독을 치료하는 약으로 잘 알려져 있다. 청미래덩굴 뿌리를 달여서 몇 주간 음용수로 상복하면 매우 좋은데, 이때 간의 기운을 돕고 혈액을 맑게 하는 벌나무를 함께 사용하면 더욱 좋다. 청미래덩굴을 먹으면 명현 반응으로 소변이 많이 나오면서 몸이 나른하다가 개운한 증상이 나타난다.

청미래덩굴은 우리나라 황해도 이남의 양지바른 산과 들에 자생한다. 지역에 따라서 '명감나무' 또는 '망개덩굴' 등으로 불리며, 이른 봄에 연한 잎사귀를 데쳐서 나물로 무쳐 먹고, 덩굴 잎을 아무때나 채취해서 덖거나 볶아서 차로 달여 마신다.

굵고 딱딱한 뿌리줄기가 꾸불꾸불 뻗어 나가며 2m 정도 자란다. 마디마다 갈고리 같은 가시가 있고, 넓은 달걀 모양의 잎사귀는 두껍고 윤기가 난다. 5월에 황록색의 꽃이 피고, 9~10월에 지름 1cm 정도 되는 둥근 열매가 적홍색으로 익는다. 늦가을에 주홍빛 탐스러운 열매가 덩굴손을 따라 매달린 청미래덩굴은 마치 한 폭의 그림처럼 매혹적이다. 한겨울에 열매를 꽃꽂이 재료로 흔히 사용할 만큼 관상 가치가 있다. 이 열매의 맛은 새콤달콤 텁텁하다. 뿌리와 함께 술에 담가 두었다가 약주로 먹으면 자양강장과 면역력 강화에 좋고 덜 익은 열매는 당뇨에 달여 먹는다.

청미래덩굴 뿌리를 약명으로 '토복령(土茯笭)'이라 부른다. 뿌리를 늦가을부터 이듬해 봄 사이에 캐서 수염뿌리와 외피를 제거하고 썰어서 통기가 잘되는 곳에서 말려 약으로 쓴다. 뿌리에는 사포닌·탄닌·수지 등이 들어 있으며, 녹말 또한 매우 많아 예전에는 춘궁기 구황식물로 사용했다. 예전에 집에서 사육하는 소에게 청미래덩굴 뿌리를 여러 날 먹이면 털에서 윤기가 나면서 살이 쪘다.

청미래덩굴 잎을 이용해 만드는 망개떡은 경남 지방의 별미이다. 멥쌀가루를 쪄서 치대어 팥소를 넣고 둥글게 빚어 망개잎 두 장으로 위아래를 감싸는데, 청미래덩굴의 방부 효과 때문에 더운 날에도 쉽게 변질되지 않는다.

『동의학사전』에는 "청미래덩굴은 위경, 간경에 작용하며 열을 내리고 습을 없애고, 관절통·매독·연주창·피부병·수은중독·임파선염 등에 사용하며, 말린 뿌리를 하루 15~30g을 물로 달이거나 술에 담가 먹고 가루 내어 알약을 만들어 먹는다"고 되어 있다.

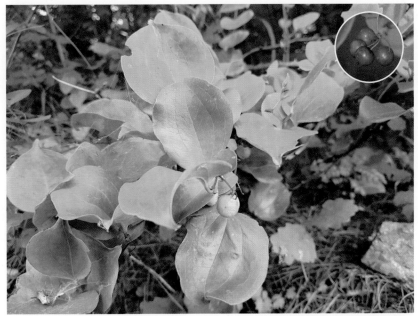

청미래덩굴

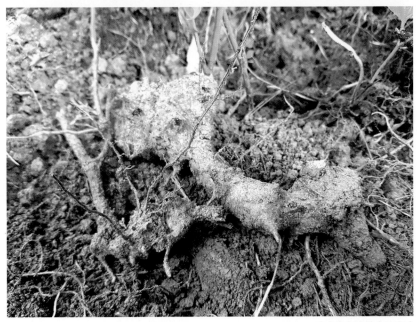

청미래덩굴 뿌리 토복령

청미래덩굴은 민간에서 감기·신경통·매독·수은중독과 각종 암에 약으로 쓰는데, 신장암에는 까마중을 함께 사용하면 더욱 좋다.

침과 온침을 개발한 민간의학자 김계언 선생의 말기 위암 치병 사례에 사용되었던 발계탕은 청미래덩굴·가지나무·화살나무 뿌리·느릅나무 뿌리껍질을 한데 넣어 만든 처방으로, 말기 위암에 걸린 자신의 누이를 온침과 발계탕으로 깨끗이 치병했고, 이후에도 발계탕을 이용해 위암을 치병한 사례가 있다. 그리고 위의 발계탕에 짚신나물·꾸지뽕나무·영지버섯·갈잎키나무·겨우살이 등을 한데 넣고 위암과 췌장암에 사용해서 좋아진 보기가 있다.

● 식도암·위암 _ 청미래덩굴 1*kg*에 물 5L를 붓고 3L가 될 때까지 달여서 돼지비계를 넣고 진하게 달여서 매 식후 3~5순가락을 먹는다.

● 위암·식도암 _ 청미래덩굴·까마중·어성초·가지나무·부처손·화살나무·느릅나무 각 10g에 물 3L를 붓고 2L가 될 때까지 달여서 하루에 수시로 다 먹는다. 이를 여러 날 계속한다.

● 미세먼지로 인한 공해독·수은중독 _ 청미래덩굴 30g에 물 3L를 붓고 1L가 될 때까지 달여서 하루에 수시로 다 마신다.

● 황사로 인한 피해를 예방하고 싶을 때 _ 청미래덩굴 50g에 물 3L를 붓고 절반이 될 때까지 달여서 그 물에 돼지고기를 삶아 국물과 함께 반찬으로 먹는다.

수은중독을 치료하는 청미래덩굴 시럽

청미래덩굴로 시럽을 만들어 먹으면 수은중독을 치료 및 예방하는 효과가 있다.

재료 청미래덩굴 450g, 금은화 · 감초 각 68g, 설탕 · 청주 적당량

1. 먼저 약초를 6~7배 되는 물에 4시간 정도 담가서 우려내고, 다시 4~6배의 물로 3시간, 2~3배의 물로 다시 2시간 우려낸다.
2. 세 번의 우림물을 모아 적당히 졸인 뒤에 설탕을 넣어 녹인다.
3. 위의 시럽을 하루 동안 놓아두었다가 한 번에 20~30ml씩 하루 3회 물에 타서 먹는다.

중국에서는 어느 남편이 부인 몰래 못된 짓을 하다가 매독에 걸려 죽게 되어 부인이 남편을 산에다 버렸는데 풀숲을 헤매다 청미래덩굴 뿌리를 캐 먹고 병이 완쾌되어 돌아왔다 하여 '산귀래(山歸來)'라고 부른다. 한방에서는 현재도 청미래덩굴을 매독 치료제로 사용하고 있는데, 중국의 매독에 관한 임상보고에 의하면, 청미래덩굴 · 금은화 · 도꼬마리 · 백선피 · 감초 또는 인동덩굴 · 민들레 · 쇠비름 · 감초를 배합하여 달여서 매독을 치료했다. 혈청 검사의 음성화율이 90% 정도 되었으며 소아의 선천성 매독으로 인한 구강염에 우수한 효과를 보았다는 보고가 있다.

청미래덩굴은 미세먼지로 몸살을 앓는 봄날에 몸속에 축적된 중금속을 몸 밖으로 배출시켜 주는 훌륭한 해독 식물이다.

신장질환에 좋은
하수오

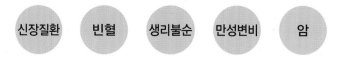

신장질환 빈혈 생리불순 만성변비 암

백하수오의 약명은 '하수오'·'백수오'이고, 지방에 따라 '새박덩굴'·'새박뿌리'로도 불리며, 장수와 원기 증진의 명약으로 잘 알려져 있다. 항암 효과가 있고, 정신을 안정시키고 심신의 피로를 해소하는 효과가 있으므로 평소에 하수오를 자주 먹어 두면 감기나 결핵 등의 만성질환을 예방하고 치료하는 데 도움이 된다.

하수오는 박주가리과의 여러해살이풀로, 덩굴 길이는 2~3m 정도로 자라고, 줄기는 가늘고 연한 회자색이다. 삼각의 심장 모양의 잎은 마주나고 잎자루는 가늘며 부드러운 털이 드물게 있다. 줄기나 잎 절단면에서 나오는 흰색의 유즙은 벌레 물린 데에 바르거나 칼에 베인 상처에 바르면 효과가 있다.

번식을 시키려면 늦가을에 씨앗을 채취해 두었다가 이듬해 봄에 땅에 심는다. 근래 들어 시중에 유통 중인 적하수오는 30여 년 전에 농가의 소득증대 사업이 대체 품종으로 농림부 산하의 기관에서 중국에서 종자를 가져와 백령도를 비롯한 여러 섬 지역의 농가에 보급해서

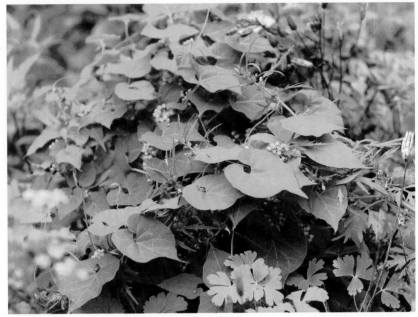

하수오

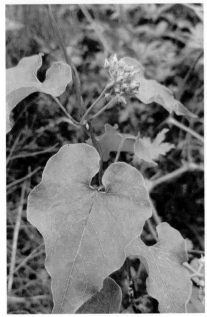

하수오 꽃

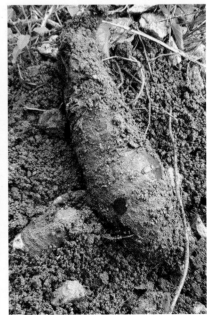

하수오 덩이뿌리

경작했는데 중국산에 비해 채산성이 맞지 않아서 농가에서 적하수오 경작을 포기했다. 그러면서 그것이 야생화되었고, 근래에 일부 사람들에 의해 수령이 100년, 200년 과포장되었다.

『동의보감』에는 "토종 적하수오는 큰 것이 어른 주먹만 하며 드물다"는 기록이 있고, 대형종에 대한 언급은 없다.

수년 전 2kg이 넘게 나가는 자연산 하수오를 받은 적이 있는데 서화면 민통선에서 채취해서 가히 100년쯤 자생한 백하수오였다. 인제군에서 1kg이 넘게 나가는 하수오는 드문 일이다. 백령도를 비롯한 서남해 섬 지역은 지리적 특성상 하수오의 생육이 빨라서 1kg이 넘게 나가는 하수오가 더러 발견되지만 강원도 환경에서는 자라는 속도가 느려서 극히 드물게 발견되고 있다.

오래 묵은 하수오는 고유의 약간의 쓰고 떫은맛이 없고 시원하고 단맛이 강해서 아이들이 맛을 보면 좋아할 정도이다. 더덕 · 잔대 · 산도라지 · 만삼 · 지치도 오래 묵을수록 몸을 이롭게 하는 성분이 축적되어서 산삼 이상의 효능이 있고 오래 묵는다는 것은 휴면 즉 자연환경에 따라서 잠을 잔다는 것이다. 자신이 죽을 정도로 자연환경이 나빠지면 스스로 싹을 만들지 않고 땅속에서 성장을 멈추고 있다가 생장 조건이 맞으면 새싹을 올려서 성장을 반복하는 것인데 이는 환경적응력을 갖춘 식물에서 가능하다. 같은 종이라 할지라도 환경적응력이 없으면 썩어 없어진다.

하수오는 늦가을부터 이른 봄까지 채취하여 약으로 쓴다. 하수오와 유사한 식물로 박주가리 · 적하수오 · 마 등이 있는데 사용 목적은 다소 차이가 있다. 임상보고에 의하면, 하수오를 둥굴레 · 더덕 · 지치와 같이 복용하면 모든 허약체질 환자에게 강정보신 효과를 나타내는데,

백하수오가 적하수오보다 우수하다는 연구 자료가 있다.

하수오는 뿌리의 껍질을 벗겨 버리고 말려서 가루 내어 쓰거나 달인 물을 만들어 상복하는데, 생뿌리는 맛이 약간 쓰면서 떫지만 독성이 없으므로 생으로 먹어도 된다.

하수오는 반드시 우리나라에 자생하는 오래 묵은 것을 사용해야 효과를 볼 수 있고 재배한 것이나 또한 수입품은 효과가 미비하다. 오래 묵은 백하수오는 산삼과 견줄 정도로 약효가 좋다고 알려져 있다. 오래도록 하수오와 영지버섯 등을 먹고 신선이 되어서 수백 년을 살았다는 이야기가 전해지며, 하수오라는 사람이 실제로 먹고 큰 효험을 보았다는 이유로 하수오라고 불리게 되었다는 전설도 있다.

이 사람은 본래 몸이 허약하였고, 늙어서는 아내도 자식도 없었다. 하루는 하수오가 술에 취해 밭에 누워 있는데 한 덩굴에 두 줄기가 따로 난 풀의 잎과 줄기가 서너 번 서로 감겼다 풀렸다 하는 것을 보게 되었다. 그래서 이상하게 생각하여 마침내 그 뿌리를 캐어 말려 가루 내어 술에 타서 7일 동안 먹었더니 기운이 오르면서 원기를 찾았고, 100일이 지나자 모든 병이 나아서 이후 결혼해서 여러 명의 자식을 두었으며 100세 넘게 살았다.

하수오는 주로 뿌리를 약용하는데 하수오술을 여러 날 마시고 흰 머리카락이 검어진 사람이 여럿 있다.

탈모증에 하수오와 한련초를 함께 달여 먹으면 좋은데 특히 스트레스 등으로 생긴 원형탈모증에 효험을 본 사례가 많이 있다. 그리고 생하수오를 곱게 갈아서 토종꿀에 재워서 3~4개월쯤 두었다가 수시로 먹으면 흰머리가 검어지면서 자양강장·원기 회복 등에 뛰어난 효과가 있는데 이 약을 먹으면 하수오의 약리 반응(명현 반응)으로 인해서 여러 시간 곤한 잠에 들기도 한다.

하수오는 폐의 기를 고르게 해서 기침과 가래를 멈추게 하고 신장의 기능을 강화하여 정력을 튼튼하게 해 주며, 무릎과 허리를 강하게 해 주고 자양강장의 효과와 동시에 피부를 곱게 하며 빈혈 치료에 뛰어난 효과가 있다. 또한 여성들의 생리불순·만성변비·자궁염, 심장의 기능이 약해서 가슴이 두근거리는 증상에 좋다.

예로부터 하수오는 인삼·구기자와 함께 장수의 명약으로 널리 알려져 있다. 또한 고혈압 및 콜레스테롤 수치가 높은 증상에 유효하며, 콜레스테롤 수치를 낮추는 효과가 80% 이상 된다는 실험 자료가 있다.

● 남성의 성 신경쇠약(발기부전·임포텐츠 등) _ 삼지구엽초·하수오·육종용·구기자·오미자·파극·토사자 등을 한데 넣고 술을 담가 식후 반주로 마시면 치료된다.

● 고혈압·고지혈증 _ 백하수오 20g, 홍삼 40g을 넣고 물 2L를 부어 1.5L가 되도록 달여서 음용수로 상복한다. 이때 암 환자들은 어성초·느릅나무·번행초·고로쇠나무 등을 한데 넣어 달이면 더욱 좋다.

● 갱년기장애 _ 하수오 20g, 칡뿌리 30g에 물 2L를 넣고 500ml가 될 때까지 달여서 하루 동안 매 식후에 따뜻하게 마신다.

관절질환에 좋고 천연 방부제로 쓰이는
할미꽃

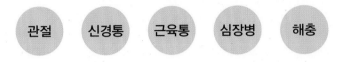

관절   신경통   근육통   심장병   해충

할미꽃은 열매가 흰색으로 깃털처럼 늘어진 모습이 할머니 머리 모양과 비슷하여 '할미꽃'이라고 부르며, 양지바른 무덤가에서 잘 자라므로 '무덤꽃'이라는 별칭이 있다. 우리나라에는 변종을 포함하여 할미꽃·가는잎할미꽃·노랑할미꽃·분홍할미꽃·동강할미꽃이 있다.

꽃은 4~5월에 솜털을 뒤집어 쓴 잎과 꽃줄기가 나와서 비스듬히 퍼진다. 꽃 전체에 하얀색의 길고 부드러운 털이 조밀하게 덮여 있다. 꽃줄기는 꽃봉오리를 매단 채로 나오는데, 종 모양의 적자색으로 꽃봉오리를 숙이고 핀다. 꽃 속에는 노란색 꽃밥이 들어 있고, 꽃줄기는 꽃이 핀 채로 25~40㎝까지 자란다. 잎자루는 길고 밑 부분이 좀 넓거나 집 모양이다.

한방에서는 할미꽃 전초를 '백두옹(白頭翁)', 꽃을 '백두옹화(白頭翁花)'라고 부른다. 늦가을부터 꽃이 피기 전까지 뿌리를 캐어 흙을 씻어 내고 햇볕에 말려 약으로 쓴다. 복통·두통·부종·이질·심장병·학질·위염 등에 약으로 사용하며, 각종 뇌질환에도 효과가 있다.

할미꽃의 신선한 잎과 줄기에서 짜낸 즙은 몸 밖 황색 포도상 구균과 녹농균에 대하여 억제 작용이 있다. 동물실험에 의하면, 할미꽃 뿌리를 달인 물에는 유행성 감기 바이러스 PR8에 감염된 쥐의 생존 기간을 연장시키고 그 폐부의 손상도 약간 경감시키기 때문에 항바이러스 작용이 있는 것으로 확인된 바 있다.

할미꽃 뿌리에는 사포닌 성분이 약 9% 들어 있고, 아네모닌(anemonin)도 들어 있다. 이 사포닌은 몸속 및 몸 밖에서 아메바 적리의 성장을 억제한다. 그러나 독성이 있으므로 1일 10g 이상을 사용하지 않는 것이 안전하다.

할미꽃 뿌리는 맛이 쓰고 성질은 차다. 해열·해독 작용이 있으며 출혈, 열독으로 인해서 피오줌이 나오는 데 사용한다. 또 각종 부패균을 없애 주는 강력한 살균·살충 작용이 있다. 재래식 화장실에는 파리 유충인 구더기가 자주 생기는데, 이때 할미꽃 서너 포기를 캐다가 뿌리를 짓이겨 구더기가 있는 화장실 통에 넣어 두면 얼마 후 구더기가 모두 죽어서 없어진다.

할미꽃 뿌리 이용법

할미꽃 뿌리에는 독성이 있으므로 한 번에 많은 양을 사용하면 안 되며 또한 허약한 사람과 임산부는 먹으면 안 된다. 과거에는 사약을 만들 때에 넣기도 했으므로 특히 생으로 먹으면 안 되며, 전문가와 상담 후 사용하는 것이 바람직하다.

● 전신이 쑤시고 아플 때 _ 꽃과 잎사귀 500g에 물 3L에 붓고 절반이 되도록 달여서 식힌 다음 찹쌀 300g으로 고두밥을 지어서 식힌 뒤 약누룩 50g과 버무려서 할미꽃 달인 물에 한데 넣고 항아리로 옮

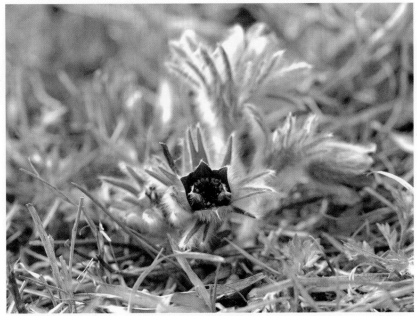

할미꽃

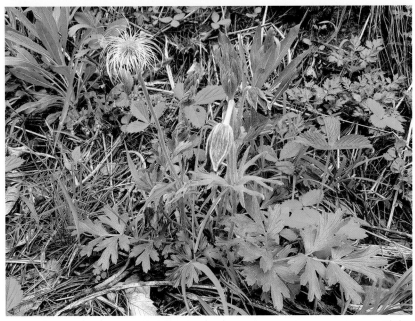

할미꽃

겨 담아서 양지바른 곳에 놓아두면 7~10일 쯤 위에 술이 된다. 이 술을 체로 걸러서 소주잔으로 한 잔씩 하루 세 번 식전에 먹는다.

- 머리가 아프면서 뒷목이 당기고 뒷목 밑에 군살이 생긴 데 _ 할미꽃 뿌리를 캐서 햇볕에 말린 것 40g에 물 1L를 붓고 절반이 될 때까지 달여서 소주잔으로 반 잔씩 1일 3회 식전에 먹는다.

- 이질·설사·복통 _ 할미꽃 뿌리 10g에 물 800ml를 넣고 300ml가 될 때까지 달여서 식후에 차게 마시되 하루에 다 마신다.

- 만성위염 _ 할미꽃 뿌리를 가루 내어 한 번에 2~3g씩 하루 세 번 식후에 먹는데, 보름 동안 먹고 나서 일주일쯤 쉬었다가 낫지 않으면 서너 번 더 먹으면 낫는다.

- 관절염신경통 _ 할미꽃 뿌리 5~10g에 물 2L를 붓고 1L가 될 때까지 달여서 하루에 수시로 다 먹는다. 이를 여러 날 계속한다.

- 탈모 _ 할미꽃 속에 있는 노란 꽃가루를 따서 피마자기름에 개어 탈모에 바르면 효과가 있다.

- 치질 _ 할미꽃 생뿌리를 짓이겨 붙이면 좋아진다.

- 살이 곪거나 썩어 들어갈 때 _ 할미꽃 생뿌리를 짓이겨 환부에 자주 갈아 붙인다.

할미꽃 뿌리 식혜

강원도 이북, 함경도 사람들은 무릎관절염이나 근육통, 감기몸살이 생기면 할미꽃 뿌리로 식혜를 만들어 먹었다. 매 식후 소주잔으로 1~2잔을 꾸준히 먹으면 증세가 차츰 좋아지면서 한 달쯤 뒤에는 스스로 느낄 만큼 좋아진다.

1. 할미꽃 뿌리와 생강을 잘게 썰어 함께 겉이 노랗게 변할 때까지 팬에 볶는다.
2. 위의 할미꽃 뿌리 200g에 물 10L를 붓고 6L가 될 때까지 달인다.
3. 이 물로 식혜를 만들어서 매 식후 소주잔으로 1~2잔을 꾸준히 먹는다.

백두옹탕

몸에 열이 나고 입이 마를 뿐만 아니라 배가 아프고 피와 곱이 섞인 대변을 누며 뒤가 무직하고 항문에 열감이 있는 증상에 쓴다. 급성대장염, 세균성·아메바성 적리, 해산한 뒤에 생긴 소장염과 대장염 등 때 열이 나고 입이 마르며 가슴이 답답한 때 쓸 수 있다.

백두옹(白頭翁)·황백(黃柏)·진피(秦皮)·황련(黃連) 각 6g. 위의 약을 1첩으로 하여 1일 2첩을 달여서 먹는다.

한국전쟁 중에 총상으로 살이 짓무르고 썩어 들어갈 때 할미꽃 뿌리와 줄기를 짓이겨 환부에 자주 갈아 붙이면 치료가 되곤 했다.

중풍 예방과 치료 효과가 뛰어난
해방풍

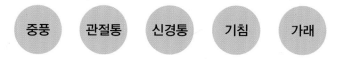

중풍을 예방하고 치료하는 식물 중에 바닷가 벼랑 위에 자생하는 해방풍이 있는데 특히 구안와사에 효과를 본 사람이 여러 있다.

구안와사는 중풍으로 인해 눈과 입이 비뚤어지는 증상으로, 주로 바람에 의해 인체의 기혈이 손상되어 발병하는데 이때 해방풍과 으아리를 적절히 사용하면 잘 낫는다. 으아리 잎과 뿌리를 생으로 짓이겨 외용제로 얼굴이 돌아간 반대편 팔목에서 팔꿈치 안쪽의 극문혈에 붙이고, 이때 해방풍을 먹는 약으로 사용한다.

해방풍은 제주도를 비롯한 전국의 바닷가 주변의 산과 바위 벼랑에서 비바람을 맞으며 자라는 약초로, 특히 강원도 고성군 일대를 비롯한 추운 지방의 것이 약효가 높다.

필자는 해방풍을 강원도 인제군 대암산 자락에 식재해서 10년간 자연 번식되는 모습을 관찰하면서 눈 덮인 혹독한 추위와 바람에도 잎을 지우지 않는 것을 보며 찬바람이 불면 잎이 말라 얼어 죽는 방풍과 약효 면에서 현저한 차이가 있을 것으로 직감했다. 이후, 의서에 방풍이 들어간 처방을 해방풍으로 대용해 본 결과 기존의 방풍을 능가

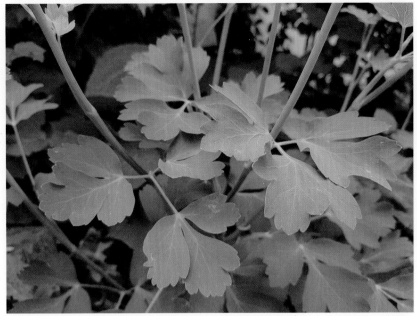

해방풍

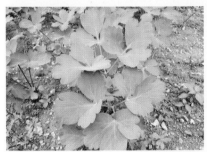

해방풍

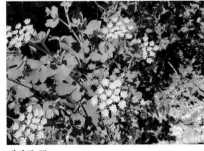

해방풍 꽃

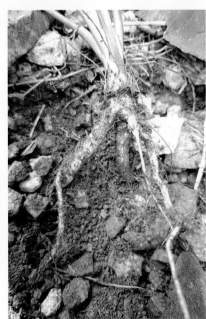

해방풍 뿌리

하는 약성을 확인했다. 또한 해방풍은 단방으로 사용해서 중풍과 감기·두통·신경통·관절염 등에 우수함을 경험했고, 특히 오래된 중풍에 해방풍을 술에 담가 먹거나 강활·참가시나무·천마·전갈·지네 등과 함께 사용해서 효과를 보았다는 이들이 여럿 있다.

해방풍은 키가 30~50㎝ 정도 자라며, 뿌리에서 특유의 냄새가 난다. 부드러운 잎은 생으로 먹거나 데쳐서 쌈으로 이용한다. 예전에 지인과 함께 일본의 횟집에서 참치회를 먹은 적이 있는데 당시 주인이 귀한 음식이라며 참치회와 함께 내어 준 것이 초간장절임을 한 해방풍이었다. 해방풍 잎은 맛과 향이 좋으며, 특히 중풍 후유증 환자들의 건강식으로 유익하다.

해방풍 꽃은 8~9월에 작은 하얀색으로 무리 지어 피고, 씨앗은 10~11월에 꼭대기 끝부터 아래로 서서히 말라 내려오는데 보리쌀과 비슷한 모양이며, 씨앗에는 갈색의 날개가 달려 있다.

해방풍은 갯기름나물인 방풍과 다른 식물이지만 쓰임새는 비슷하다. 해방풍의 효능을 아는 이들이 많지 않았기에 한방에는 예로부터 방풍만을 사용해 왔고, 해방풍은 일부 약초 연구가들에 의해서 주로 민간에서 사용되어 왔다.

방풍은 감기와 중풍, 뼈마디가 아픈 증상 등에 사용하는데 해방풍보다 약효가 덜하고, 그나마 수입품은 약효가 현저히 떨어진다. 해방풍은 개체수가 많지 않기에 일부 지역에서 보호식물로 관리하고 있어서 체계적으로 재배해야 할 약초 자원이다. 향후 대량 재배를 통해서 수입 방풍을 대체함과 동시에 활용 범위를 넓혀야 할 필요성이 있다.

약초학자 최진규 선생에 의하면, 전남 강진군에서 정신병·간질·폐암·불임증·관절염·중풍·소아마비·나병 등을 약초를 써서 잘 고치는 민의(民醫) 김명식 옹이 있었는데, 그는 중풍·관절염·나병을 치료할 때 반드시 해방풍을 사용했고, 옛 의서에 방풍으로 적혀 있는 것은 모두 해방풍으로 쓰는 것이 옳다고 주장하고 있으며, 방풍을 쓰면 효과가 적지만 해방풍을 쓰면 틀림없이 효과가 있다고 한다. 이는 필자의 임상경험과 유사한 결론으로 사료된다.

『동의보감』에서는 방풍에 대해서 다음과 같이 적고 있다.

방풍의 성질은 따뜻하며 맛이 달고 매우며 독이 없다. 36가지 풍증을 치료하며 오장을 좋게 하고 맥에 바람이 든 것을 몰아내며 어지럼증, 통풍, 바람을 맞으면 눈물이 절로 나오는 증상, 온몸의 뼈마디가 아프고 저린 증상 등을 치료한다. 식은땀을 멈추게 하고 정신을 안정시키는데 방풍은 전국의 산과 들에서 자란다.

음력 10월부터 이듬해 2월까지 뿌리를 캐어 볕에 말려 사용하는데 뿌리가 실하면서 눅진눅진하고 싹자리 마디가 단단하면서 지렁이처럼 생긴 것이 좋다. 싹자리가 두 가닥 진 것, 꼬리가 두 가닥 진 것은 버린다. 싹자리가 가닥 진 것을 쓰면 고질병이 생긴다.

방풍은 풍(風)을 치료하는 데 주로 쓰며 상체에 있는 풍사에는 노두를 버리고 쓰고, 하체에 있는 풍사에는 잔뿌리를 버리고 쓴다. 특히 호흡기계의 풍사(風邪)를 없애는 데 아주 좋은데 방풍 잎사귀는 중풍으로 열이 나면서 땀이 나는데 쓰고 꽃은 명치 밑이 아프고 팔다리가 얇아지면서 맥이 허하면서 몸이 여위는 데 쓴다.

씨앗은 양념으로 쓰면 향이 좋고 풍을 치료하는 효과가 있다.

모진 바닷바람을 맞으면 자란 해방풍은 폐를 튼튼하게 해 주어서 폐렴·폐결핵·기관지염·기침·가래 등 모든 호흡기 질병에 뛰어난 효과가 있다. 감기로 열이 날 때 머리가 아플 때, 구안와사가 와서 얼굴 한쪽이 마비되었을 때 주로 사용한다.

늦은 가을에 싹을 잘라 내고 뿌리를 캐어 말린 뒤 30~40g에 물 2L를 붓고 절반이 될 때까지 달여서 하루에 3~5회 나누어 먹는데 감기로 인한 오한과 뼈마디가 쑤시는 증상에 한방 처방인 소시호탕(小柴胡湯)에 가감해서 사용하면 잘 낫는다. 특히 중풍으로 인해서 야기된 구안와사증에 해방풍을 오랜 기간 사용하면 치료되는데 이때 천마·지네·참가시나무·전갈·우담남성 등을 함께 적절히 활용하면 와사풍의 명약으로 불릴 만큼 신통하다.

해방풍과 방풍은 중풍의 예방과 치료에 없어서는 안 되는 약초 자원으로 술에 담가 먹는데, 이때에는 해방풍·천마·강활·참가시나무·오가피 각 300g에 찹쌀로 빚은 소주 10L를 붓고 냉암소에서 6개월간 밀봉해 두었다가 식후 약으로 먹으면 된다.

해방풍 술은 중풍·신경통·관절염·기관지천식·자양강장에 효과가 있는데 특히 중풍에는 지네나 전갈을 법제해서 가루 내어 해방풍 술과 함께 사용하며 이때 웅담과 사향을 함께 사용하면 더욱 좋다.

이 밖에도 해방풍은 중풍을 예방하며, 감기로 인한 발열과 두통에 땀을 잘 나오게 하고, 팔다리 마디가 쑤시고 아픈 증상, 신경통, 류머티스 관절염, 습진 등을 치료한다.

노인의 신경통과 관절질환으로 뼛속 마디가 붓고 쑤시는 증상에 오가피·천삼·해방풍·마가목·쇠무릎지기·속단 등을 함께 사용해서 효과를 본 사람들이 있다.

중풍에 좋은 보해탕

모든 중풍 초기에 해방풍을 첨가한 보해탕을 사용하면 좋다. 아침 공복에(저녁은 재탕) 한 첩 달인 약물에 전갈 2g을 가루 내어 타서 먹는데 전갈은 생강에 쪄서 말려 가루 내어 쓴다. 이때 견우 · 곡지 · 중완 · 단전 · 백회 · 관원 · 족삼리 혈에 쌀알 크기의 쑥뜸을 병행하면 좋다. 초기 중풍에 보해탕 2~3제를 담소산과 함께 사용하면 대부분 좋아지는데 전문가와 상담 후 사용하는 것이 바람직하다.

보해탕 만드는 법

재료(보해탕 1첩) 백하수오 28g, 적하수오 12g, 오가피 12g, 천마 10g, 원지 · 백복신 · 석창포 · 구기자 · 당귀 · 천궁 · 진번 · 파극 각 6g, 강활 · 백강잠 · 우담남성 · 위령선 · 해방풍 각 4g ※ 전갈 2g(탕제에 넣지 않고 가루 내어 먹는다.)

1. 모든 재료를 한데 넣고 탕제를 달인다.
2. 아침 공복에(저녁은 재탕) 한 첩 달인 약물에 전갈 2g을 가루 내어 타서 먹는다. 이때 전갈은 생강에 쪄서 말려서 쓴다.

참고 문헌

강소신의학원, 중약대사전, 상해과학기술출판사, 1977

과학백과사전출판사, 향약집성방, 일월서각, 1992

길용성, 자연원리학과 오행섭생법, 오성출판사, 1993

김남수, 뜸의 이론과 실제, 정통침뜸연구소, 1987

김영찬, 한국의 민간요법, 일송미디어, 1998

김용수, 삼단계 암 치료법, 황금두뇌, 2002

김윤세, 죽염요법, 광제원, 1993

김일훈, 구세신방, 광제원, 1990

김일훈, 신약, 인산, 1986

류상채, 만병만약(필사본)

박천수 · 김인택, 민속 한방의학으로 암을 이겨내는 방법, 태일출판사, 2000

박희준, 동양의학의 기원, 하남출판사, 1996

백남선, 암 알아야 이긴다, 홍신문화사, 1999

북한 동의학사전편찬위원회, 신동의학사전, 여강출판사, 1988

북한과학백과사전출판사, 약초의 성분과 이용, 일월서각, 1984

신길영, 신농본초경, 수문사, 1982

신재용, 신방약합편, 전통의학연구소, 1988

안덕균, 약초, 교학사, 2003

안덕균, 한국본초도감, 교학사, 1998

옥은성, 본초학, 신광출판사, 2004

유승원, 신비의 명약 미늘 알고 먹자, 북피이, 2002

유원, 알기 쉬운 쑥뜸과 단식, 태웅출판사, 2002

유태종 식품 동의보감 아카데미북, 1999

유태종, 인삼과 홍삼, 아카데미북, 2000

이시진, 본초강목, 의성당, 1983

이영노, 한국식물도감, 교학사, 1996

이인성, 약초의 활용과 가정한방, 가림출판사, 1996

이정호, 알콩달콩 신비한 된장 이야기, 오성출판사, 2001

이종수 · 김호준, 한방 건강 목욕법, ㈜한언, 2000

이태우, 난치병과 신비의 자연요법, 오성출판사, 1992

임원경제지, 고서

장배현.장용석, 중의학으로 다스리는 암, 홍, 2002

장종정, 유문사친, 동국대학교출판부, 2001

장준근, 산야초동의보감, 아카데미북, 1997

전동명, 우리 몸에 좋은 야생초 이야기, 화남출판사, 2007

전세일, 보완 대체 의학, 계축문화사, 2004

정통침뜸교육원 침뜸술 정통침뜸연구소, 2003

조성태, 생긴 대로 병이 온다, 명상, 1998

조성태, 생활 속의 한의학, 아카데미한의원, 1994

최진규, 약이 되는 우리 풀 꽃 나무, ㈜한국멀티미디어, 2001

최진규, 토종 약초 장수법 1, 태일출판사, 1997

최진규, 토종의학 암 다스리기, 태일출판사, 1997

카와키 세이치 · 스기모리 겐지, 현대의학이 숨기고 있는 암 치료, 버들미디어, 2009

팽청화, 망진, 청홍, 2007

허준, 동의보감, 금진문화사, 1993

허준, 동의보감(한글판), 근영출판사 1992

허창걸, 북한동의보감:약재편, 창조문화, 2000

홍원식, 자연과 약초에 의한 건강법, 효성, 1993

황도연, 방약합편, 행림출판사, 1975

황혜성 외, 한국의 전통음식, 교문사, 1991

나가카와 유조, 식탁 위에 숨겨진 항암식품 54가지, 동도원, 2000

니시가츠조, 자연단식요법, 자연건강, 1992

이나가키 히데히로, 풀들의 전략, 도솔, 2006

네이버백과

다음백과